常见疾病预防护理知多少

主 编
刘庆芬 顾 芬 顾纪芳

Prevention and Nursing Knowledge of Common Diseases

上海交通大學出版社
SHANGHAI JIAO TONG UNIVERSITY PRESS

内容提要

本书为大众健康科普读物，主题为“常见疾病的预防和护理”。全书共分为三篇，分别介绍了临床常见疾病的预防和护理、自我量表的评估和康复训练处方。第一篇按照内科、外科、妇科、儿科、皮肤科等专科分类法，囊括临床常见的一百余种疾病，从症状到病因，从预防到护理，配上温馨小贴士，对常见疾病的相关问题进行阐述。第二篇以自评量表为主，包括焦虑、抑郁自评量表，便秘症状自评量表等十个临床常用量表，可供患者进行简单的功能评估。第三篇收集临床常用的十大康复训练处方，如床上功能康复操、脑卒中偏瘫恢复期医疗体操和肩周炎的医疗体操等，配图清晰，简单易学，可满足人们对健康促进及居家护理等需求。

本书可供护理工作者学习参考，也适合普通患者或家属阅读。

图书在版编目（CIP）数据

常见疾病预防护理知多少 / 刘庆芬，顾芬，顾纪芳主编 . — 上海：上海交通大学出版社，2021
ISBN 978-7-313-24099-6

Ⅰ . ①常…　Ⅱ . ①刘… ②顾… ③顾…　Ⅲ . ①常见病—预防（卫生）②常见病—护理 Ⅳ . ① R4

中国版本图书馆 CIP 数据核字（2020）第 222278 号

常见疾病预防护理知多少
CHANGJIAN JIBING YUFANG HULI ZHI DUOSHAO

主　　编：刘庆芬　顾　芬　顾纪芳
出版发行：上海交通大学出版社　　地　　址：上海市番禺路 951 号
邮政编码：200030　　电　　话：021-64071208
印　　制：苏州市越洋印刷有限公司　　经　　销：全国新华书店
开　　本：880mm × 1230mm 1/32　　印　　张：10
字　　数：256 千字
版　　次：2021 年 2 月第 1 版　　印　　次：2021 年 2 月第 1 次印刷
书　　号：ISBN 978-7-313-24099-6
定　　价：39.00 元

编委会

主　编： 刘庆芬　顾　芬　顾纪芳

副主编： 王　芳　贾　茹　刘恋君　邓　丹
卞晓玲　曹　丽

主　审： 侯黎莉　杨青敏

编　委：（按姓氏笔画排列）
王　露　王传萍　冯琳云　朱　琦　杜　林
李　丽　杨志英　汪　静　张　翀　张静贤
陈慧瑛　郑肖霞　郝桂华　顾　旻　徐云侠
徐晓敏　徐晓燕　黄波黎　屠玉姜　韩晓妹
程　岚　谢明艳　魏怡芸

李　檬（上海海军特色医疗中心）

插　图： 邓　丹　王　芳

前　言

随着社会的进步和生活水平的提高，人们对健康知识的需求也越来越多，不仅关注（内科）慢病的预防与护理，对于外科疾病与突发传染病的相关知识也高度重视。2019年，国务院健康中国行动推进委员会正式对外公布《健康中国行动（2019—2030）》文件，提出了到2030年的一系列健康目标，围绕疾病预防和健康促进两大核心，将开展15项重大专项行动，促进“以治病为中心”向“以人民健康为中心”转变。目的不只是“治病”，更是“治未病”，以达到消除亚健康、提高身体素质、确保身体健康及快速康复的目的。

在临床工作中，由于医疗卫生人力资源缺乏，疾病健康管理教育工作量大、任务重，主要表现在如下方面：重治轻防，预防为主的观念不强；对慢病防治认识不足，人们没有应对慢病危害的紧迫感；社区卫生服务机构资源缺乏；社区慢病综合防治能力缺位；动态资料不足及管理资料不齐等。这些因素都影响了疾病预防及护理的实效性。因此，我们参考最新版的《护理学》《内科护理学》《外科护理学》《康复医学》《心理护理学》等教材，结合多年临床经验，以篇、章、节为脉络，编写了这本《常见疾病预防护理知多少》，与本编委2020年10月出版的《科学就诊知多少》组成姊妹篇，从门诊看病相关问题到系统常见疾病的预防护理，巧妙衔接，提高人们对疾病预防、治疗及护理的相关知识储备。

本书从临床系统疾病、自我量表的评估、康复训练处方三个方面出发，将全书分为三篇。第一篇为系统常见疾病的预防和护理，包括内科系统（消化内科、呼吸内科、神经内科、心血管内科、肾内科、内分泌科、血液内科、风湿免疫科等）、外科系统（骨科、普外科、心胸外科、泌尿外科、血管外科、神经外科等）和其他系统（皮肤科、耳鼻咽喉科、感染科、口腔颌面科、烧伤整形科等）的100余种常见疾病，从症状到病因，从预防到护理，并添加温馨小贴士，对常见疾病的相关问题进行引导教育，并补充了患者就医时的疾病健康咨询。第二篇是自评量表，包括焦虑、抑郁自评量表，便秘症状自评量表等10个临床常用量表，提高人们对疾病的自我认知水平。第三篇是常用的康复促进处方，包括卧床患者床上功能康复操、脑卒中患者偏瘫恢复期的医疗体操、肩周炎患者的医疗体操等10个常用处方，从而满足人们对健康促进及居家护理操作技能支持等方面的需求。

本书的完成凝聚了多位临床护理专家及相关科室专家的心血，感谢他们在工作之余默默地付出；感谢他们无私奉献自己的知识、经验和智慧。感谢德高望重的资深护理专家、临床专业教授的审核指导。感谢国家自然科学基金青年基金项目的支持（编号：71904144）！

本书的各位编委认真仔细，编写严谨，但由于水平所限，书中可能存在疏漏不当之处，恳请各位读者批评指正。

编者

2020年11月19日

目　录

第一篇　系统常见疾病的预防和护理　1

第一章　内科系统　2

第一节　消化内科　2

第二节　呼吸内科　14

第三节　神经内科　32

第四节　心血管内科　48

第五节　肾内科　59

第六节　内分泌科　71

第七节　血液内科　89

第八节　风湿免疫科　100

第二章　外科系统　119

第一节　骨科　119

第二节　普外科　138

第三节　胸外科　155

第四节　泌尿外科　164

第五节　血管外科　179

第六节　神经外科　184

第三章　其他系统　189

第一节　皮肤科常见疾病　189

第二节　耳鼻喉科常见疾病　206

第三节　传染病常见疾病　213

第四节　口腔、颌面科常见疾病　230

第五节　烧伤、整形科常见疾病　238
第六节　儿科常见疾病　244
第七节　妇科常见疾病　251

第二篇　临床常用自评量表　259

第四章　临床常用十大自评量表　260
第一节　焦虑自评量表　260
第二节　抑郁自评量表　262
第三节　便秘症状自评量表　264
第四节　一般健康问卷　265
第五节　简明健康调查量表　266
第六节　匹兹堡睡眠质量指数　272
第七节　社会支持评定量表　278
第八节　卒中预测量表　281
第九节　中医体质量表　283
第十节　糖尿病自我管理行为量表　288

第三篇　常用疾病功能康复处方　289

第五章　临床常用十大疾病功能康复处方　290
第一节　强直性脊柱炎患者自我锻炼体操　290
第二节　腕管综合征患者自我锻炼体操　293
第三节　肩周炎患者的医疗体操　294
第四节　防治慢性颈痛医疗体操　295

第五节 防治慢性下背痛（腰痛）医疗体操 296
第六节 放松功 298
第七节 腹式呼吸锻炼 299
第八节 脑卒中患者偏瘫恢复期的医疗体操 300
第九节 阿尔茨海默症患者健脑转指操 302
第十节 床上体疗操 303

参考文献 307

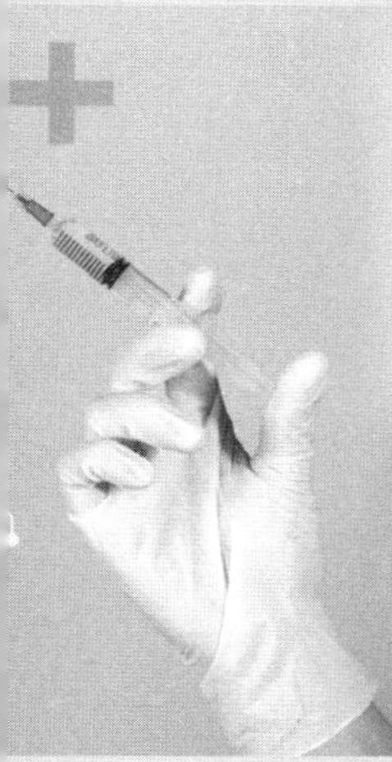

第一篇

系统常见疾病的预防和护理

常见疾病预防护理知多少

第一章　内科系统

第一节　消化内科

一、急性胃炎

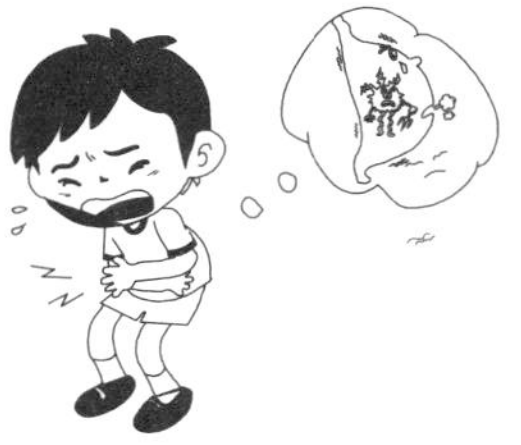

（一）常见症状

急性胃炎指各种病因引起的胃黏膜急性炎症，多数人表现不明显，或症状被原发病掩盖，有症状者主要表现上腹不适或隐痛，恶心和呕吐是该病突出的临床表现，个别患者可出现呕血和黑便。

（二）常见病因

急性胃炎多由药物或应激引起。最常见的药物为非甾体抗炎药，如阿司匹林、吲哚美辛等；急性应激包括各种严重的脏器功能衰竭、严重创伤、大面积烧伤及大手术等。

（三）预防和护理

预防

- 建立良好的饮食习惯，养成规律的生活方式，保持健康。
- 戒酒，禁烟，避免服用刺激胃黏膜的药物。
- 高度怀疑急性胃黏膜损害的患者，可预防性服用抑制胃酸分泌的药物。

护理

1. 饮食

● 急性出血性胃炎、上腹疼痛、呕吐者暂禁食，症状缓解后可进冷流质或无渣半流质，少量出血或出血停止后进食米汤中和胃酸，利于黏膜修复。

● 停止一切对胃有刺激的饮食或药物，避免接触引起恶心、呕吐的气味。

● 建立良好饮食习惯，制订行之有效的戒酒计划。

2. 休息

● 病情较重及大出血患者绝对卧床休息。恶心、呕吐者采取坐位或床头抬高 30° ~ 40° 角，头转向一侧，保持呼吸道通畅。

用药小贴士

长期服非甾体抗炎药者，宜同服胃黏膜保护剂或抑制胃酸分泌的药物。观察药物不良反应，如甲氧氯普胺（胃复安）可引起头晕、困倦、便秘；解痉止痛药常有口干、心悸、便秘、皮肤潮红等不良反应；山莨菪碱（654-2）、氢氧化铝可引起便秘等。

二、慢性胃炎

（一）常见症状

慢性胃炎指不同病因引起的胃黏膜慢性炎症，可分为慢性浅表性胃炎、慢性萎缩性胃炎，表现为上腹饱胀、隐痛、食欲减退、嗳气、恶心及呕吐等胃肠道症状。

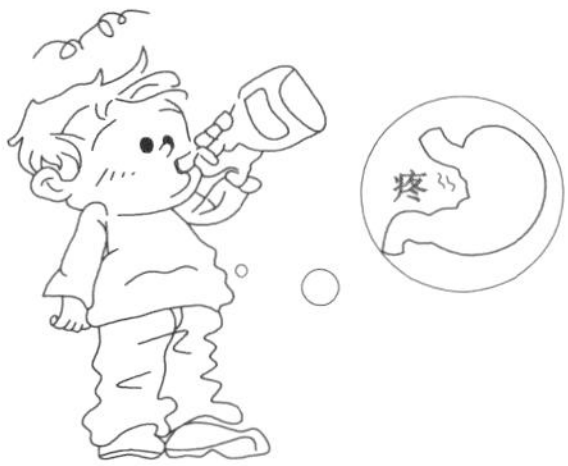

（二）常见病因

幽门螺杆菌感染为主要原因，高盐饮食和缺乏新鲜蔬菜、水果也与本病密切相关，自身免疫及其他因素也可导致本病发生。

（三）预防和护理

预防

- 建立良好的饮食习惯。
- 禁止滥用胃刺激性药物，避免幽门螺杆菌感染。
- 了解疾病病因。
- 了解症状的发生过程。

护理

1. 饮食

- 胃酸过多者，可进食面包、碱性馒头及牛奶等；贫血者可多食用动物肝、肾，蛋类，以及菠菜、油菜、卷心菜等新鲜蔬菜。
- 避免生、冷、过热、过酸及辛辣刺激的食物；少食不新鲜食物和烟熏腌制食物。
- 避免食用汽水、啤酒和易产气食物。
- 养成良好的饮食习惯，定时进餐，少食多餐，食物宜软且易消化，细嚼慢咽，以进食后不产生饱胀感为宜。
- 戒酒，禁烟，避免服用刺激胃黏膜的药物。

2. 休息

- 急性发作期卧床休息，以患者自觉体位舒适为宜；平时注意劳逸结合，生活规律。
- 腹胀者，鼓励饭后散步，适度活动，促进肠蠕动。

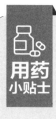

用药小贴士

胶体铋剂应在餐前半小时服用，服用时宜用吸管吸入舌根部咽下，避免接触牙齿，服用后用哪个温开水漱口。制酸剂应在饭后半小时至 2 小时服用，片剂应嚼服。保护胃黏膜的药物应在餐前 1 小时服用。促进胃排空的药物应饭前服用。

三、消化性溃疡

（一）常见症状

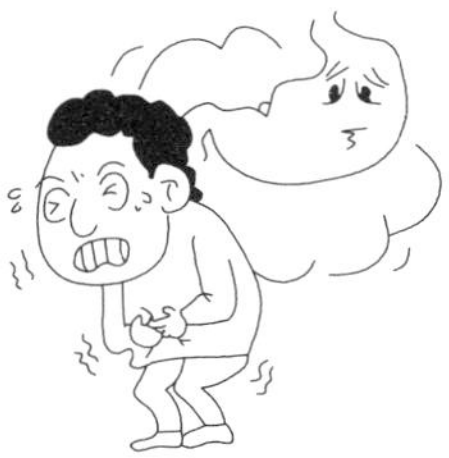

消化性溃疡主要指发生在胃和十二指肠的慢性溃疡。腹痛为本病的主要症状，胃溃疡（gastric ulcer，GU）主要表现为餐后痛，十二指肠溃疡（duodenal ulcer，DU）则表现为空腹痛和夜间痛。溃疡病的发病具有季节性、长期性、周期性和节律性。溃疡病可并发上消化道出血、穿孔、幽门梗阻和癌变，其中大量出血和急性穿孔是主要的死亡原因。

（二）常见病因

幽门螺杆菌感染、服用非甾体抗炎药（如阿司匹林、吲哚美辛等）、胃酸或胃蛋白酶对胃黏膜自身消化所致。

（三）预防和护理

预防

- 认识活动和休息重要性，避免过度劳累。
- 建立良好的饮食习惯，注意饮食卫生。避免幽门螺杆菌感染。
- 戒酒，禁烟，避免服用刺激胃黏膜的药物。

护理

1. 饮食

● 营养均衡，给予高营养、高热量、低糖、低脂肪及易消化清淡饮食。

● 饮食有规律，避免暴饮暴食，不宜过饱；鼓励患者细嚼慢咽，避免急食；饮食宜采取煮、蒸、炖、烩等烹调方法。

● 避免食用咖啡、浓茶、浓肉汤、过酸的水果及辛辣食品，少食或不食煎炸食物；忌烟酒。

2. 休息

● 大便潜血试验阳性患者，应卧床休息。溃疡患者避免过度疲劳，注意劳逸结合。

● 缓解疼痛，避免诱发因素。节律性疼痛患者疼痛前可服抗酸性食物，防止疼痛发生。指导患者学习放松疗法，如深呼吸、全身肌肉放松、听音乐等。

● 局部热敷。

用药小贴士

降低胃酸的药物

（1）H2受体拮抗剂在睡前服用，吸烟可影响其作用，应戒烟。

（2）质子泵抑制剂在早餐前吞服，不可咀嚼，不可倾出胶囊中的内容物。

（3）碱性抗酸药：口服片剂时，宜嚼碎或磨碎后用水冲服，不宜整片吞服，时间在饭后1小时为宜，也可在节律性疼痛前半小时服用。十二指肠溃疡在两餐之间，胃溃疡在餐后0.5～1小时服用。睡前服用可中和夜间分泌的胃酸。保护黏膜药物可在进餐前1小时单独服用。促进胃动力药物可在每次餐前半小时或睡前服用。

四、肝硬化

（一）常见症状

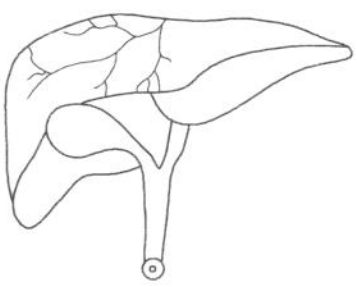

肝硬化是一种由不同病因引起的慢性进行性弥漫性肝病。病理特点为广泛的肝细胞变性坏死，结节性再生，结缔组织增生，纤维化和假小叶形成，以肝功能损害和门脉高压表现为主。

1. 代偿期肝硬化表现

早期无症状或症状轻，以乏力、食欲不振及低热为主要表现，可伴有腹胀、恶心、厌油腻、上腹隐痛及腹泻等。症状常因劳累或伴发病而出现，休息或治疗后可缓解。患者营养状况一般或消瘦，肝轻度大，质地偏硬，可有轻度压痛，脾轻至中度大。肝功能多在正常范围内或有轻度异常。

2. 失代偿期肝硬化

（1）全身症状和体征：一般状况较差，疲倦、乏力、精神不振；营养状况较差，消瘦、面色灰暗黝黑（肝病面容）、皮肤巩膜黄染、皮肤干枯粗糙、水肿、舌炎及口角炎等。

（2）消化系统症状：食欲减退为最常见的症状，甚者畏食，进食后上腹饱胀，有时伴恶心、呕吐，稍进食油腻肉食易引起腹泻，可有肝区隐痛，严重者出现黄疸。

（3）出血倾向和贫血：常出现鼻出血、牙龈出血、皮肤紫癜和胃肠出血等，女性常有月经过多。由于营养不良、肠道吸收障碍、胃肠道失血和脾功能亢进等因素，患者可有不同程度的贫血。

（4）内分泌失调：①雌激素增多，雄激素和糖皮质激素减少；男性患者常有性功能减退、不育、乳房发育、毛发脱落等；女性患者可有月经失调、闭经、不孕等。②部分患者出现蜘蛛痣，主要分布在面颈部、胸、肩背和上肢等上腔静脉引流区域；手掌大小鱼际和指端腹侧部位皮肤发红称为肝掌。③肾上腺皮质功能减退，表现为面部和其他暴露部位皮肤色素沉着。④胰岛素增多，因肝脏对胰岛素灭活减少，致糖尿病患病率增加。⑤肝功能减退时因肝糖原储备减少，易发生低血糖。

（5）脾大：门静脉高压致脾静脉压力增高，脾淤血而肿胀，一般为轻或中度肿大。

（6）腹水：是肝硬化失代偿期最为显著的临床表现，腹水出现前常有腹胀，饭后尤为明显。

（二）常见病因

多数为病毒性肝炎导致，少数为酒精性和血吸虫性。

（三）预防和护理

预防

- 保证良好的休息和合理的饮食。
- 了解引起疾病的有关危险因素，早期预防避免。
- 了解病毒性肝炎的症状和体征，早期发现、早期治疗，防止发展为肝硬化。
- 如已确诊，应积极配合治疗，预防并发症的发生。

护理

1. 饮食

- 一般主张以高热量、高蛋白、维生素丰富和易消化的食物为主，严格禁酒。肝硬化晚期给予适量蛋白质和热量，饮食清淡、易消化；多食新鲜水果及蔬菜，补充维生素；少量多餐，营养均衡。
- 肝功能显著损害、血氨偏高及肝性脑病先兆者，应限制或禁食蛋白质，病情好转后逐步恢复蛋白质摄入，以植物蛋白为主，如豆制品。

● 食管胃底静脉曲张者以软食为主，进食时宜细嚼慢咽，不宜食用多纤维、油炸、油腻类食物。

2. 休息

● 代偿期注意劳逸结合，从事轻体力工作，活动以不感疲劳为原则；失代偿期宜卧床休息，平卧可减少体能消耗，有利于肝细胞修复。

用药小贴士

了解各类药物的服用方法、时间等，遵医嘱服药，以“少用药、用必要药”为原则，不滥用品种繁多的“护肝药”，以免增加肝脏负担。禁用损害肝脏的药物。

五、上消化道出血

（一）常见症状

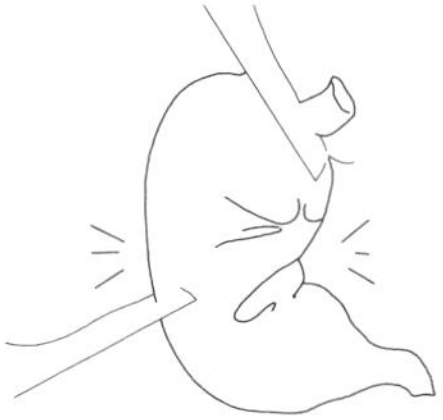

上消化道出血指屈氏韧带以上的消化道出血，包括食管、胃、十二指肠和胰、胆等病变引起的出血，以及胃、空肠吻合术后的空肠病变出血。主要表现为呕血与黑便、周围循环衰竭、贫血及血液指标变化，氮质血症也是其重要表现。

（二）常见病因

常见的病因有消化性溃疡、急性糜烂出血性胃炎、食管胃底静脉曲张破裂和胃癌。

（三）预防和护理

预防

● 合理饮食是避免上消化道出血诱因的重要环节。应注意饮食卫生，避免过饥或暴饮暴食，避免食用粗糙、刺激性食物或过冷、过热、产气多的食物。

● 生活起居要有规律，劳逸结合，保持乐观情绪，保证身心休息。

● 应戒烟戒酒，在医生指导下用药，限制使用阿司匹林等非甾体抗炎药。避免长期精神紧张、过度劳累。

● 学会识别早期出血征象及应急措施：出现呕血或黑便时立即送院治疗；呕吐时取侧卧位，以免误吸。

护理

1. 饮食

● 急性大量出血伴明显恶心、呕吐时应禁食，确认已止血或无持续性出血、呕吐时，可摄取流质。

● 肝硬化食管胃底静脉曲张破裂出血停止 2 ～ 3 天后，可给予高热量、高维生素、低蛋白质和低钠盐的流质，避免过硬或带刺的食物。

● 消化性溃疡出血停止 12 ～ 24 小时后可进流质。

● 对少量出血、无呕吐或仅有黑便、无明显活动性出血者，可给予清淡、无刺激性冷流质，出血停止后给予半流质，逐渐改为易消化、富营养、粗纤维少的软食，再过渡至正常饮食。少食多餐，不食生拌菜及刺激性食物，忌酒、咖啡、浓茶及过酸饮料。

2. 休息

● 严重者应绝对卧床休息，注意保暖；取平卧位抬高下肢，避免头低位影响呼吸功能，必要时吸氧。

用药小贴士

尽早入院治疗，遵医嘱服用抑制胃酸分泌药物及止血药物。

六、溃疡性结肠炎

（一）常见症状

溃疡性结肠炎是一种病因未明的直肠和结肠慢性炎症性疾病，病理表现为结肠黏膜和黏膜下层有慢性炎症细胞浸润和多发性溃疡。主要表现为腹泻、黏液脓血便和腹痛，病情轻重不一，呈反复发作的慢性病程。

（二）常见病因

该病病因与发病机制未完全明确，可能与肠道黏膜免疫系统异常所导致的炎症反应有关。

（三）预防和护理

预防

● 建立良好的饮食习惯，养成良好的生活习惯。

● 戒酒，禁烟，避免服用刺激黏膜的药物。

● 摄入足够营养，避免多纤维及刺激性食物，忌冷食。

● 如已确诊，坚持治疗，识别药物的不良反应，不要随意更换药物或停药，服药期间应大量饮水，定期复查，随诊。

护理

1. 饮食

● 食用质软、易消化，少纤维素又富含营养的食物，以高热量、高蛋白、低渣饮食为宜。

● 少量多餐，忌食冷、硬及刺激性食物，减轻黏膜炎症，防止肠出血等并发症，病情严重者应禁食。

2. 休息

● 急性发作期或病情严重时均应卧床休息，保证睡眠。

● 缓解期也应适当休息，注意劳逸结合。

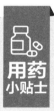

用药小贴士

坚持治疗，不要随意更换药物或停药，学会识别药物的不良反应，出现异常情况如疲乏、头痛、发热、手脚发麻、排尿不畅等症状要及时就诊，以免耽误病情。

七、急性胰腺炎

（一）常见症状

急性胰腺炎指胰腺及其周围组织被胰腺分泌的消化酶自身消化的化学性炎症。临床上表现为急性腹痛、发热，恶心、呕吐，血与尿淀粉酶增高。其中急性腹痛为其主要和首发症状，常在暴饮暴食或酗酒后突然发生。疼痛剧烈而持续，呈钝痛、钻痛、绞痛或刀割样痛。腹痛常位于中上腹，向腰背部呈带状放射，取弯腰抱膝位可减轻疼痛，一般胃肠解痉药无效。

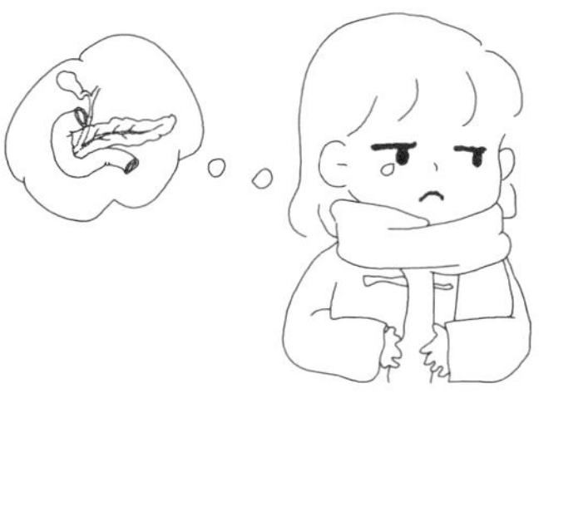

（二）常见病因

病因较多，在我国以胆道疾病为常见病因，西方国家则以大量饮酒引起者多见。

（三）预防和护理

预防

- 注意饮食卫生，规律进食，避免暴饮暴食，避免摄入刺激性强、产气多、高脂和高蛋白的食物，戒烟限酒。
- 急性胰腺炎多因胆道疾患所致，故胆道疾病、十二指肠疾病者宜积极治疗。
- 防治蛔虫感染。
- 积极锻炼身体，保持健康。

护理

1. 饮食

- 制定低脂食谱，严格控制脂肪摄入，以水果、蔬菜和全谷物为主。
- 病情严重者严格禁食1～3天，明显腹胀者行胃肠减压。进食会刺激胃酸分泌，刺激胰腺分泌消化酶，加重症状。
- 戒烟、戒酒，否则不利于症状缓解，且可能引起复发。

2. 休息

- 绝对卧床休息，保证睡眠及环境安静；协助选择舒适体位，如弯腰、屈膝仰卧，鼓励患者翻身。
- 因剧痛在床上辗转不宁者要防止坠床，周围不要有危险物，必要时加床挡，保证安全。

用药小贴士

遵医嘱用药，止痛药哌替啶反复使用可致成瘾，禁用吗啡，以防引起胆道括约肌痉挛，加重病情。

第二节　呼吸内科

一、急性上呼吸道感染

（一）常见症状

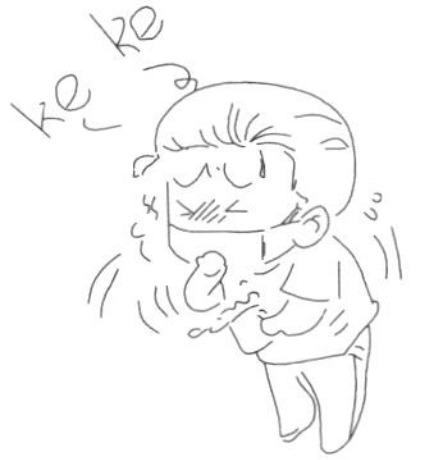

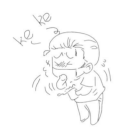

常见发热，全身或鼻咽部疼痛等不适，可见卡他症状（如喷嚏、鼻塞、流涕）。

（二）常见病因

主要病原体是病毒，少数由细菌引起。因淋雨、受凉、过度劳累等致呼吸道局部防御功能降低而发病。

（三）预防和护理

预防

- 锻炼身体，增强抵抗力。
- 注意卫生，勤洗手，避免脏手与口、鼻、眼部接触。
- 远离传染源，避免交叉感染，不要接触上呼吸道感染的患者。
- 避免到人多拥挤、通风不畅的场合。

护理

- 饮食清淡、易消化，改善营养，多食蔬菜、水果，禁食辛辣刺激性食物；生活规律，戒烟戒酒；多饮水。

● 定时开窗通风，保持适宜的温度和相对湿度，避免受凉。少去公共场所，注意休息。加强锻炼，增强体质。

● 进食前后用生理盐水漱口。防止交叉感染，适当隔离。

● 体温超过 38.5℃时，可适当服用退热药。

● 如出现持续高热、咳嗽、心慌、水肿等症状时，及时到医院就诊，遵医嘱服药。

二、急性气管-支气管炎

（一）常见症状

急性气管-支气管炎是由感染、物理、化学刺激或过敏引起的气管、支气管黏膜的急性炎症。主要症状有咳嗽、咯痰。常见于寒冷季节或气候突变时节，往往有受凉或机体免疫力低下等诱发因素，且常由急性上呼吸道感染演变过来。

（二）常见病因

感染是主要病因，过度劳累和受凉是诱因。

（三）预防和护理

预防

● 多食蔬菜、水果，禁食辛辣刺激性食物；生活规律，戒烟戒酒，多饮水。

● 定时开窗通风，保持适宜的温度和相对湿度，避免受凉，少去公共场所。

● 加强锻炼，增强体质，防止感冒，改善劳动卫生环境，防止空气污染。

护理

● 环境护理：保持环境整洁，定期开窗通风，保持室内空气清新，避免花粉等过敏原。冬季注意保暖，避免冷空气刺激。吸烟者应戒烟，避免烟雾、粉尘等刺激。

● 发热护理：如体温不高不需特殊处理；如温度超过 38.5℃，给予退热处理，可采取物理降温，如温水擦浴，或遵医嘱采用药物降温。

● 生活护理：平时多喝水，注意休息，多吃一些清淡易于消化的食物，少吃一些辛辣、刺激及过于油腻的食物。

● 用药护理：遵医嘱使用祛痰药，并观察用药后疗效及不良反应；年老体弱或痰液较多、无力咳痰者，避免使用强镇咳药，以免抑制中枢，加重呼吸道梗阻。

物理降温小贴士

（1）温水擦拭。不能擦拭前胸、后颈、脚心、腹部等部位，这些部位对冷刺激较敏感，易引起心率减慢、腹泻等不良反应，特别是婴幼儿更不应擦拭以上部位。

（2）酒精擦拭。应当避开擦拭患者的枕后、耳郭、心前区、腹部、阴囊及足底部位，以防引起不良反应。

（3）不应对婴幼儿腹部进行冷敷，不然会使肚子着凉，引起腹泻，加重感冒发热的症状。

三、肺炎

（一）常见症状

肺炎是指终末气道、肺泡和肺间质的炎症。其症状有发热、呼吸急促、持久干咳，可能有单边胸痛、深呼吸和咳嗽时胸痛，有小量痰或大量痰，可能含有血丝。幼儿患上肺炎，症状常不明显，可能有轻微咳嗽或完全没有咳嗽，应注意及时治疗。

（二）常见病因

以感染最为常见，如细菌、病毒、真菌、寄生虫等，还有理化因素、免疫损伤、过敏及药物等因素。

（三）预防和护理

预防

● 增加休息时间，避免劳累。定时开窗通风，保持室内空气新鲜。通风时注意保暖，避免冷空气直吹或对流。

● 注意防止上呼吸道感染，加强耐寒锻炼，增强抵抗力。

● 避免淋雨、受寒、醉酒及过劳等诱因。

● 积极治疗原发疾病，如慢性肺心病、慢性肝炎、糖尿病和口腔疾病等，有利于预防肺炎的发生。

● 必要时可遵医嘱接种肺炎球菌疫苗。

护理

1. 饮食

● 宜进食高蛋白、高热量、高维生素、易消化的半流质食物。对伴有发热的肺炎患者应注意多饮水，这样不仅可使机体丢失的水分得到补充，还有利于细菌毒素的排泄及降低体温。多食用水果，少食辛辣、油腻食物。对于有慢性肺病的肺炎患者，要多食用高蛋白食物。

2. 休息

● 发热者要卧床休息，注意保暖，保持室内空气清新，鼓励患者每隔 1 小时进行深呼吸和有效咳嗽。

● 卧床患者应注意翻身，每4小时为患者叩背排痰一次。恢复期适当活动，应增加休息时间，坚持深呼吸锻炼，至少要持续4 ~ 6周，这样可以减少肺不张的发生。

● 避免呼吸道的刺激，如吸烟、灰尘及化学飞沫等；尽可能避免去人群拥挤的地方或接触呼吸道感染的患者。

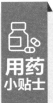

用药小贴士

一旦确诊，遵医嘱用抗生素治疗，疗程一般为5 ~ 7天，或热退后3天停药，或由静脉用药改为口服。

四、慢性支气管炎

（一）常见症状

慢性支气管炎，简称“慢支”，是气管、支气管黏膜及其周围组织的慢性非特异性炎症。临床上以慢性或反复性咳嗽、咳痰为主要症状，有的患者伴有喘息。每年发作至少持续3个月，连续2年以上，并排除心肺其他疾病引起的上述症状。常反复感染而急性发作，可发展为慢性肺源性心脏病。

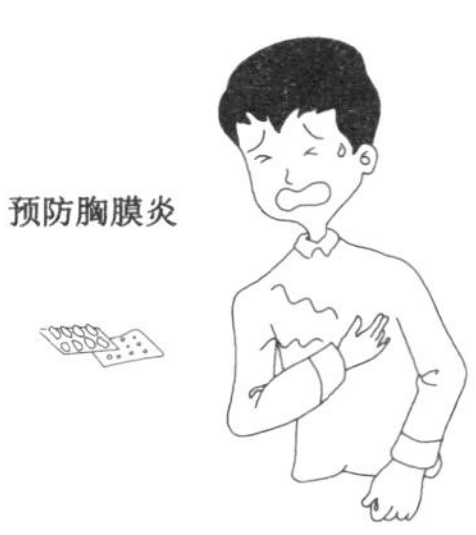

（二）常见病因

由于物理、化学因素如大气污染、吸烟，感染因素如病毒、细菌、支原体等引起气管、支气管黏膜慢性炎症。

（三）预防和护理

预防

● 避免感冒，戒烟能有效地预防支气管炎的发生。

● 可根据自身体质选择医疗保健操、太极拳或五禽戏等项目，坚持锻炼，能提高机体抗病能力，活动量以无明显气急、心跳加速及过分疲劳为度。

护理

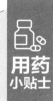

1. 饮食

● 饮食宜清淡，多饮水，多吃新鲜蔬菜水果，忌辛辣荤腥。应戒烟，多饮茶，因为吸烟会引起呼吸道分泌物增加，反射性支气管痉挛，排痰困难，有利于病毒、细菌的生长繁殖，使支气管炎进一步恶化。茶叶中含有茶碱，能兴奋交感神经，使支气管扩张而减轻咳喘症状。

2. 休息

● 发热、咳喘时必须卧床休息，否则会加重心脏负担，使病情加重；发热渐退、咳喘减轻时可下床轻微活动。平时应参加适当活动或劳动。

用药小贴士

遵医嘱用抗菌药、祛痰镇咳药、平喘药，如有不适应及时入院就诊。

五、支气管哮喘

（一）常见症状

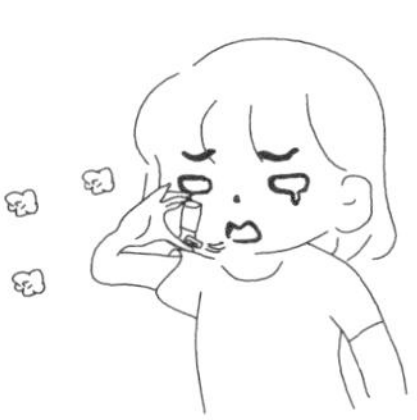

支气管哮喘，简称“哮喘”，是由多种细胞因子和炎症介质相互作用的结果，是一种气管慢性非特异性炎症性疾病。这种慢性炎症与

气管高反应相关，通常出现广泛多变的可逆性气流受限，并引起反复发作性的喘息、气急、胸闷或咳嗽等症状，多数患者可自行痊愈或治疗后缓解。

（二）常见病因

病因尚未完全明了。哮喘与基因遗传有关，受遗传因素和环境因素双重影响。

（三）预防和护理

预防

● 避免哮喘的诱因。可诱发的因素有：呼吸道病毒感染，室内滋生于床铺、地毯、沙发、绒制品等处的尘螨，情绪波动，精神创伤，接触冷空气，剧烈运动，食用易过敏食物等。哮喘患者应注意针对性寻找诱因，避免接触敏感因素，以免诱发哮喘。

● 室内不种花草，不养宠物。经常打扫卫生，勤清洗床上用品，在打扫时患者最好离开现场。

● 禁止吸烟，避免接触烟雾及刺激性气体。

● 多补充水分。急性发作期要多饮水，并进半流质食物，以利于痰液湿化和排出。

● 随身携带止喘药，学会简单的紧急自我处理方法。认识哮喘的发作先兆，如打喷嚏、鼻痒等。

护理

1. 饮食

● 饮食应清淡、易消化、富含热量，不宜食用鱼、虾、蟹、蛋类、牛奶等易导致过敏的食物。忌酒及过咸食物，多吃高蛋白食物如瘦肉、大豆等。消化不良的患者要少食多餐。多吃富含维生素A、维生素C及钙质的食物，如胡萝卜、韭菜、南瓜、大枣、番茄及青菜等。

2. 休息与活动

- 哮喘发作时取半卧位或坐位，可在床上放一小桌，以便患者伏桌休息，减少疲劳。
- 非发作期，应积极锻炼，如游泳、快走及慢跑等，尽可能改善肺功能，最大限度恢复劳动力。
- 预防疾病发展为不可逆气道阻塞，防止发生猝死。

用药小贴士

哮喘药喷剂使用方法

常用药物包括沙丁胺醇气雾剂、特布他林雾化剂等，哮喘患者应该随身携带，以防急性哮喘发作。

六、慢性阻塞性肺疾病

（一）常见症状

临床上，将具有气道阻塞特征的慢性支气管炎和肺气肿，统称为慢性阻塞性肺疾病，这是以气流受限且不完全可逆为特征的疾病。气流受限通常是进行性发展，并伴有肺对有害颗粒或气体的异常炎症反应，可有气促、咳嗽及咳痰等症状。

1. 慢性咳嗽

通常为首发症状。初起咳嗽呈间歇性，早晨较重，以后早晚或整晚均有咳嗽，但夜间咳嗽并不显著。少数病例不伴咳痰，也有少数病例虽有明显气流受限但无咳嗽症状。

2. 咳痰

咳嗽后通常咳少量黏液性痰，部分患者在清晨较多；合并感染时痰量增多，常有脓性痰。

3. 气短或呼吸困难

这是慢性阻塞性肺疾病的标志性症状，也是使患者焦虑不安的主要原因。早期仅于劳累时出现，后逐渐加重，以至于日常活动甚至休息时也感气短。

4. 喘息和胸闷

这不是慢性阻塞性肺疾病的特异性症状，部分患者特别是重度患者有喘息。胸部紧闷感通常于劳累后发生，与呼吸费力、肋间肌等容性收缩有关。

5. 其他症状

晚期常有体重下降、食欲减退、精神抑郁和（或）焦虑等，合并感染时可咳血痰或咯血。

（二）常见病因

发病机制一般认为由多种因素协同作用所致，如吸烟，职业性粉尘和化学物质，空气污染，感染，蛋白酶及抗蛋白酶失调等。

（三）预防和护理

预防

- 最佳的预防方法是戒烟。
- 避开空气污染、化学粉尘等呼吸道刺激物。
- 接种流感疫苗、肺炎球菌疫苗等。

护理

- 饮食宜清淡，不宜过饱、过咸；戒烟酒，慎食辛辣、刺激性食物，少食海鲜及油煎品，以免刺激气道，引起咳嗽，使气促加重。
- 肺气肿继发感染时，应多喝水，进半流质饮食，有利于痰液稀释咳出；肺气肿痰多清稀，气短喘息时，可多吃些温性的食物，如富含营养的鸡汤、猪肝汤、瘦肉及豆制品等，以便补肺益气。

● 禁忌食物。油腻厚味食物、油炸食品、酒、辣椒、芥末、洋葱及鱼。

小贴士

1. 呼吸功能锻炼

（1）腹式呼吸训练。

取立位（体弱者可取半卧位或坐位），左右手分别放在腹部和胸前。全身肌肉放松，静息呼吸。吸气时用鼻吸入，尽力挺腹，胸部不动；呼气时用口呼出，同时收缩腹部，胸廓保持最小活动幅度。缓呼深吸，以增进肺泡通气量。呼吸频率 7 ~ 8 次 / 分。反复训练，每次 10 ~ 20min。熟练后逐步增加次数和时间，使之成为自觉的呼吸习惯。

（2）缩唇呼吸训练。

用鼻吸气、用口呼气，呼气时口唇缩拢似吹口哨状，持续慢慢呼气，同时收缩腹部。吸与呼时间比为 1∶2 或 1∶3。缩唇大小程度与呼气流量由患者自行调整，以能使距离口唇 15 ~ 20cm、与口唇等高点水平的蜡烛火焰气流倾斜又不致熄灭为宜。

（3）整体呼吸运动。

患者应掌握有氧呼吸运动的原则。①运动强度：掌握运动中自我观察指标，其最高心率等于 170 减去年龄为宜；②运动量：从较低的各项呼吸运动开始，匀速、低强度持续训练，再进行整体呼吸耐力运动，逐渐递增，一次运动持续 6 ~ 8min，一般每天 3 次为宜，出现不适立即停止。

2. 家庭氧疗

家庭氧疗时，应进行系统的氧疗知识学习，内容包括：吸氧浓度、氧疗最佳持续时间、氧气的合理湿化、吸氧工具的选择、管道与设备的消毒与保养、用氧安全及长期家庭氧疗的指征等。一般鼻导管 1 ~ 2L/min，10 ~ 15h/d。

有效指标为：呼吸困难减轻，发绀程度减轻，呼吸频率、心率减慢，活动耐力增加。有助于降低肺循环阻力，减轻肺动脉高压，延缓肺心病进展，延长生存期，提高生活质量，降低病死率。

七、支气管扩张

（一）常见症状

支气管扩张症是由于急、慢性呼吸道感染和支气管阻塞后，反复发生支气管炎症、致使支气管壁结构破坏，引起的支气管异常和持久性扩张。特点为慢性咳嗽，咳大量脓痰和（或）反复咯血。多见于儿童和青年。近年来，由于急慢性呼吸道感染得到恰当治疗，其发病率有减少的趋势。

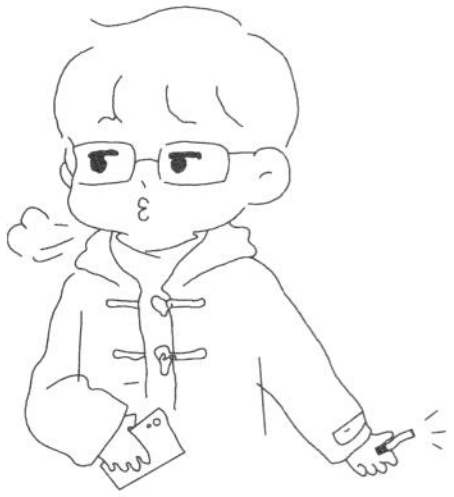

（二）常见病因

支气管-肺组织感染和支气管阻塞。

（三）预防和护理

预防

- 避免劳累及情绪波动，保持心情愉快。
- 天冷应及时增加衣服，注意保暖，避免感冒。

● 注意口腔卫生，定期更换牙刷。

● 戒烟，避免接触烟雾及刺激性气体。

护理

1. 饮食

● 进高蛋白、高热量、高维生素且营养丰富的饮食，如蛋、鱼、肉和新鲜蔬菜、瓜果等。多饮水，咯血者应给予温凉、易消化的半流质，大咯血时应禁食。忌饮浓茶、咖啡等刺激性饮料。

2. 休息

● 急性期应注意休息，缓解期可做呼吸操，或进行适当的全身锻炼。合并感染有发热、咳嗽、咯血时应卧床休息。大咯血时绝对卧床休息。坚持参加适当的体育锻炼，如跑步、散步及打太极拳等，有利于预防本病发作。

小贴士

1. 服药

（1）抗生素：抗生素抗感染治疗是治疗支气管扩张的重要措施。支气管扩张是慢性病，很多患者常常出现耐药菌的感染，应当根据痰液培养和药敏试验结果选择敏感的抗生素。

（2）支气管扩张剂：支气管扩张病变范围广，病情较重者多合并有气喘症状，而支气管扩张剂可以缓解气喘症状，改善肺功能，同时也有利于排出痰液，常用药物有吸入性非诺特罗、异丙托溴铵等。

（3）化痰药：患者的痰液多黏稠且不易咳出，而化痰药物则能稀释或溶解痰液，有助于痰液排出，常用的药物有溴己新、氨溴索以及N–乙酰半胱氨酸等。

2. 排痰方法

体位引流、胸腔叩击、辅助性咳嗽、呼吸锻炼等。痰液较多的患者每天可以进行多次体位引流和胸部叩击，有助于排出痰液。

八、自发性气胸

（一）常见症状

自发性气胸指肺组织及脏层胸膜的自发破裂，或靠近肺表面的肺大疱、细微气肿疱自发破裂，使肺及支气管内气体进入胸膜腔所致的气胸，症状表现为患者突然感到一侧针刺样或刀割样胸痛，持续时间短，继之出现胸闷、呼吸困难。

（二）常见病因

自发性气胸以继发于肺部基础疾病为多见，其次是原发性自发性气胸。

（1）继发性自发性气胸由于肺结核、慢性阻塞性肺疾病、艾滋病合并卡氏肺孢子菌感染、肺癌、肺脓肿等肺部基础疾病可引起细支气管不完全阻塞，形成肺大疱破裂。

（2）原发性自发性气胸多见于瘦高体形的男性青壮年，常规X线检查可发现胸膜下大疱肺部无显著病变。胸膜下大疱的产生原因尚不清楚，可能与吸烟、非特异性炎症瘢痕或先天性弹力纤维发育不良有关。

（三）预防和护理

预防

● 避免抬举重物、剧烈咳嗽、屏气、用力排便等。

● 注意劳逸结合，在气胸痊愈 1 个月内不要进行剧烈运动，如打球、跑步等。

● 气胸出院后 3 ~ 6 个月内，不要做牵拉动作，不做扩胸运动，以防再次诱发气胸。

● 吸烟者应戒烟。

● 保持心情愉快，避免情绪波动。

护理

1. 饮食

● 加强营养，多进高蛋白、高热量、低脂肪的食物，适当进食粗纤维食物，保持大便通畅。

2. 休息

● 卧床休息，吸氧有利于气体的吸收。胸痛时取患侧卧位，胸闷时取半卧位，可适当活动，但应避免剧烈运动。

九、肺脓肿

（一）常见症状

肺组织由于化脓菌感染引起组织炎症坏死，继而形成肺脓肿，如与支气管相通，则出现脓腔。临床以高热、咳嗽、咳大量臭脓痰为特征。早期为化脓性炎症，继而坏死形成脓肿。急性肺脓肿一般为上呼吸道、口腔常存菌混合感染。病程迁延 3 个月以上者，

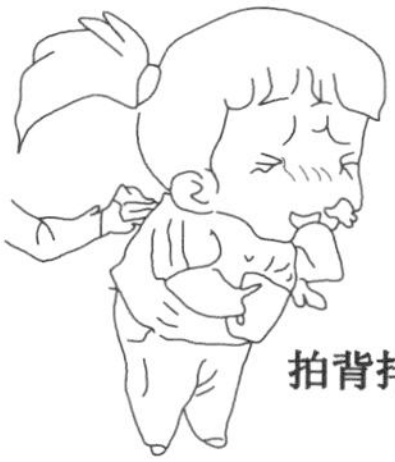

拍背排痰

称慢性肺脓肿。多发生于壮年，男性多于女性。

（1）急性肺脓肿起病急骤，畏寒、高热，体温高达 39 ~ 40℃。常见咳嗽、咳痰，早期少量脓痰，脓肿破入支气管后可咳出大量有臭味的脓痰，有时可带血。典型肺脓肿痰静置后可分为 3 层：上层为黏液及泡沫，中层为浆液，下层为脓块及坏死组织。

（2）炎症波及胸膜时可有胸痛，全身疲乏无力，食欲差。慢性病者伴有消瘦，贫血，病变部位语颤增强，叩诊呈浊音，呼吸音减弱，或闻管性呼吸音、湿啰音。慢性病者还伴有杵状指（趾）。

（二）常见病因

（1）口、鼻咽部感染病灶，如扁桃体炎、龋齿、龈槽溢脓及鼻窦炎等。

（2）麻醉、酗酒、昏迷及异物吸入史。

（3）皮肤化脓性感染、创伤和化脓性骨髓炎等病史。

（三）预防和护理

预防

- 保持良好的个人卫生：勤洗手，勤漱口，避免细菌侵入。
- 戒烟：香烟的烟雾会损害人体肺部的保护机制，使其更容易受到细菌的感染。
- 保持自身免疫功能：确保充分的睡眠时间，积极参加体育运动，培养健康的饮食习惯。
- 彻底治疗口腔和上呼吸道的慢性感染病灶，如龋齿、化脓性扁桃体炎、鼻窦炎及牙周溢脓等，以防止病灶分泌物吸入肺内，诱发感染。
- 积极治疗皮肤外伤感染，如痈、疖等化脓性病灶，不挤压痈、疖，防止发生血源性肺脓肿。
- 做好家庭隔离措施，患者使用单独的餐具，尽量独自居住。

护理

1. 饮食

● 加强营养，给予高蛋白、高维生素、高热量、易消化的食物，食欲欠佳者可少量多餐。多食橘子、梨、枇杷等润肺生津化痰之品。禁食辛辣、刺激食物如辣椒、葱、韭菜、海鱼、虾及螃蟹等。多饮水，每日饮水在 1 500ml 以上，使脓痰液稀释，易于咳出。

2. 休息

● 高热期间，卧床休息。注意调节室内温度及相对湿度，保持空气流通，及时排出痰液腥臭气味。给予物理降温或药物降温，要防止因出汗过多导致虚脱。注意保持皮肤的清洁，经常更换衣被，以保持舒适的休养环境，更换衣被时要关闭门窗，防止着凉、感冒加重病情。恢复期可适当下床活动。

3. 口腔护理

● 可用生理盐水或复方硼酸（朵贝尔氏液）漱口，清除口臭，要在晨起、饭后、体位引流后、临睡前漱口。

十、肺结核

（一）常见症状

结核病是结核分枝杆菌引起的肺部慢性传染性疾病，是全球流行的传染性疾病之一。

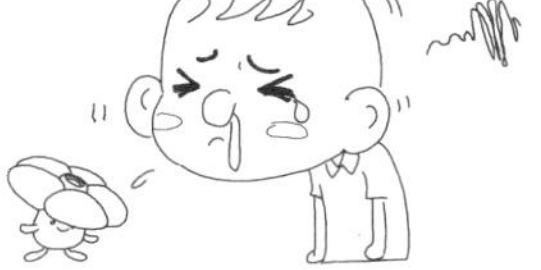

1. 全身症状

发热最常见，多为长期午后低热，部分患者有乏力、食欲减退、盗汗和体重减轻等全身症状，育龄女性可有月经失调或闭经。若肺部病灶进展播散时，可有不规律高热、畏寒等。

2. 呼吸系统症状

（1）咳痰：是肺结核最常见症状，多为干咳或咳少量白色黏液痰。

（2）咳血：1/3 ~ 1/2 的患者有不同程度的咯血，患者常有胸闷、喉痒和咳嗽等先兆，以少量咳血多见，少数严重者可大量咯血。

（3）胸痛：炎症波及壁层胸膜时可引起胸痛，为胸膜炎性胸痛，随呼吸运动和咳嗽加重。

（4）呼吸困难：当病变广泛和（或）患结核性胸膜炎出现大量胸腔积液时，可有呼吸困难。

3. 并发症

可并发自发性气胸、脓气胸、支气管扩张症、慢性肺源性心脏病。结核分枝杆菌随血行播散，可并发淋巴结、脑膜、骨及泌尿生殖器官等肺外结核。

（二）常见病因

多由结核分枝杆菌感染引起。

（三）预防和护理

预防

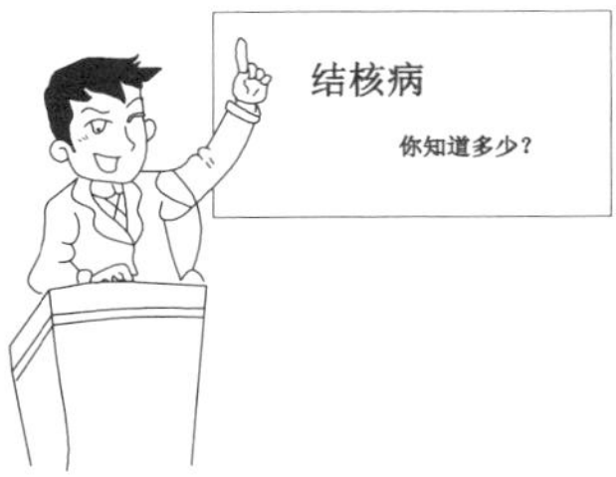

● 避免与活动性肺结核患者在不通气的密闭房间里共处太长时间，除非该患者已至少接受 2 周治疗。

● 诊治结核病的医护人员请注意采取防护措施，如戴好口罩。

● 接种结核病疫苗，即卡介苗。

护理

1. 饮食

● 加强营养，给予高蛋白、高维生素、高热量、易消化的食物，食欲欠佳者可少量多餐。多饮水有利于药物代谢。

2. 休息与运动

● 多休息。适当增加运动有助于身体抵抗细菌感染，散步是一种较好的运动方式。患者可以咨询医生，制定适合自己的运动方案。

用药小贴士

1. 治疗结核的原则

抗结核药物治疗是肺结核最基本的治疗手段。抗结核治疗应当遵从“早期、联合、规律、全程和适量”这一总体原则，以达到消灭结核分枝杆菌、治愈疾病、防止耐药菌产生和减少复发的最终目的，治疗时遵医嘱按时服药，注意药物不良反应。

2. 治疗结核的药物

异烟肼：对结核分枝杆菌具有强大的杀菌作用，但是单独使用容易产生耐药性。

利福平：对结核分枝杆菌具有强大的杀菌作用，但是单独使用容易迅速产生耐药。

乙胺丁醇：对处在生长繁殖状态的结核分枝杆菌有效，对静止状态的细菌几无影响，与其他抗结核药物联合使用可以延缓耐药性的出现。

吡嗪酰胺：对人型结核分枝杆菌有较好的抗菌作用，对其他非结核分枝杆菌不敏感。

第三节 神经内科

一、脑梗死

（一）常见症状

脑梗死是由各种原因引起脑部血液循环障碍、缺血、缺氧所致的局限性脑组织缺血性坏死或软化。多见50岁以上有动脉粥样硬化、高血压、高血脂、糖尿病者，安静或休息状态下发病；起病缓慢，以偏瘫、失语、偏身感觉障碍为主，部分患者可有头痛、呕吐、意识障碍等全脑症状。

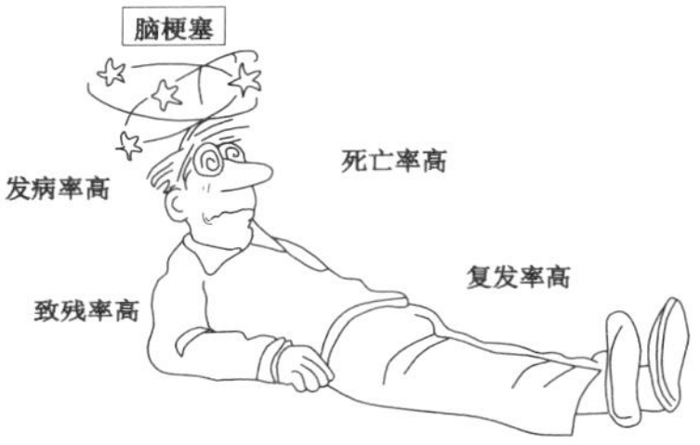

（二）常见病因

（1）脑动脉粥样硬化：脑血栓为最常见和基本的病因。

（2）脑动脉炎。

（3）其他：血小板增多症、弥散性血管内凝血及真性红细胞增多症等。

（三）预防和护理

预防

- 学会识别疾病的早期表现，发现异常时需及时治疗。
- 建立良好的饮食习惯，膳食均衡，养成规律的生活方式。
- 避免过度劳累、剧烈运动、情绪激动。
- 适当进行锻炼，增强机体免疫力。
- 控制血压、血糖、血脂。

护理

1. 饮食

● 选择安全且有利于进食的体位，能坐起者取坐位进食，不能坐起者取仰卧位，或抬高床头 30°。

● 进食高蛋白、高维生素、低脂、低盐及低热量的清淡饮食。

● 戒烟酒，避免辛辣刺激食物。

● 为方便患者进食，建议将食物调成糊状或烹饪时勾芡，利于患者吞咽，增加患者食欲。

● 落实康复计划，吞咽困难者做唇、舌、颜面肌和颈部肌肉活动，先食糊状后食胶状食物，逐步过渡到正常普食，吞咽时注意呛咳以防误吸等。

2. 休息

● 每日进行半小时以上的锻炼，如慢跑、散步等，合理休息。鼓励生活自理，做力所能及的家务劳动。

二、脑出血

（一）常见症状

指原发性非外伤性脑实质内出血。多见于 50 岁以上有高血压病史者，体力活动或情绪激动时发作，起病急，发病时血压明显升高。

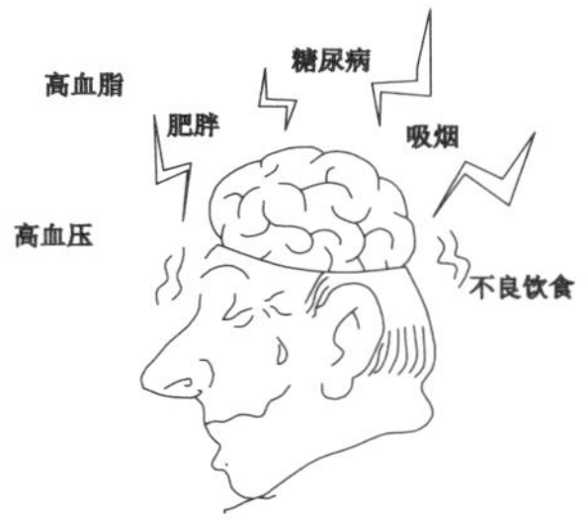

（1）壳核出血：常出现对侧偏瘫、偏身感觉障碍和同向性偏盲，双眼球不能向病灶对侧同向凝视。

（2）丘脑出血：可出现特征性眼征，如两眼不能向上凝视、瞳孔对光反射迟钝等，可出现丘脑性失语，如言语缓慢而不清、发音困难等。

（3）脑干出血：突发头痛、呕吐、眩晕、复视、交叉性瘫痪或偏瘫、四肢瘫等。

（4）小脑出血：发病突然，可见眼球震颤、站立和步态不稳，无肢体偏瘫。

（5）脑室出血：出血量较少时仅表现头痛、呕吐，出血大时很快进入昏迷。

（6）脑叶出血：表现为头痛、呕吐等，肢体瘫痪较轻，昏迷少见。

（二）常见病因

最常见的病因为高血压合并细小动脉粥样硬化及一些其他疾病。

（三）预防和护理

预防

- 学会识别疾病的早期表现，发现异常应及时治疗。
- 建立良好的饮食习惯，膳食均衡，养成规律的生活方式。
- 避免过度劳累、剧烈运动、情绪激动。
- 适当进行锻炼，增强机体免疫力。
- 控制高血压，维持稳定的血压。

护理

1. 饮食

- 给予低盐、低脂、高蛋白、高维生素及清淡、易消化的食物，少量多餐。
- 戒烟酒，避免食用辛辣、刺激的食物。

- 多吃瓜果、蔬菜，保持每日大便通畅。

2. 运动

- 坚持主动或被动康复训练，按摩和被动活动瘫痪肢体，促进血液循环。
- 鼓励患者生活自理，做力所能及的事。
- 促进神经传导功能恢复，加强肌肉锻炼。

用药小贴士

（1）遵医嘱正确服用降压药物，维持血压稳定。

（2）学会测量血压的方法，每日监测血压。

（3）出现血压波动异常或无诱因情况下头痛、头晕、肢体麻木、乏力等症状应及时就医。

三、癫痫

（一）常见症状

发作性意识丧失的常见原因。癫痫的临床表现形式多样，但均有共同特性，即症状突然发生，持续一段时间后迅速恢复。每次发作持续时间多为数秒或数分钟；每次发作症状相对固定；第一次发作后，经过不同间隔时间会有第二次或更多次的发作。

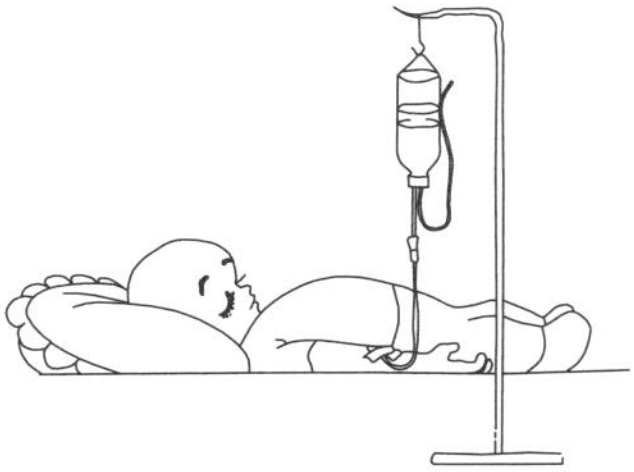

（二）常见病因

（1）遗传因素。

（2）中枢神经结构损伤或功能异常。

（三）预防和护理

预防

- 保持合理的生活作息，保证充足的睡眠，劳逸结合。
- 保持稳定的情绪，避免情绪激动。
- 建立良好的饮食习惯，膳食均衡，加强营养。
- 减少环境刺激，避免长时间接触过亮、嘈杂的环境。
- 避免妊娠。
- 发现症状，及时来院就诊。

护理

1. 饮食

- 给予清淡、易消化的食物，少量多餐。
- 戒烟酒，避免摄入辛辣、刺激性食物。

2. 休息

- 发作间歇期选择安全、安静的休养环境，保持室内光线柔和、无刺激。
- 床两侧置有床栏，并加强陪护。
- 避免身边放置危险物品，如热水瓶、玻璃杯等。
- 在病情未得到控制前，避免室外活动，外出时需有人陪护。

小贴士

癫痫发作的救护

发作期立即平卧，指导陪护勿用力按压患者肢体，以防骨折；在臼齿下垫软物，以防咬伤。做好防护，立即就医。

四、脑炎

（一）常见症状

脑炎指脑实质受病原体侵袭导致的炎症性病变。

1. 前驱症状

可见发热、头痛、呕吐及腹泻等。

2. 中枢神经系统症状

（1）惊厥。

（2）意识障碍：轻者反应淡漠、迟钝、嗜睡或烦躁，重者谵妄、昏迷。

（3）颅内压增高：头痛、呕吐、四肢肌张力增高及血压增高。

（4）运动功能障碍：可出现偏瘫、不自主运动、面瘫及吞咽障碍等。

（5）精神障碍：可发生幻觉、失语等精神情绪异常。

3. 累及脑膜

可出现烦躁不安、易被激惹、头痛的症状。

（二）常见病因

（1）病毒感染是导致脑炎的主要原因。

（2）少部分脑炎是由细菌或寄生虫导致。

（3）由真菌导致的脑炎相对罕见。

（三）预防和护理

预防

- 保持合理的生活作息，增强免疫力。
- 做好个人卫生与防护，预防感染，注意保暖。
- 减少外界刺激，保持环境安静舒适，保证充足的睡眠。
- 发现症状，及时去医院就诊。

护理

1. 饮食

- 给予清淡、易消化的食物，少量多餐。
- 合理喂养，补充营养，保证足够的热量和水分供给。

2. 休息

- 保持房间安静，定时通风，保证空气新鲜。
- 神志不清者，取侧卧位或平卧位，头偏向一侧。
- 卧床期间定时翻身，按摩皮肤，防止长时间受压。
- 尽早进行肢体主动或被动功能训练，循序渐进，做好防护。
- 定时到医院复诊。

五、蛛网膜下腔出血

（一）常见症状

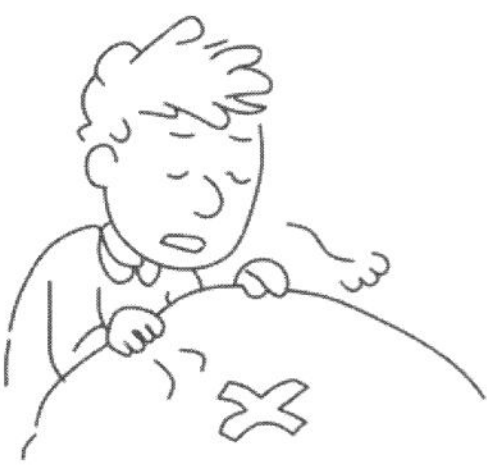

蛛网膜下腔出血指脑底部或脑表面的病变血管破裂，血液直接流入蛛网膜下腔引起的一种临床综合征，又称为原发性蛛网膜下腔出血。

（1）突然发生的剧烈头痛、恶心、呕吐和脑膜刺激征，伴或不伴局灶体征。

（2）剧烈活动中或活动后出现爆裂性局限性或全头部剧痛，难以忍受，呈持续性或持续进行性加重。

（3）其始发部位常与动脉瘤破裂部位有关。常见伴随症状有呕吐、短暂意识障碍、项背部或辖制疼痛、畏光等。

（4）绝大多数患者发病后数小时内出现脑膜刺激征，以颈强直最明显。

（5）眼底检查可见视网膜出血、视盘水肿，约 25% 的患者可出现精神症状，如欣快、谵妄及幻觉等。还可有癫痫发作，神经功能缺损体征如动眼神经麻痹、失语、单瘫或轻偏瘫、感觉障碍等。

（6）部分患者尤其是老年患者的头痛、脑膜刺激征等临床表现常不典型，而精神症状较明显。

（二）常见病因

（1）颅内动脉瘤占 50% ~ 85%。

（2）脑血管畸形。

（3）脑底异常血管网病。

（4）其他夹层动脉瘤、血管炎、颅内静脉系统血栓形成、结缔组织病、血液病、颅内肿瘤、凝血障碍性疾病及抗凝治疗并发症等。

（三）预防和护理

预防

● 不嗜烟酒，保证睡眠，心态稳定，精神放松，及时增减衣物，生活规律。

● 定期体检，发现颅内病变及早手术治疗。

护理

1. 饮食

● 选择清淡、容易消化的饮食，高血压患者注意低盐、低脂，糖尿病患者注意饮食控制，多食蔬菜、水果，保持大便通畅，大便秘结者给予开塞露塞肛通便，或服用通便药。

2. 休息

● 蛛网膜下腔出血容易复发，以发病后 2 周内复发率高，所以要严格卧床 4 ~ 6 周，不可过早下床活动，并在床上大小便。

● 患者需要注意控制情绪，避免激动。

● 尽量减少探视和谈话，保持安静。

六、重症肌无力

（一）常见症状

重症肌无力是由于神经－肌肉接头处传递功能障碍，导致骨骼肌无力和极易疲劳的一种慢性自身免疫性疾病。发病初期患者往往感到眼或肢体酸胀不适，或视物模糊，容易疲劳，天气炎热或月经来潮时疲乏加重。随着病情发展，骨骼肌明显疲乏无力，显著特点是肌无力在下午或傍晚劳累后加重，晨起或休息后减轻，此种现象称为“晨轻暮重”。

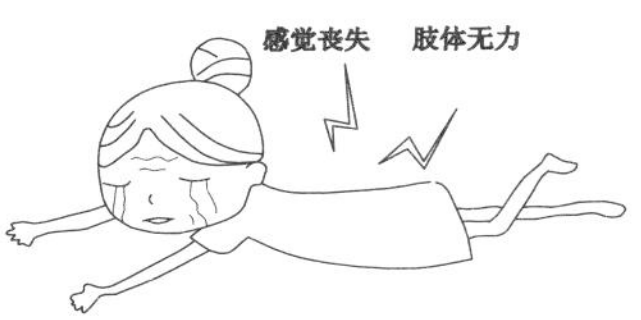

重症肌无力患者全身骨骼肌均可受累，可有如下症状：

（1）眼皮下垂、视物模糊、复视、斜视及眼球转动不灵活。

（2）表情淡漠、苦笑面容、讲话大舌头、构音困难，常伴鼻音。

（3）咀嚼无力、饮水呛咳及吞咽困难。

（4）颈软，抬头困难，转颈、耸肩无力。

（5）抬臂、梳头、上楼梯、下蹲及上车困难。

（6）病变累及呼吸肌，出现咳嗽无力和呼吸困难，常用呼吸机辅助通气，称为肌无力危象。

（二）常见病因

（1）与自身免疫功能障碍有关。

（2）常合并胸腺瘤。

（三）预防和护理

预防

● 定期体检，发现胸腺异常尽早治疗，以免发展为重症肌无力。

● 生活规律，保证充分休息和睡眠，勿受凉感冒。

● 保持情绪稳定避免精神创伤，防止因感染、过度紧张等因素诱发肌无力危象。

护理

1. 饮食

● 进营养丰富、易消化饮食，多吃蔬菜和水果，咀嚼无力、吞咽困难者摄入高热量流质或半流质，必要时鼻饲。

2. 休息

● 轻症者可下床活动，但应避免过度劳累，不能单独外出。

● 病情进行性加重时须卧床休息。

用药小贴士

按医嘱定时定量服药，进餐时间应在口服抗胆碱酯酶半小时后，避免进餐过早或过迟，造成咀嚼、吞咽困难导致误吸。免疫抑制剂有骨髓抑制、肝肾功能损害、胃肠道反应等不良反应，应定期检查肝肾功能及血液指标，预防感染。

七、吉兰-巴雷综合征

（一）常见症状

吉兰-巴雷综合征又称格林巴利综合征，是以周围神经和神经根的脱髓鞘病变及小血管炎性细胞浸润为病理特点的自身免疫性周围神经病，又称为急性炎症性脱髓鞘性多发性神经病。临床表现为急性对称性弛缓性肢体瘫痪，首发表现为四肢对称性无力，发病时多有肢体感觉异常，如麻木、刺痛和不适感，感觉缺失或减退，呈手套、袜子样分布。

（二）常见病因

确切的病因不清楚，感染、接种疫苗、妊娠、手术是本病的诱发因素。危险因素包括病毒感染史、系统性红斑狼疮、霍奇金病及其他淋巴癌症。

（三）预防和护理

预防

- 适度锻炼，增强体质。
- 防止上呼吸道感染、腹泻等。
- 加强营养，均衡饮食。

护理

1. 饮食

- 高蛋白、高热量、营养丰富、易消化饮食可促进疾病康复，吞咽困难者给予鼻饲流质。

2. 休息

- 急性期绝对卧床休息，呼吸肌瘫痪者保持呼吸道通畅。当患者的肢体需要支托的时候，要注意功能位放置。

3. 用药

- 遵医嘱按时用药，必要时使用缓解情绪、促进睡眠的药物。

康复小贴士

根据病情及体力进行，每日总运动时间 0.5 ~ 1 小时，少量多次进行。

（1）维持和扩大关节活动范围：根据病情进行被动运动、辅助运动或主动运动。

（2）增强肌力的训练：根据肌力的情况，进行等张收缩或等长收缩运动。

（3）综合动作训练：训练翻身、起坐、坐位平衡、站立、平行杠内步行及扶杖步行等。逐渐增加步态矫正练习。

（4）呼吸肌受累的患者可进行呼吸训练及体位引流技术。

八、帕金森病

（一）常见症状

帕金森病（Parkinson’s disease，PD）是一种常见的以静止性震颤、肌强直、运动迟缓和姿势步态异常为主要临床特征的中老年人神经系统变性疾病。由于其突出特点是静止性震颤，故又称震颤麻痹。

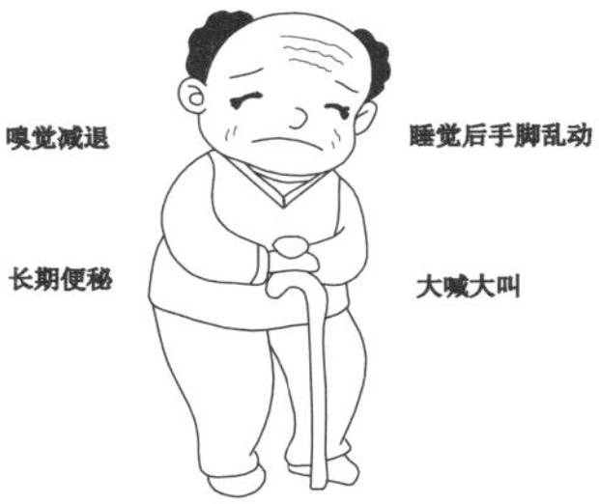

（二）常见病因

（1）年龄老化：主要发生于中老年人，40岁以前发病少见。

（2）环境因素：长期接触杀虫剂、除草剂或某些工业化学品等可能是发病的危险因素。

（3）遗传因素：据研究本病为常染色体显性遗传。

（三）预防和护理

预防

● 蔬菜、水果、鱼类、五谷杂粮、豆类和橄榄油为主的饮食可能会降低帕金森病的发病风险，可适当增加摄入。

● 有家族史的人，应注意自身状况，出现异常及时就医。

● 接触农药、重金属等有害物质时，应做好防护。

护理

1. 生活

帕金森病患者由于肌肉僵硬、运动障碍，存在碰撞、跌倒等安全隐患，因此要指导照护者合理布置生活设施，减少障碍，方便患者行动。

● 穿着：选择容易穿脱的拉链衣服或开襟在前、不用套头的衣服，拉链与纽扣可用尼龙黏代替。穿合脚的布鞋，尽量不要穿拖鞋，以免摔倒。

● 洗浴：在浴盆内或淋浴池板上铺上防滑垫；在浴缸内放置一把矮凳，以便患者坐着淋浴。

● 进餐：不要催促患者快吃、快喝，可使用调羹缓慢进食。喝冷饮可选用有弹性的塑料吸管，喝热饮使用有宽把手且质轻的杯子。

● 预防感染：由于本病患者容易患支气管炎或肺炎，因此，在出现咳嗽或发热时要立即处理，以免加重感染。

● 预防便秘：鼓励患者增加活动，多饮水，每天饮食中增加纤维性食物，必要时使用通便药物。

● 卧室：床不宜太高或太低，方便起卧，床头灯的开关要设置在顺手的地方。

2. 饮食

● 应结合患者病情、饮食喜好，给予相应的饮食。还应注意食品的配比结构，副食、荤素及花色品种的搭配。多食富含纤维素和易消化的食物，多吃新鲜蔬菜、水果，多饮水，多食含酪胺酸的食物，如瓜子、杏仁、芝麻、脱脂牛奶等，可促进脑内多巴胺合成，同时要适当控制脂肪的摄入。

● 蛋白质饮食不可过量，盲目地给予过高蛋白质饮食，会可降低左旋多巴的疗效，在膳食中适当给予蛋、奶、鱼、肉等食品，保证蛋白质的供应，每日需要量为 0.8 ~ 1.2g/kg 体重。

- 适量吃奶类和豆类：对于容易发生骨质疏松和骨折的帕金森病患者，每天喝 1 杯牛奶或酸奶是补充身体钙质的极好方法。但由于牛奶中的蛋白质成分可能对左旋多巴药物疗效有一定的影响作用，为避免影响白天的用药效果，建议将喝牛奶安排在晚上睡觉前。另外，豆腐及豆制品也可以补充钙。

- 摄入充足的水分对身体的新陈代谢有利，能使身体排出较多的尿量，减少膀胱和尿道细菌感染的机会。充足的水分也能使粪便软化、易排，防止便秘的发生。

- 对咀嚼、吞咽功能障碍者，进食时以坐位为宜，避免呛咳，进食速度要慢。对伴有糖尿病的患者，应给予糖尿病饮食。伴有冠心病及高血压的患者，以高维生素、适量蛋白质饮食为宜，限制动物脂肪和食盐的摄入。

用药 小贴士

早期无须药物治疗，当疾病影响患者日常生活和工作能力时，适当的药物治疗可不同程度地减轻症状，但不能完全控制疾病的进展，且都存在不良反应和长期应用后药效衰减的缺点。

运动方法 小贴士

（1）坚持锻炼。治疗期间保持四肢的功底活动，可采取散步、踩脚踏运动器、伸背运动等，可每可每天练习。

（2）平衡锻炼。帕金森病患者行走时快步前冲，遇到障碍物或突然停步时容易跌倒，通过平衡锻炼能改善症状。平衡锻炼的方法是：双足分开

25～30cm，向左、右、前、后移动重心并保持平衡；躯干和骨盆左右旋转，并使上肢随之进行大的摆动，对平衡姿势、缓解肌张力有良好的作用。

九、耳石症

（一）常见症状

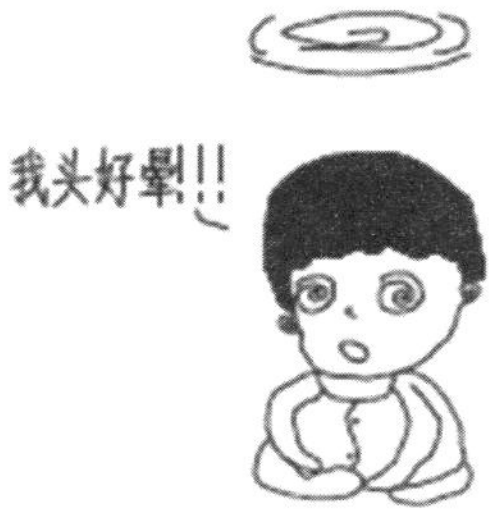

耳石症是头部运动到某一特定位置时，诱发的短暂眩晕伴随眼球震颤。发病率约占所有眩晕病症的1/4。

（1）突然发作的强烈旋转性眩晕，伴恶心及呕吐。

（2）症状常发生于坐位躺下，或从躺卧位至坐位时，或出现在床上翻身时，患者常可察觉在向某一头位侧身时出现眩晕，常于睡眠中因眩晕发作而惊醒。

（3）眩晕的程度变化较大，严重者于头部轻微活动时即出现，眩晕发作后可有较长时间的头重脚轻、漂浮感及不稳感，病程可为数小时至数日，个别可达数月或数年。

（二）常见病因

（1）头部外伤，特别是多发于轻度头颅外伤后数日及数周，或乘车时突然加速、减速致颈部“挥鞭伤”（因汽车撞击等因素造成的颈部骨或软组织损伤）等。

（2）病毒性神经炎。

（3）椎-基底动脉短暂缺血性眩晕、内耳血液循环障碍。

（4）耳部其他疾病，如中耳及乳突炎、耳部手术后、药物性耳中毒、梅尼埃病及特发性突聋等。

（5）全身钙离子代谢异常可能与耳石症发病有关。

（三）预防和护理

预防

- 保持健康的生活方式，有助于预防发病。
- 避免头部外伤或头部加速运动。
- 积极治疗动脉粥样硬化和骨质疏松，纠正钙代谢异常。
- 积极治疗耳部原发疾病。
- 多吃水果、蔬菜，尽量少吃或不吃辛辣、煎炸、油腻食品。
- 少饮酒，少熬夜。

护理

1. 饮食

● 清淡饮食，应多吃一些高蛋白、有营养的食物，如鸡蛋、鲜奶、豆浆、瘦肉及鱼类；多吃维生素和矿物质含量丰富的食物，如新鲜的果蔬；吃高热量、易消化食物，比如豆腐、粗粮等。

● 忌油腻、难消化的食物，如肥肉、动物肝脏，以及油炸、熏制、烧烤、生冷及刺激性食物。

● 盐不要放太多，高盐分的食物容易引发耳石症。

2. 休息

● 耳石症患者需要 1 周内高卧，即休息时垫 2 个枕头。晨起时动作缓慢，在床边低头静坐几分钟，2 周内不要尝试偏向发病的位置。

3. 用药

● 一般不用药物治疗，但有时会选用抗眩晕药物，遵医嘱按时服药，如有异常及时入院就诊。

4. 治疗

● 正规医院可以进行手法复位或机器复位治疗。

第四节　心血管内科

一、慢性心力衰竭

（一）常见症状

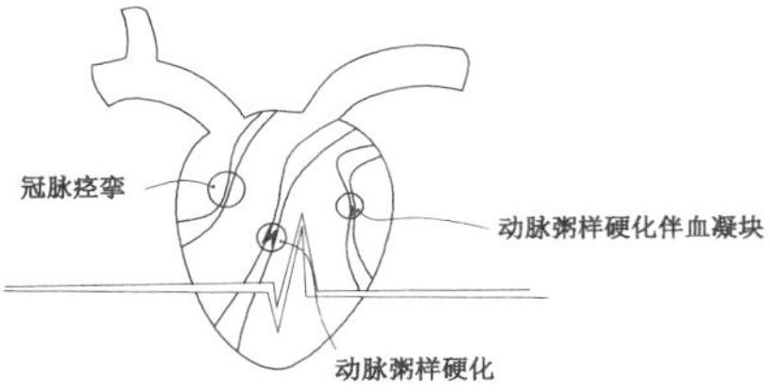

慢性心力衰竭是一种持续存在的心力衰竭状态。

1. 左心衰竭

（1）呼吸困难：出现不同程度的呼吸困难。

（2）咳嗽、咳痰和咳血：白色浆液性泡沫痰为特点，偶见痰中带血丝。

（3）疲倦、乏力、头晕及心悸。

（4）尿量变化：夜尿增多。

2. 右心衰竭

（1）消化道症状：腹胀、恶心及呕吐。

（2）呼吸困难：肝硬化、腹水导致腹压增加，加重呼吸困难。

（二）常见病因

（1）原发性心肌损害：存在冠心病、心肌炎及心肌病等。

（2）心脏负荷增加：高血压、先天性心脏病、慢性贫血及甲状腺功能亢进症等。

（三）预防和护理

预防

- 建立良好的饮食习惯，膳食均衡，养成规律的生活方式。
- 预防感染，做好个人防护。
- 避免过度劳累、剧烈运动及情绪激动。
- 在医生的指导下进行妊娠和分娩。

- 限制钠盐的摄入。
- 发现症状，及时到医院就诊。

护理

1. 饮食

- 给予低盐、清淡、易消化的食物，少量多餐。每天食盐摄入量小于5g。
- 限制烟熏制品、罐头、海产品及苏打饼干的摄入。

2. 休息

- 鼓励体力活动，循序渐进地增加活动量，以不感到劳累为宜，疲劳时注意卧床休息。
- 活动中出现呼吸困难、胸痛、心悸、头晕及疲劳应停止活动，休息后症状不能缓解，则立即就医。
- 有明显呼吸困难者取高枕卧位，端坐呼吸者可使用床上小桌，可扶桌休息，必要时双腿下垂。

用药小贴士

（1）服药后避免体位突然改变，若改变姿势，需坐定休息一阵后再坐起、起立或行走。

（2）严格按医嘱服药，不得自行增减剂量或停药。

（3）每日测量体重，若发现体重增加或症状恶化及时就医。

二、急性心力衰竭

（一）常见症状

心衰的症状和体征急性发作或急性加重的一种临床综合征。以急性左心衰竭较常见。可见突发严重呼吸困难、频繁咳嗽、端坐呼

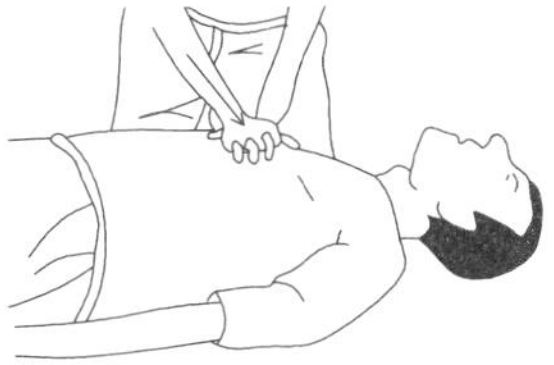

吸及咳粉红色泡沫痰，有窒息感而极度烦躁不安、恐惧。面色灰白，大汗淋漓。

（二）常见病因

心脏解剖或功能突发异常。

（三）预防和护理

预防

- 积极防治各种器质性心脏病。
- 积极防治影响心功能的并发症，如甲亢、贫血及肾功能不全。
- 预防感染，做好个人防护。
- 避免过度劳累、剧烈运动及情绪激动。
- 在医生的指导下进行妊娠和分娩。
- 发现症状，及时到医院就诊。

护理

- 体位：立即取坐位，双腿下垂。患者常伴烦躁不安，注意安全，防止磕碰受伤。
- 急性心力衰竭是严重的急危重症，抢救是否及时、合理，与预后密切相关，出现症状应及时就医。

三、心律失常

（一）常见症状

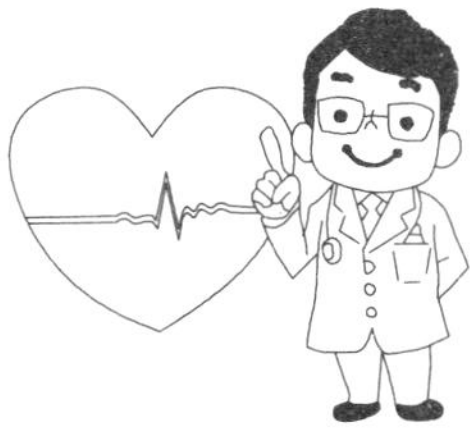

心律失常的症状轻重不一，取决于发病的类型以及持续的时间。典型症状包括心悸、乏力，早期常无任何症状或症状较轻。随病情发展，可有出汗、憋气等症状，若心律恢复正常则无严重不适；若进一步发展可自觉头晕、晕厥。

（二）常见病因

可见各种器质性心脏病，以冠状动脉粥样硬化性心脏病、心肌病、心肌炎和风湿性心脏病为主。

（三）预防和护理

预防

- 保持合理的生活作息，强身健体，增强免疫力。
- 做好个人卫生与防护，预防感染，注意保暖。
- 保持乐观、稳定的情绪。
- 建立良好的饮食习惯，膳食均衡，加强营养。
- 发现症状，及时到医院就诊。

护理

1. 饮食

- 给予低盐、清淡、易消化的食物，少量多餐。
- 戒烟酒。
- 避免摄入刺激性食物，如咖啡、浓茶，避免饱餐。

2. 休息

- 对于无器质性心脏病的良性心律失常者，鼓励其正常工作和生活，建立健康的生活习惯，避免过度劳累。
- 对于窦性停搏、房室传导阻滞、持续性室速等严重心律失常者，应卧床休息，减少耗氧量，由他人协助日常生活。
- 保证充足的睡眠与休息。

3. 用药

- 严格遵医嘱按时，按量服药，不可自行减量、停药或擅自改用其他药物。

4. 其他

● 学会自测脉搏的方法，每日自我监测，出现异常应及时就医。

● 对于反复发生严重心律失常危及生命者，患者家属应学会心肺复苏术以备应急。

小贴士

自测脉搏

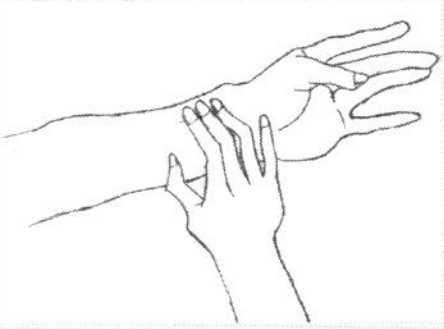

（1）向患者解释测脉搏的方法，取舒适体位，最好是坐位。

（2）将左手伸展平放，手掌向上。

（3）嘱患者用右手示指、中指、环指指端表面，压力大小以能触摸到脉搏为宜，正常脉搏计数半分钟乘以2，就是每分钟的脉搏。脉搏不齐时计数1分钟。

（4）最后记录脉搏次数。

四、高血压

（一）常见症状

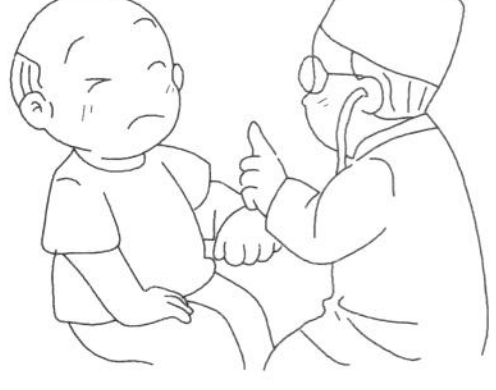

原发性高血压是以血压升高（收缩压≥140mmHg，舒张压≥90 mmHg）为主要临床表现的综合征，是最常见的慢性病之一，也是心脑血管病最重要的危险因素。一般表现为头痛、头晕、疲劳、心悸及耳鸣，休息后多可缓解。

（二）常见病因

（1）遗传因素：本疾病有群集于某些家族的倾向。

（2）饮食：摄盐过多、饮酒。

（3）精神应激：长期精神紧张、压力、焦虑或长期环境噪声、视觉刺激易引起高血压。

（4）其他：超重、肥胖是血压升高的重要危险因素。

（三）预防和护理

预防

- 保持合理的生活作息，适当运动，增强免疫力。
- 减少外界刺激，保持环境安静舒适，保证充足的睡眠。
- 控制体重，肥胖者合理减肥。
- 发现症状，及时到医院就诊。

护理

1. 饮食

- 限制钠盐，每天钠盐摄入应低于6g，可适当增加钾盐的摄入。
- 限制烟熏制品、罐头及海产品等。
- 控制能量摄入，控制体重。
- 均衡膳食，减少脂肪摄入，多食瓜果蔬菜。
- 戒烟酒。

2. 休息

- 合理运动，如步行、慢跑、打太极拳等，活动强度适当为宜。
- 注意劳逸结合，运动以不觉劳累为宜，根据自身情况调节。
- 若出现头晕、眼花、耳鸣及视物模糊等症状应卧床休息，家属陪护、协助日常生活。避免迅速改变体位，坐起、起立时应缓慢，以防摔倒受伤。

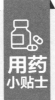

用药小贴士

（1）强调长期药物治疗的重要性，用降压药控制血压后仍需要继续服用维持量。

（2）遵医嘱按时、定量服药，不可自行停药、增减剂量或自行更换药物。

（3）服药时间可选择平静休息时，服药后继续休息一段时间再下床活动。如睡前服药，夜间起床时应注意安全。

（4）学会自我监测血压，定时到医院就诊，以调整药物剂量或选择合适药物。

五、心绞痛

（一）常见症状

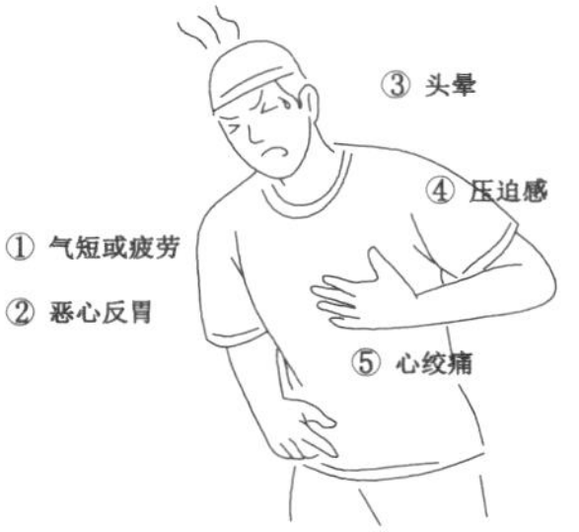

1. 稳定型心绞痛

发作时胸骨后呈压榨性疼痛，可放射至心前区和左上肢，常发生于劳累后，通常持续数分钟，休息或使用硝酸酯制剂后缓解。

2. 不稳定型心绞痛

1个月内疼痛发作的频率增加、程度加重、时限延长、硝酸酯制剂缓解作用减弱，休息状态下或轻微活动即可诱发。

（二）常见病因

基本病因为冠状动脉粥样硬化。

（三）预防和护理

预防

- 保持乐观、稳定的情绪，避免压力负担过重。
- 保持合理的生活作息，保持日常排便通畅。
- 减少环境刺激，保持环境安静舒适，保证充足的睡眠。
- 注意保暖，避免受凉。
- 积极防治各种器质性心脏病及影响心功能的并发症。
- 发现症状，及时就医。

护理

1. 饮食

- 饮食应选择低热量、低脂、低胆固醇、低盐饮食。多食蔬菜、水果和粗纤维食物，如芹菜、糙米等。
- 少食多餐，避免暴饮暴食。
- 戒烟酒，避免食用辛辣、刺激性食物，保持日常排便通畅。

2. 休息

- 注意保暖，避免受凉。
- 加强自我保健，合理运动，以不感到劳累为宜，运动以有氧运动为主。
- 学会自我调节，保持心情舒畅，减轻精神压力。

急救用药小贴士

（1）遵医嘱用药，不得自行停药或增减剂量。

（2）部分患者服用硝酸甘油后会出现面色潮红、头部胀痛、头晕、心悸等不适，为服用药物所产生的正常反应。

（3）硝酸甘油见光易分解，应存放在棕色瓶中，置于干燥处，以防失效。

（4）外出时随身携带硝酸甘油以备急需，若胸痛发作应立即停止活动，舌下含服硝酸甘油。若连续服用3次，症状仍未缓解，应及时就医。

（5）定期来院复诊，监测血液指标。

六、心肌梗死

（一）常见症状

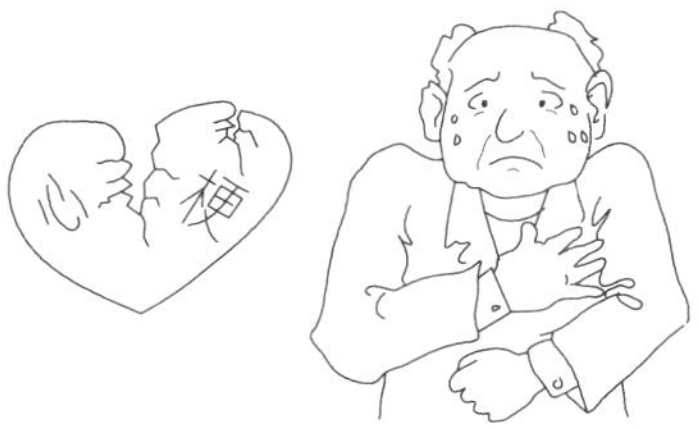

心肌梗死是由于心肌长时间缺血导致心肌细胞死亡。

1. 先兆表现

大部分患者在发病前数天有乏力，胸部不适，活动时心悸、气急、烦躁及心绞痛等前驱症状，以新发心绞痛或原心绞痛症状加重最为突出。

2. 症状

疼痛为最早出现的最突出的症状，多发生于清晨。疼痛发生1 ~ 2天内可出现发热，疼痛发作期间血压下降、面色苍白及皮肤湿冷，少数患者可出现心力衰竭症状。

（二）常见病因

基本病因为冠状动脉粥样硬化。

（三）预防和护理

预防

- 保持乐观、稳定的情绪，避免压力负担过重。

● 保持合理的生活作息，保持日常排便通畅。

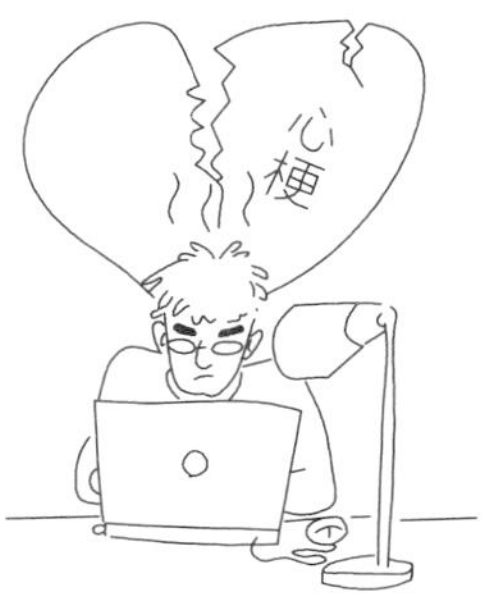

● 减少环境刺激，保持环境安静舒适，保证充足的睡眠。

● 注意保暖，避免受凉。

● 积极防治各种器质性心脏病及影响心功能的并发症。

● 发现症状，及时就医。

护理

1. 饮食

● 起病 4 ～ 12 小时内给予流质饮食，减轻胃扩张，随后过渡到低脂、低胆固醇清淡饮食。

● 戒烟酒。避免食用辛辣、刺激的食物，保持日常排便通畅。

● 少食多餐，避免暴饮暴食。

2. 休息

● 急性期卧床休息可减轻心脏负荷，有利于心脏功能的恢复。

● 解释合理运动的重要性，运动以循序渐进为主，渐渐提高活动耐力。

● 加强自我保健，合理运动，原则“有序、有度、有恒”，以不感到劳累为宜，运动以有氧运动为主，频率 5 ～ 7 天 / 周，1 ～ 2 次 / 天。

● 注意休息，提高生活质量，保持乐观与平和的心态。

急救用药小贴士

（1）强调药物治疗的必要性，遵医嘱用药，不得自行停药或增减剂量。

（2）部分患者服用硝酸甘油后会出现面色潮红、头部胀痛、头晕、心悸等不适，为药物所产生的正常反应。

（3）硝酸甘油见光易分解，应存放在棕色瓶中，置于干燥处，以防失效。

（4）若胸痛发作频繁、程度较重、时间较长，服用硝酸酯疗效较差时，应及时就医。

七、心肌炎

（一）常见症状

心肌炎是由病毒感染引起的，以心肌非特异性间质性炎症为主要病变。

（1）病毒感染症状：约半数患者在发病前1 ~ 3周有病毒感染前驱症状，如发热，全身倦怠感或恶心、呕吐及腹泻等消化道反应。

（2）心脏受累症状：常出现心悸、胸闷、呼吸困难、胸痛及乏力等表现。

（二）常见病因

病毒感染。

（三）预防和护理

预防

- 保持合理的生活作息，加强锻炼，增强免疫力。
- 注意休息。

● 注意保暖，避免受凉。

● 发现症状，及时就医。

护理

1. 饮食

● 进食高蛋白、高维生素及清淡易消化饮食。

● 补充富含维生素 C 的食物，如新鲜蔬菜、瓜果，促进心肌代谢与修复。

● 戒烟酒，避免刺激性饮食。

2. 休息

● 急性期卧床休息可减轻心脏负荷，有利于心脏功能的恢复。

● 注意休息，无并发症者可考虑恢复学习或轻体力工作。

● 适当锻炼身体，增强机体抵抗力，避免剧烈活动或重体力工作。

● 注意保暖，预防病毒性感冒。

第五节　肾内科

一、急性肾小球肾炎

（一）常见症状

急性肾小球肾炎是以急性肾炎综合征为主要临床表现的一组原发性肾小球肾炎。其症状表现为急性起病、血尿、蛋白尿、水肿和高血压，可伴一过性氮质血症，具有自愈倾向。本病多见于儿童或男性。

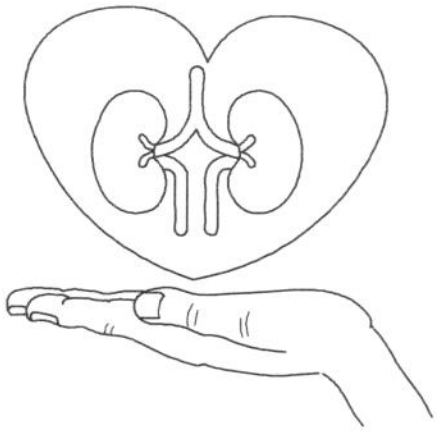

（二）常见病因

本病多由链球菌感染引起，其他细菌、病毒及寄生虫感染亦可。

（三）预防和护理

预防

● 防治感染是预防急性肾小球肾炎的根本，应尽量减少呼吸道及皮肤感染。

● 对急性扁桃体炎、猩红热及脓疱患者，应尽早、彻底地用青霉素或其他敏感抗生素治疗。

● 甲型溶血性链球菌感染后 1 ~ 3 周内，应随时检查尿常规，及时发现和治疗急性肾小球肾炎。

护理

1. 饮食

● 患者宜食用富含营养、高维生素、高碳水化合物、适当的脂肪、易消化的食物。水肿、高血压的患者，应限制蛋白质摄入量，而蛋白质是构成生命的最基本物质，具有构成人体细胞，促进智力发育、参与物质代谢、供给热量、增强抵抗力等重要的功能，不可缺少。选择如牛奶、鸡蛋、瘦肉等优质蛋白质。低盐饮食会影响食欲，可用无盐酱油增加食欲。

2. 休息

● 注意休息，避免受凉过劳。根据气候变化及时增减衣服。

● 注意个人卫生，勤换衣服，不要搔抓皮肤。

● 清洁皮肤时应用热水擦洗，避免用肥皂等刺激性物品。

二、慢性肾小球肾炎

（一）常见症状

肾小球肾炎多由于机体异常免疫反应导致双侧肾脏弥漫性的炎症损害。慢性肾小球肾炎是起病方式不同，病情迁延，病变进程缓慢，产生不同程度的肾功能减退，最终发展成慢性肾衰竭的一组肾小球疾病。临床主要表现蛋白质、血尿、水肿、高血压、肾功能损害和全身症状等。

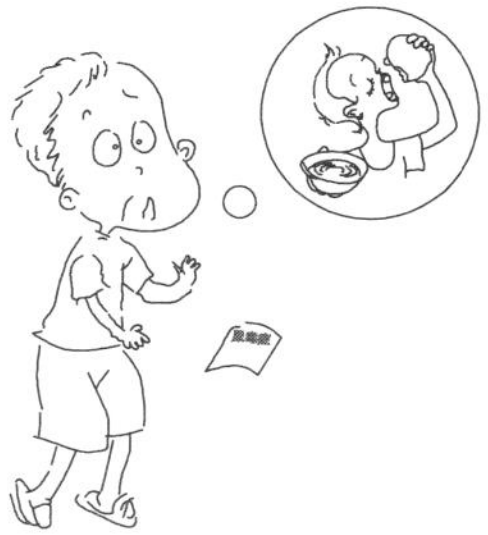

（二）常见病因

各种细菌、病毒、寄生虫感染后，病情迁延不愈所致。

（三）预防和护理

预防

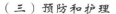

- 及时治疗由链球菌感染引起的上呼吸道感染。
- 控制高血压，减少高血压对肾脏造成损害的可能性。
- 控制血糖，以预防糖尿病肾病。
- 禁用具有肾脏毒性的药物。
- 戒烟。

护理

1. 饮食

● 凡伴有水肿或高血压者应限制食盐，每天 1 ~ 3g，水肿明显和尿量减少时应适当限制水分摄入。

● 肾功能减退时应限制蛋白质摄入。每日 20 ~ 30g 为宜。

● 宜进食富含维生素 B 和维生素 C 的食物，如新鲜蔬菜、水果等。

2. 休息

● 充分保证休息和睡眠，并有适度的活动。对有明显水肿、大量蛋白尿、血尿、高血压或合并感染、心力衰竭、肾衰竭、急性发作期的患者，应限制活动，卧床休息，以利于增加肾血流量和尿量，减少尿蛋白，改善肾功能。病情减轻后可适当增加活动量，但应避免过度劳累。

三、肾病综合征

（一）常见症状

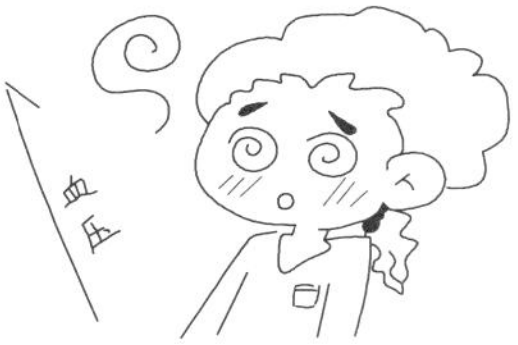

肾病综合征是指各种肾脏疾病引起的大量蛋白尿（尿蛋白量 > 3.5g/24h）、低蛋白血症（人血白蛋白 > 30g/L）、高度水肿、高脂血症为临床表现的一种综合征，其不是一个独立的疾病，而是多种肾脏疾病的共同表现。

（二）常见病因

由多种疾病（如糖尿病、系统性红斑狼疮等）引起肾脏损害所致，或肾脏本身病变导致本病。

（三）预防和护理

预防

● 积极治疗与预防基础病：由于很多疾病都可以导致肾病综合征，要注意预防这些疾病的发生，如糖尿病、系统性红斑狼疮、乙型肝炎等。已经患有这些疾病的患者，需要遵医嘱进行正规积极的治疗，定期检查尿常规及肾脏功能。

● 避免相关危险因素：不盲目或者随便服药，服用某些具有肾脏毒性的药物时，需特别注意药物的不良反应，遵医嘱服药。同时尽量避免感染可能导致肾病综合征的传染病。

● 改正不良的生活习惯，在日常生活中，保持低盐、优质蛋白饮食。

护理

1. 饮食

● 低盐饮食：每日钠盐摄入量＜3g，患者也可食用低钠盐。有明显水肿时应禁盐，含钠的食物（如碱发馒头、咸糕点）、小苏打、酱油等也都在禁忌之列，可以用无盐酱油、醋、姜、蒜等调味品以增进食欲。禁盐时间的长短应根据病情而定，若患者水肿经治疗后症状已不明显或基本消失，可改为低盐饮食。病情稳定时，则不必严格限盐，但食盐量也不宜过多。

● 注意蛋白质摄入量：肾病综合征的患者，蛋白质摄入以维持机体需要及加上尿中丢失量即可，每日蛋白质摄入量为1g/kg，且以动物优质蛋白质为主，如牛奶、鸡蛋、鱼和肉类等。对于合并肾衰的患者，在氮质血症期应限制蛋白质的摄入，量为0.5 ~ 1.0g/kg。

● 高脂血症者，每日脂肪摄入量应＜40g，高脂血症能加重肾损害，降低高血脂对肾脏具有保护作用。要采用低脂饮食（25 ~ 30g），限制膳食中饱和脂肪酸的含量，不吃或少吃油炸、富含胆固醇的食物，如动物内脏、蛋黄、肥肉，动物油等。

● 宜选用高热量富含维生素A、维生素C的食物（不含糖食物）。水肿严重而尿少者，适当限制饮水。伴有贫血时，可补充富含铁、维生素B_{12}、叶酸等的食物，如木耳、菠菜等。限制对肾脏有刺激作用的食物，如芥末、辣椒等。

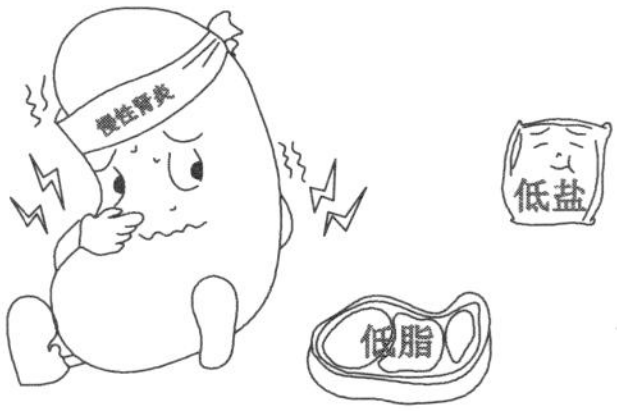

2. 休息与运动

● 患者若出现下列任何情况：中度以上的水肿，高血压，肉眼血尿或少尿，每日尿量在400ml以下；或出现严重并发症时需卧床休息。眼睑面部水肿者枕头应稍高些；严重水肿者应经常更换体位；胸腔积液者宜半卧位；阴囊水肿宜将阴囊托起。当然卧床休息并不是无限期的，长期卧床休息亦不利于病情的恢复，当患者的症状减轻或消失，可以适当活动。

● 患者经治疗后若病情稳定，可以参加轻松的运动，根据自己的病情及身体条件，选择适合的运动方式，如散步、打太极拳、练气功等。运动量的大小、时间的长短应视各人的情况而定，一般以不感到劳累为宜。否则，会使肾病加重或迅速恶化。

四、尿路感染

（一）常见症状

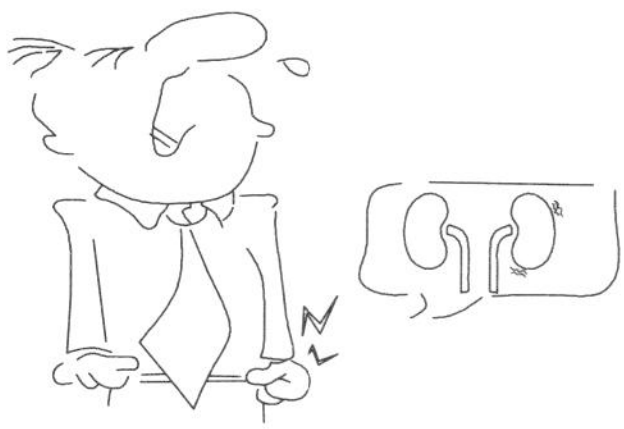

（1）尿路刺激征，即尿频、尿急、尿痛、排尿不适等症状。

（2）全身中毒症状，如发热、寒战、头痛等。

（3）尿常规检查可见白细胞、红细胞或蛋白。

（4）肉眼可见脓尿或血尿。

（5）血常规可能有白细胞升高。

（6）尿细菌培养阳性。

（二）常见病因

多由细菌感染引起。

（三）预防和护理

预防

● 多饮水。

● 排尿时尽可能排空膀胱。

● 保持尿道口清洁。

护理

1. 饮食

● 多喝水。尿路感染的患者每天喝水要在 2 000ml 以上，可以增加尿道的清洁和冲洗作用，排出细菌和毒素。

2. 休息

● 注意劳逸结合。养成良好的卫生习惯，睡前、便后用温水清洗下身，清洗顺序应先洗外生殖器，后洗肛门，避免交叉感染。

用药小贴士

遵医嘱针对病原体用抗生素治疗；抗菌药物疗程因感染不同而异，对于急性单纯性下尿路感染，疗程基本 5 ~ 7 天。但上尿路感染，如急性肾盂肾炎疗程一般为 2 周。对于反复发作尿路感染，可根据情况进行长期抑菌治疗。

五、急性肾衰竭

（一）常见症状

（1）排尿很少甚至完全没有尿液。

（2）腿部和足部肿胀。

（3）没有食欲，恶心和呕吐。

（4）胸痛或胸闷等。

（二）常见病因

（1）肾前性：感染、肝功能衰竭、心力衰竭、重度烧伤或脱水等。

（2）肾性：血栓、胆固醇沉积、肾小球肾炎等。

（3）肾后性：前列腺增生、肾结石、膀胱癌、非甾体抗炎药等。

（三）预防和护理

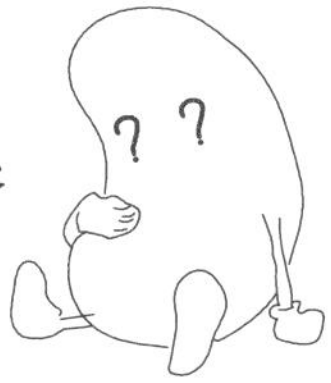

慢性肾炎

预防

积极避免诱发急性肾衰的病因，如无法避免应尽早预防治疗。

护理

1. 饮食

● 严格控制出入液量，患者摄入量遵循“量出为入，宁少勿多”的原则。限制蛋白质的摄入量：急性期血尿素氮过高，给予无蛋白饮食。如果已经采取透析治疗，则可放宽蛋白质的摄入量。如果血尿素氮已降低到28.56mmol/L以下，即可自由进食。少尿期限制钾、钠、镁、磷的摄入，不宜吃香蕉、桃子、菠菜、蘑菇、油菜、花生、木耳等。多尿期因钠排出多，不必限制钠盐的摄入。另外，根据丢失的多少，适当补充营养和维生素。

2. 休息

● 急性期应卧床休息，保持安静，以降低新陈代谢率，使废物产生减少，肾脏的负担减轻。当尿量增加，病情好转时，可逐渐增加活动量。

六、慢性肾衰竭

（一）常见症状

（1）胃肠道表现：如厌食、上腹饱胀等是本病最早出现和最常见的症状。

（2）血液系统表现：主要表现为贫血。

（3）心血管系统症状：如高血压、心力衰竭等。

（4）神经、肌肉系统症状：早期有疲乏、失眠、注意力不集中等。

（5）呼吸系统表现：酸中毒呼吸深而长。

（6）皮肤症状：常见皮肤瘙痒。

（7）水、电解质紊乱、酸碱平衡失调：常表现为高血钾、代谢性酸中毒等。

（8）代谢失调：如低体温、高尿酸血症等。

（9）并发感染：如多次输血易感染乙型肝炎、丙型肝炎等。

（10）泌尿系统表现：多尿、夜尿增多及水肿等。

（二）常见病因

我国慢性肾衰竭主要是由原发性肾小球肾炎发展而来，近年因糖尿病肾病导致慢性肾功能衰竭逐渐增多。其他病因包括高血压、肾小动脉粥样硬化、急慢性肾小管间质疾病、慢性肾盂肾炎、尿酸性肾病、梗阻性肾病及遗传性肾病等。

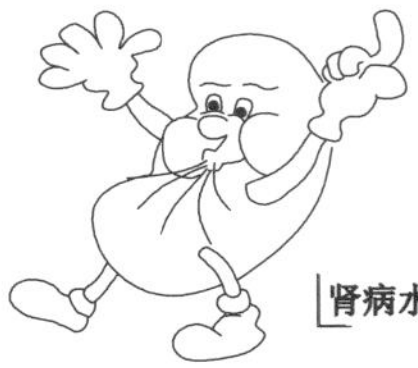

肾病水肿

（三）预防及护理

预防

积极治疗原发病，避免发展为慢性肾衰竭。

护理

● 低蛋白、高热量饮食。有高血压、心衰、尿少、水肿的患者应限制水和盐的摄入。

● 避免过劳，防止受寒感冒。在严重贫血、有出血倾向、心力衰竭及骨质疏松时，要注意卧床休息，以减轻肾脏负担，保证充足的睡眠。在缓解期可适当活动，但应避免活动量过大，谨防骨折。

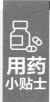

用药小贴士

（1）肠道透析药如生大黄、肾衰宁、尿毒清等，经胃肠道不吸收，可长期使用，其有腹泻、呕吐等胃肠道反应，一般不需停药。

（2）常用降压药有硝苯地平、贝那普利、缬沙坦等，注意使用降压药过程中，起床时先在床边坐几分钟，然后缓慢站起，以防直立性低血压及晕厥。

（3）常用纠正贫血药有重组人红细胞生成素、叶酸及琥珀酸亚铁缓释片（速力菲）等。注意速力菲应饭后服用并忌茶，如有黑便可能与速力菲中的铁剂有关，无须紧张。

七、血液透析

血液透析是急慢性肾功能衰竭患者肾脏替代治疗方式之一。通过将体内血液引流至体外，经一个由无数根空心纤维组成的透析器中，血液与含机体浓度相似的电解质溶液（透析液）在一根根空心纤维内外，通过弥散/对流作用进行物质交换，清除体内的代谢废物、维持电解质和酸碱平衡；同时清除体内过多的水分，并将经过净化的血液回输的整个过程。

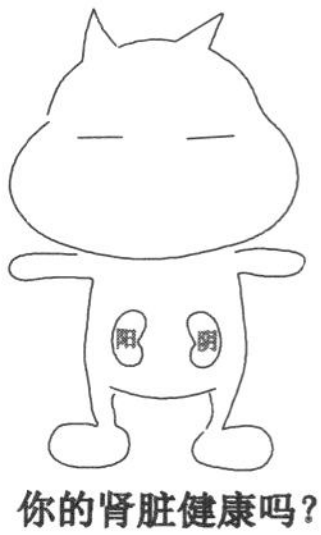

你的肾脏健康吗？

（一）适应证

急性肾损伤、慢性肾衰竭、急性药物或毒物中毒、严重水、电解质及酸碱平衡紊乱等。

（二）维持性血液透析前需要做的检查

（1）常规传染病学指标必须检查：乙肝、丙肝、HIV 和梅毒血清学指标，每 6 个月一次，可以了解有无肝炎病毒感染。

（2）血常规、肝肾功能、电解质，甲状旁腺素每个月检查一次，可以了解红细胞和血小板数量，血钾、血钙、血磷的指标，肾功能可以评价透析是否充分，甲状旁腺素可以防止肾性骨病。

①检测出血时间和凝血时间，以选择适宜的抗凝剂及抗凝方案。

②其他：依据患者的病情，可定期检查血糖、血脂、营养及炎症状态、内瘘血管状态、透析充分性、骨密度、甲状腺功能和心电图等。

（三）血液透析患者的生命线

血液透析患者的生命线是动静脉内瘘的日常护理

（四）动静脉内瘘的分期

（1）内瘘成熟期：是从手术吻合血管后，静脉扩张和肥厚，发生动脉化直至能使用的一段时间，一般为术后 8 ～ 12 周。

（2）内瘘常规使用期：动静脉内瘘作为慢性肾衰竭血液透析患者的血管通路，随患者的治疗终生使用。

（五）各期护理重点

1. 内瘘成熟期——日常护理

（1）适当抬高内瘘术侧肢体，可减轻肢体水肿。

（2）术后 24 小时术侧手部可适当做握拳及腕关节运动，以促进血液循环，防止血栓形成。

（3）还要注意动静脉内瘘的通畅情况，每天多次触摸瘘管有无震颤。通畅的动静脉内瘘能扪及震颤或听到血管杂音，如果震颤感减弱或无震颤，应及时与医生联系。

（4）养成良好的卫生习惯，保持瘘侧肢体清洁，切勿抓伤、碰伤皮肤。保持伤口敷料清洁干燥。敷料沾湿或污染时需及时更换，以防伤口感染。

（5）一旦发现切口有红肿、发热、疼痛等感染迹象时，要立即去医院就诊。

（6）术肢衣服袖口不可过紧。

（7）不戴手表、手镯等饰品。

（8）避免拿过重物品。

（9）不要向术肢侧卧，禁止用术肢垫头。

（10）不在术侧测量血压、抽血、输血及输液。

（11）适当活动术肢，可手握橡皮球进行锻炼，每日 3 ～ 4 次，每次 15 分钟。

2. 内瘘成熟期——透析后护理

（1）透析结束，拔针后应压迫穿刺点 20 ～ 30 分钟，以不渗血及能扪及震颤音为准，如渗血，则以示指和中指压迫穿刺点的上缘和下缘。

（2）透析结束当天，回家的路上或在家中，绷带解除后，若穿刺口出血，要立即用拇指指腹竖压止血。

（3）对瘘管血肿、硬结、狭窄形成者，于透析结束 24 小时后，用多磺酸黏多糖（喜疗妥）软膏均匀涂擦内瘘及周围皮肤组织。

饮食指导小贴士

血液透析患者的营养问题极为重要，营养状况直接影响患者的长期存活及生活质量的改善。因此，要加强饮食指导，使患者合理调配饮食。

（1）热量：透析患者能量供给一般为 147kJ/（kg·d）[35kcal/（kg·d）]，其中碳水化合物占 60% ～ 65%，以多糖为主；脂肪占 35% ～ 40%。

（2）蛋白质：摄入量为 1.2g/（kg·d）为宜，合并高分解状态的急性疾病时可增加至 1.3g/（kg·d），其中 50% 以上为优质蛋白。

（3）控制液体摄入：两次透析之间体重增加不超过 5% 或每天体重增加不超过 1kg。每天饮水量一般按前一天尿量加 500ml 水计算。

（4）限制钠、钾、磷的摄入：给予低盐饮食，食盐摄入一般控制在 2 ~ 3g/d，严重高血压、水肿或水钠潴留、无尿时食盐摄入应＜ 2g/d。慎食含钾高的食物，如蘑菇、海带、豆类、莲子、卷心菜、榨菜、香蕉、橘子等。磷的摄入量应控制在 800 ~ 1 000mg/d，避免含磷高的食物，如全麦面包、动物内脏、干豆类、坚果类、奶粉、乳酪、蛋黄、巧克力等。烹调前先将食物浸泡，过沸水后捞出，可去除食物中的部分钾和磷。

（5）维生素和矿物质：透析时水溶性维生素严重丢失，需补充维生素 C、B 族维生素、叶酸等。透析患者每天钙摄入量应达到 2 000mg。除膳食中的钙以外，一般要补充钙制剂（碳酸钙或醋酸钙）和活性维生素 D。

第六节 内分泌科

一、甲亢

（一）常见症状

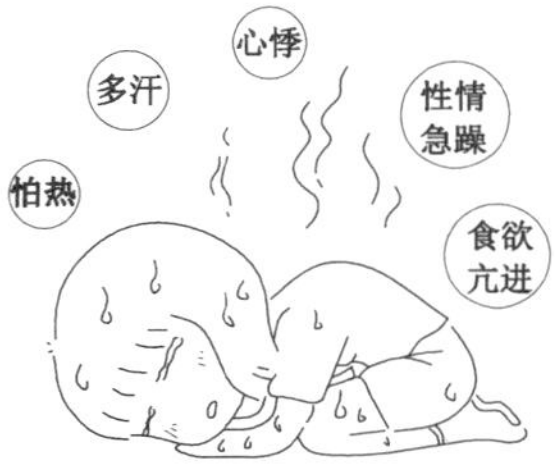

甲状腺功能亢进症简称甲亢，是各种原因引起甲状腺激素分泌过多所致的一组临床综合征。临床上以高代谢症候群（多食、消瘦、心悸等）及甲状腺肿大、突眼为主要表现。

甲亢危象是本病恶化的严重表现，主要诱因包括感染、严重精神刺激、创伤、放射性碘治疗早期、甲亢手术前准备不充分等。主要临床表现为高热（39℃以上），心率增快（140 ~ 240次/分），可伴心衰和肺水肿，要将患者安置于安静、室温偏低的环境中，绝对卧床休息，避免一切不良刺激，积极送院抢救。

（二）常见病因

目前认为本病是在遗传基础上，因感染、精神刺激等应激因素而诱发。

（三）预防和护理

预防

- 规律作息，保证充足睡眠，避免过度劳累。
- 参加体育锻炼，增强免疫力。
- 均衡饮食，多吃蔬菜、水果等富含维生素的食物。
- 避免长期压力过大、过度紧张，必要时可以咨询心理医生。
- 减少摄入富含碘的食物，如海产品等。
- 戒烟、禁酒。

护理

1. 饮食

● 宜进食高热量、高蛋白和高维生素的食物，忌食含碘多的食品，如海带、海鱼等以及浓茶、咖啡、酒等刺激性饮料。

2. 休息

● 避免精神刺激及过度劳累，保持身心愉快。合理安排好工作、生活，保证充足睡眠。

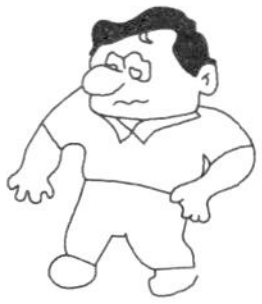
四肢无力

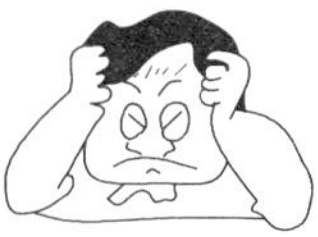
头疼

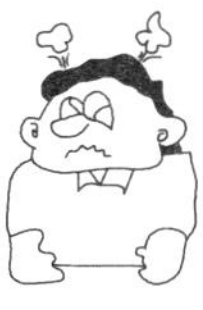
情绪不稳

用药小贴士

（1）甲亢患者治疗周期需要1.5～2年时间，服药期间不能随意停药，患者需知道抗甲状腺药物的作用及用法，识别出药物主要不良反应发生时的表现及处理方法。抗甲状腺药物的不良反应是粒细胞减少及缺乏。发热、乏力是最常见的先兆症状，应定期复查血象。因此，服药后最初2～3个月每周复查，以后每2～4周复查白细胞数量。

（2）有突眼症状的患者避免长时间过度用眼，外出时戴深色眼睛，眼睛干涩者应按时滴入人工泪液等眼药水保护眼角膜。

护理小贴士

甲亢突眼症的护理

（1）要戴有色眼镜，防止强光及灰尘刺激，睡觉时，用油纱布和眼罩保护眼睛。

（2）要正确使用眼药水：用地塞米松或氢化可的松眼药滴眼，以减轻局部非感染性炎症，缓解症状；用抗生素眼液滴眼，以消除眼部感染性炎症，严重者应全身应用抗生素。

（3）闭合不全者，睡眠时用抗生素眼膏和纱布，防止结膜炎、角膜炎。若眼部肿胀、眼压高，可用马来酸噻吗洛尔眼液降低眼压。眼部干燥者，可用人工泪液、复方右旋糖酐石滴眼液（泪然）滋润眼部。

（4）不同的眼液，应交替使用，每次间隔1～2小时。

二、甲状腺功能减退

（一）常见症状

甲状腺功能减退简称“甲减”，是由于甲状腺激素分泌及合成不足或周围组织对甲状腺激素缺乏反应所引起的临床综合征。根据起病年龄可分为呆小症（克汀病）、幼年型甲减和成年型甲减。本节主要介绍成年型甲减。临床主要表现为胃寒、食欲缺乏、水肿、嗜睡和便秘。

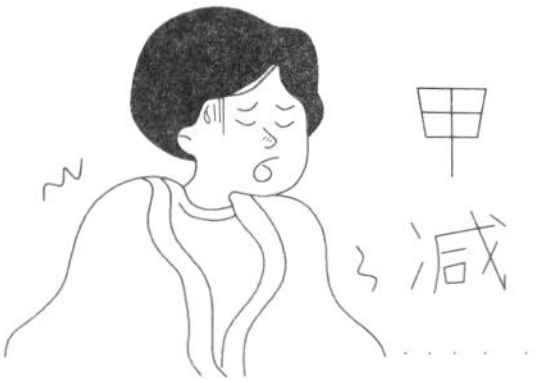

（二）常见病因

成年型甲减的主要病因是自身免疫导致甲状腺腺体浸润、损毁、萎缩等，破坏达一定程度则功能丧失，甲状腺激素分泌不足而发病。

（三）预防和护理

预防

本病无法预防，早期筛查早期治疗。

护理

1. 饮食

● 桥本甲状腺炎所致者应避免摄入含碘食物和药物，对显著食欲不振、易便秘者，要设法增强其食欲，必要时给予缓泻剂以调整大便，保证足够饮水。

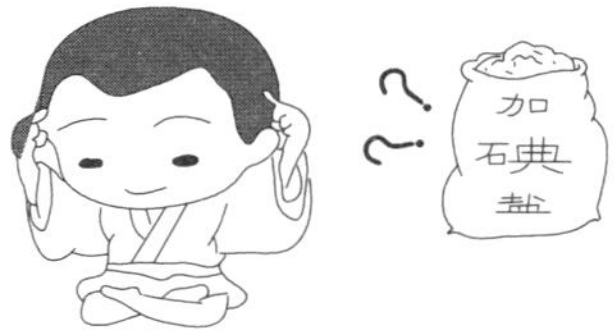

2. 休息

● 避免过度劳累，保持身心愉快。合理安排好工作、生活，保证充足睡眠。

三、痛风

（一）常见症状

痛风是长期嘌呤代谢障碍、血尿酸增高引起组织损伤的一组异质性疾病。临床特点是高尿酸血症、特征性急性关节炎反复发作。在关节滑液的白细胞内可找到尿酸钠结晶，痛风石形成，严重可导致关节活动障碍和畸形，肾内尿酸结石和（或）痛风性肾实质病变。

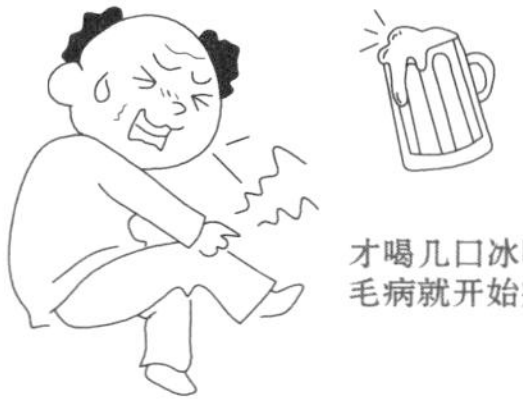
才喝几口冰啤，老
毛病就开始痛了。

（二）常见病因

痛风的直接原因是高尿酸血症，高尿酸血症分为原发性和继发性两类。

1. 原发性高尿酸血症

与遗传因素有关，由先天性嘌呤代谢紊乱引起。

2. 继发性高尿酸血症

常继发于其他先天性代谢紊乱疾病、慢性肾病、血液病和某些药物等。

（三）预防和护理

预防

- 低嘌呤饮食。
- 保持心情舒畅、情绪平和，注意保暖。
- 定期检测血尿酸值，如有异常尽早治疗。
- 继发性痛风的预防主要是积极治疗多发性骨髓瘤、慢性肾病等基础病。

护理

1. 饮食

● 痛风患者应坚持科学的饮食原则，即低嘌呤、低脂肪、低热量、低盐和多饮水，以减少尿酸的合成，促进尿酸的排出。

● 应避免高嘌呤的食物，如动物内脏、海产品、浓肉汤等。急性期选用含嘌呤极低的牛奶、鸡蛋、精面、白米、蔬菜、水果等。缓解期给予正常平衡膳食，可适当选用中等的嘌呤食物，避免暴饮暴食。

● 节制烟酒、不宜喝浓茶或咖啡。

2. 休息

● 注意休息，避免劳累。当痛风性关节炎急性发作时，要绝对卧床休息，抬高患肢，避免受累关节负重，可在病床上安放支架支托盖被，减少患部受压，疼痛缓解 72 小时后方可活动。

小贴士

1. 用药

在医生指导下坚持服药，以控制痛风反复发作，维持血尿酸在正常范围，同时注意观察有无药物不良反应。

2. 自我检查

学会自我检查，如平时多用手触摸耳轮及手足关节处，观察是否产生痛风石。

四、糖尿病

（一）常见症状

糖尿病是一组由于胰岛素分泌不足和（或）作用不足（胰岛素抵抗）引起的以高血糖为主要特征的慢性全身性代谢疾病。临床类型主要包括1型糖尿病（胰岛素B细胞破坏导致胰岛素绝对缺乏）和2型糖尿病（胰岛素抵抗为主，伴有胰岛素相对缺乏，或胰岛素分泌不足为主伴胰岛素抵抗）。

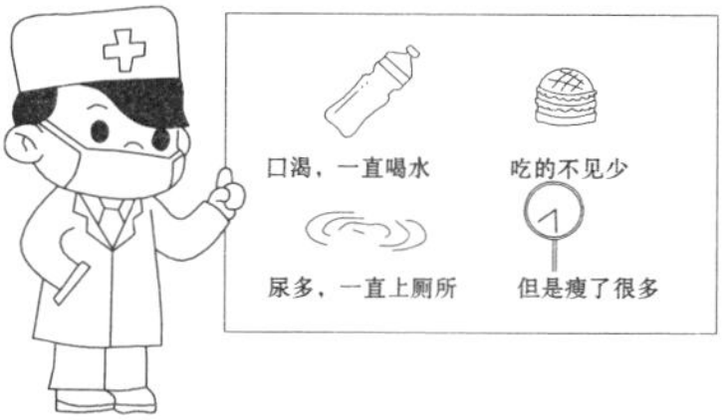

典型的高血糖症状包括多尿、多饮、多食及体重下降，除此之外，还可以出现皮肤干燥、瘙痒、饥饿感，视力下降及视物模糊，经常感到疲倦、劳累等，有时也可完全无症状。

（二）常见病因

与遗传、病毒感染、自身免疫有关，主要诱发因素包括肥胖、体力活动减少、饮食改变、感染、创伤、手术、精神刺激、多次妊娠和分娩。

（三）预防、治疗与护理

预防

- 健康饮食，积极锻炼，保持健康体重。
- 早期进行筛查，如有糖耐量受损现象应及早入院进行干预治疗。

治疗与护理

小贴士

药物治疗的护理

1. 口服药物疗法

主要适应证是肥胖和2型糖尿病，患者用饮食治疗和体育锻炼不能使病情获得良好控制。

（1）磺脲类：格列喹酮（糖适平）、格列齐特

（达美康）、格列美脲（美吡哒）、格列苯脲，餐前30分钟服用。主要作用是刺激胰岛细胞分泌胰岛素，主要不良反应是体重增加和低血糖。

（2）双胍类：二甲双胍（格华止、美迪康、迪化糖定），进餐后立即服。主要作用是促进糖在身体内的利用，抑制体内其他物质转化为糖，改善胰岛素抵抗；主要不良反应为胃肠道反应和乳酸性酸中毒。

（3）糖苷酶抑制剂：阿卡波糖。进餐时，应与第一口饭同服。主要作用是抑制淀粉在肠道的分解和吸收，主要不良反应为腹胀和排气多。

2. 胰岛素治疗

1）胰岛素治疗的适应证

（1）1型糖尿病患者。

（2）2型糖尿病患者有以下情况：口服药控制不佳；有糖尿病并发症；肝、肾功能不全；妊娠期、哺乳期妇女；消瘦明显的患者；反复出现酮症或酮症酸中毒；合并严重感染、创伤、大手术等应激状态；有严重胃肠道疾患。

2）常用胰岛素作用的时间

时间	短效 RI	中效 NPH	预混 70/30（30R）	预混 50R
起始时间	30分钟	90分钟	30分钟	30分钟
高峰时间	1～3小时	4～12小时	2～8小时	2～8小时
持续时间	8小时	24小时	24小时	24小时

3）胰岛素保存的方法

（1）未开瓶的胰岛素在冰箱内（2°～8℃）保存有效期之内。

（2）开瓶的胰岛素在冰箱内（2°～8℃）保存3个月。

（3）开瓶的胰岛素在室温下（≤25℃）保存1个月。

4）胰岛素注射的方法

（1）注射时间。

① 速效胰岛素：餐前立即注射。
② 短效胰岛素：餐前 15 ~ 30 分钟注射。
③ 中效胰岛素：晚睡前或餐前 1 小时注射。
④ 预混胰岛素：餐前 30 分钟注射。
（2）注射部位。
① 腹部、距肚脐 5 ~ 10cm 以外的部位。
② 上臂外侧。
③ 大腿外侧。
④ 臀部。

小贴士

糖尿病的合理饮食及营养配餐

1. 糖尿病营养治疗的原则

（1）必须终身进行饮食控制。

（2）称重饮食。

（3）平衡膳食。

（4）合理控制总能量，达到或维持理想体重。

（5）定时定量，少量多餐，每日 3 ~ 6 餐。

2. 标准体重（kg）=身高（cm）−105

成人糖尿病每日能量供给

劳动强度	消瘦	理想	肥胖
重体力	45 ~ 50	40	35
中体力	40	35	30
轻体力	35	30	20 ~ 25
卧床	25 ~ 30	20 ~ 25	15 ~ 20

每日所需总能量(kcal) ＝标准体重(kg) ×(25~50) kcal / kg［单位: kcal/kg 标准体重(1kcal=4.18kJ)］

Ⅰ号食谱：可供热量 1 372kcal（每日每千克体重 21kcal）每日主食量 4 两（200g）。

Ⅱ号食谱：可供热量 1 640kcal（每日每千克体重 25kcal）每日主食量 5 两（250g）。

Ⅲ号食谱：可供热量 1 862kcal（每日每千克体重 29kcal）每日主食量 6 两（300g）。

3. 合理饮食的目的

（1）减轻胰岛素负担。

（2）减肥。

（3）降低餐后高血糖，纠正已发生的代谢紊乱。

（4）预防和治疗急、慢性并发症。

（5）改善整体，健康水平。

小贴士

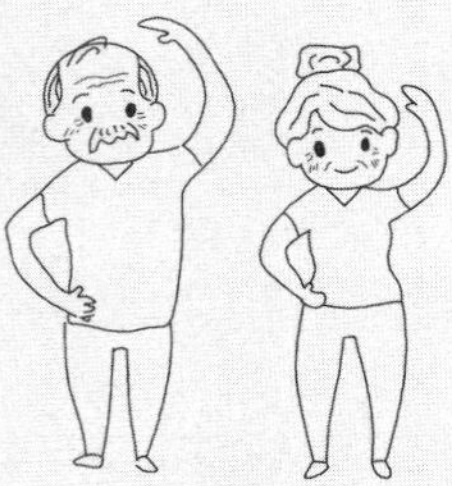

糖尿病运动治疗

1. 原则

（1）适合于有氧耐力运动，不宜于无氧剧烈运动。

（2）选择适合自己、易于坚持的运动方式。

运动方式的选择与强度

轻度运动	中度运动	强度运动
购物	快走	跳绳
散步	慢跑	爬山
广播操	骑车	游泳
太极拳	爬楼梯	球类
气功	健身操	快跑

2. 不宜进行运动的患者

（1）合并糖尿病急性并发症。

（2）糖尿病视网膜病变，有眼底出血倾向。

（3）心肺功能不全，血压过高未控制。

（4）心、脑梗死急性期。

（5）其他严重伴随症、并发症。

3. 预防运动中的低血糖

（1）尽可能在饭后 1 ～ 2 小时参加运动。

（2）避免在胰岛素或口服降糖药作用最强时运动。

（3）若要从事中等强度以上的运动，且持续时间较长，应采取下列措施以防低血糖发生：适当减少运动前的药物剂量，可在运动前及运动中间适当加餐；较大运动量的运动结束后，进食量要适当增加。

（4）有条件的话，可在运动前后用血糖仪各测一次毛细血管血糖。

小贴士

糖尿病患者的自我监测

1. 糖化血红蛋白的监测（HbAlc）——长期控制血糖的重要评估指标

（1）治疗之初至少每 3 个月检测一次。

（2）一旦达到治疗目标可每 6 个月检测一次。

（3）患有血红蛋白异常性疾病的患者，HbAlc 的检测结果不可靠。

2. 血糖的自我检测——适用于所有的糖尿病患者

（1）血糖控制差的患者或病情危重的患者应每天监测 4 ～ 7 次，直到病情得到控制，当病情稳定或已达到血糖控制的目标时可每周监测 1 ～ 2 天。

（2）使用胰岛素治疗的患者在治疗开始阶段每天至少测血糖5次，达到治疗目标后每日自我血糖监测2～4次，使用口服药和生活方式干预的患者每周监测血糖2～4次。

（3）血糖监测的时间。

① 餐前血糖监测：血糖水平很高者、有低血糖风险者。

② 餐后2小时血糖监测：空腹血糖控制良好，但糖化血红蛋白仍未达标者。

③ 睡前血糖监测：注射胰岛素，特别是中长效胰岛素者。

④ 夜间血糖监测：胰岛素治疗已接近治疗目标而空腹血糖仍高者。

⑤ 出现低血糖症状时及时监测血糖。

⑥ 剧烈运动后不宜检测血糖。

小贴士

糖尿病患者居家生活护理

（1）继续坚持糖尿病饮食治疗，遵医嘱定时定量用餐，禁甜食。

（2）当糖尿病症状控制较好，可结合自己的爱好的，选择快走、慢跑、登山、打球、游泳、跳绳、跳舞、做操、打太极拳等运动。不宜空腹运动，每次运动30～60分钟，不可过度运动，随身携带糖果及糖尿病卡，防止低血糖，每周至少运动3次。

（3）遵医嘱按时服药，注意吃药的时间，学会自己注射胰岛素，剂量要准确，经常更换注射部位，注意无菌操作。应定时定量进餐，以免发生低血糖。

（4）注意保护双脚，穿合适的鞋袜。

（5）学会自我识别低血糖反应。如有饥饿感、头晕、出冷汗、心跳加速、双手颤抖、全身乏力等，发生以上情况时吃几块水果糖或含糖饮料，再吃一点苏打饼干。外出时应携带几块糖果，以预防低血糖。

（6）当出现以下症状时，如多尿、口渴、恶心、腹痛、呼吸深快且伴有烂苹果味、昏昏欲睡、极度乏力等，可能是酮症酸中毒，应及时就医。

五、糖尿病足

（一）常见症状

糖尿病足是一类在糖尿病周围神经病变、周围血管病变基础上，由于足外伤、感染等引起的严重下肢病变的总称。其最严重的后果是慢性足溃疡，损伤一般穿透皮肤全层，乃至深及骨、关节。足溃疡持续时间长、不愈合，最严重的结局是截肢、致残，严重影响患者的生活质量，给患者带来巨大痛苦和经济负担。

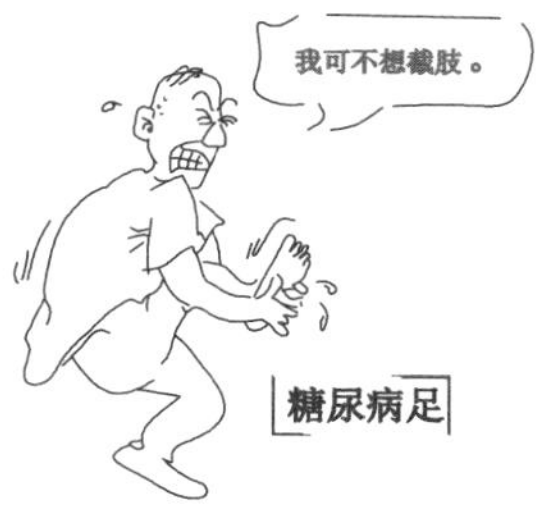

早期感觉改变通常呈袜套样表现，首先累及肢体远端，然后向近端发展。轻触觉、本体感觉、温度觉和疼痛感知的共同减弱；运动神经病变表现为足内在肌萎缩，出现爪状趾畸形；自主神经受累表现为皮肤正常排汗、温度及血运调节等功能丧失，导致局部组织柔韧性降低，形成厚的胼胝，更易破碎和开裂，后期还可出现溃疡、感染、骨髓炎、Charcot 关节病等。

（二）常见病因

神经病变导致的感觉障碍是引起糖尿病足的基础。下肢发生动脉硬化导致足部缺血，促使糖尿病足的发生。感染是引起糖尿病足的导火索。

发生糖尿病足的危险因素如下：

（1）糖尿病病程超过 10 年。

（2）长期血糖控制差。

（3）穿不合适的鞋袜，足部卫生保健差。

（4）足溃疡的既往史。

（5）神经病变的症状：①足麻木、感染、触觉或痛觉减退；②缺血性血管病变（运动引起腓长肌疼痛或足发凉）。

（6）神经病变的体征：①足部感觉异常，皮肤不出汗，肌肉萎缩，鹰爪样趾，压力点的皮肤增厚。

（7）周围神经病变的体征：①足部发凉；②皮肤发亮变薄；③足背动脉搏动消失；④皮下脂肪萎缩。

（8）糖尿病的其他慢性并发症：①严重肾衰竭；②明显的视网膜病变。

（9）神经和（或）血管病变并不严重，但存在着严重的足畸形。

（10）其他危险因素：①视力下降；②影响足功能的骨科问题，如膝、髋或脊柱关节的病变。

（11）个人因素：①经济条件差；②老年或独自生活；③拒绝治疗和护理；④吸烟、酗酒等。

（12）糖尿病诊断延误。

（三）预防和护理

预防

- 思想重视，将足部护理视为生活的组成部分，防患于未然。

● 糖尿病患者需进行以下促进下肢血液循环的锻炼。

① 提脚尖：脚尖提起、放下，重复 20 次。试着以单脚承受全身的力量来做。

② 踮脚尖运动：手抓紧椅子，踮起脚尖，提起、放下，同时踮脚尖绕椅子走数圈。

③ 弯膝：手扶椅子，做 10 次弯腰运动，越低越好，背部保持挺直。

④ 座椅运动：双臂交叉胸前，坐下、起立重复 10 次。

⑤ 上楼梯运动：踮脚尖，快速走上楼梯。

⑥ 抗衡运动：面向墙站立，双手抵住墙，双手的高度不宜超过肩膀高度。

护理

● 每日用温水或柔和的香皂洗足，涂抹润肤霜。

● 每日检查双足，按摩足及下肢，穿鞋前检查鞋内有无异物。

● 足部日常检查内容：①各种损伤、擦伤、水疱、皮肤干燥、皲裂、鸡眼和胼胝（老茧）；②皮肤温度、颜色；③趾甲异常、肿胀、溃疡、感染。

● 禁止赤足行走，禁用热水袋、电热毯等取暖，禁止自行处理足部疾患，需由专业人员处理。

● 糖尿病患者修剪趾甲的原则：沿趾甲缘平平地修剪趾甲，搓圆两边角。

● 剪趾甲时应注意：确保能看得很清楚，直着修剪，避免边上剪得过深，剪去尖锐的部分，不要让趾甲长得过长，不要到公共浴室修脚。

● 选择合适的鞋子。糖尿病患者选择鞋子的原则为：厚底、圆头、宽松、软皮或布面、系鞋带。

● 选择合适的袜子。

小贴士

如果伤口在24～48小时内没有好转迹象，或局部出现红、热、肿等表现，即使感觉不到任何疼痛，也应立即找专业医生进行处理，因为可能发生了神经病变。

六、低血糖

低血糖是指血糖浓度低于2.8mmol/L（50mg/dl）的状态。

（一）常见症状

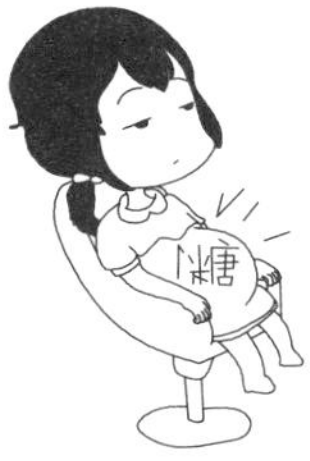

常见的症状为发抖、出虚汗、无力、肌冷、饥饿感、头晕、心悸、面色苍白、视物模糊、手足和嘴唇麻木、焦虑不安、情绪不稳、神志不清甚至昏迷等。

（二）常见病因

（1）降糖药物剂量过大。

（2）服药时间过早和（或）吃饭时间太迟。

（3）忘记吃饭或进食量不足。

（4）活动量大而没有及时加餐。

（三）预防和护理

预防

低血糖是一种可以预防的疾病，具体预防措施如下：

● 按时进食，生活规律。尽量不要延迟吃饭时间，若不得已，可预先吃些饼干、水果或巧克力等食物。

● 糖尿病患者应遵医嘱正确用药，避免造成血糖降低。

- 保持适当的运动量。

护理

- 糖尿病患者切记不可在空腹时运动，注射完胰岛素后按时就餐，运动时随身携带糖果，如有低血糖症状及时停止运动，休息并进食含糖食物。

- 进食含糖食物。大多数患者通过进食可很快得到纠正，较轻的低血糖一般在15分钟内缓解。因此，糖尿病患者应随身携带含糖食物，以备发生低血糖时自救。含糖食物可以是2 ~ 4块水果糖或方糖、5 ~ 6块饼干、一汤匙蜂蜜、半杯果汁或含糖饮料等。如果症状不能缓解，5 ~ 10分钟后重复服用含糖类食物。如症状缓解，应再进食25g碳水化合物，以缓慢提升血糖。

- 补充葡萄糖，经过上述自救，若仍不能缓解，则应到医院治疗。静脉推注50%葡萄糖40 ~ 60 ml，是紧急处理低血糖最常用的方法。

- 低血糖患者的体位要求：能坐着就不要站着，能躺着就不坐着，卧位时去枕平卧，以保证大脑的葡萄糖供应。

七、肥胖症

（一）常见症状

肥胖症是一种慢性代谢性疾病，表现为体内脂肪堆积过多和（或）脂肪分布异常，通常伴有体重缓慢增加或短时间内迅速增加。男性以躯干部和头颈部发胖为主；女性以腹部、下腹部、乳房及臀部发胖为主。轻、中度单纯性肥胖者一般无任何自觉症状。重度肥胖者多有怕热，活动能力降低，甚至活动时有轻度气息急

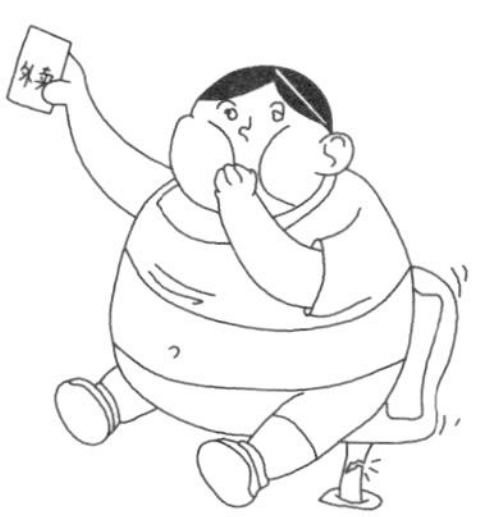

促，睡眠时打鼾等情况。

（1）高血压相关表现：如头晕、头痛、疲劳、自觉心跳加快等。

（2）糖尿病相关表现：如血糖明显升高、多饮、多食、多尿。

（3）痛风相关表现：如大脚趾等关节疼痛、红肿，以及关节变形、肾结石、肾衰竭等。

（二）常见病因

导致肥胖症的基本原因是能量摄入比消耗多。根据病因，肥胖症可以分为原发性肥胖症和继发性肥胖症。

（1）原发性肥胖症，又称为单纯性肥胖症，多和长期进食过量有关。

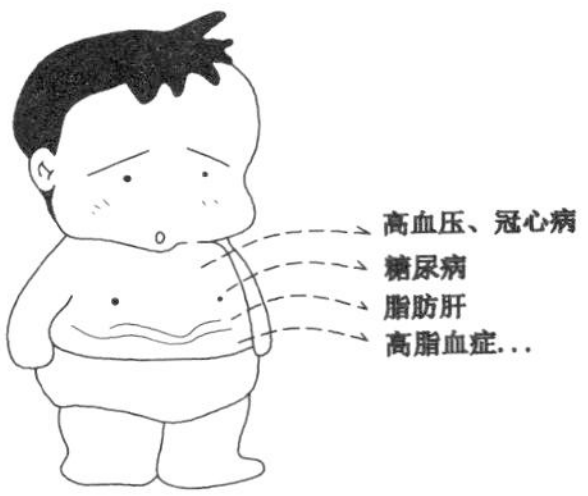

（2）继发性肥胖症，指由于其他健康问题所导致的肥胖。发生在下丘脑–垂体的感染、肿瘤、创伤、皮质醇增多症、甲状腺或性腺功能减退、胰岛素瘤等疾病，都可导致继发性肥胖症。一些精神疾病（如抑郁症、进食异常等）和药物因素导致的肥胖，也属于继发性肥胖。

（三）预防和护理

预防

● 肥胖症应以预防为主，人们应该认识到肥胖症的危险性，尽可能地将体重维持在正常范围内。

护理

● 少吃甜食及高脂肪、油炸食物，多吃新鲜蔬菜、水果；吃饭定时、定量、细嚼慢咽；食物多样化，不挑食，不偏食，不暴饮暴食。

● 平时多参加各种体力活动和劳动。比如，可以走路的场合不要坐车；每天安排一定时间进行锻炼，慢跑、爬山、快走、踢球等；每周至少 3 次，每次坚持 30 ~ 60 分钟中等强度的锻炼。

● 生活起居要有规律。根据自身状况，合理安排睡眠，每天不宜过于贪睡，最好不要长期熬夜，否则易扰乱内分泌，增加肥胖的风险。

● 不要长期处于压抑的情绪中，要保持心情愉悦、舒畅；减肥计划要合理，家属与专业人员要共同鼓励、监督患者；避免采用饥饿疗法，避免减重过快。

第七节　血液内科

一、缺铁性贫血

（一）常见症状

当机体对铁的需求与供给失衡，导致体内储存铁耗尽，继而红细胞内铁缺乏最终引起缺铁性贫血。本病发展缓慢，有一般贫血表现，如面色苍白、疲乏无力、头晕、耳鸣及心悸气促等。

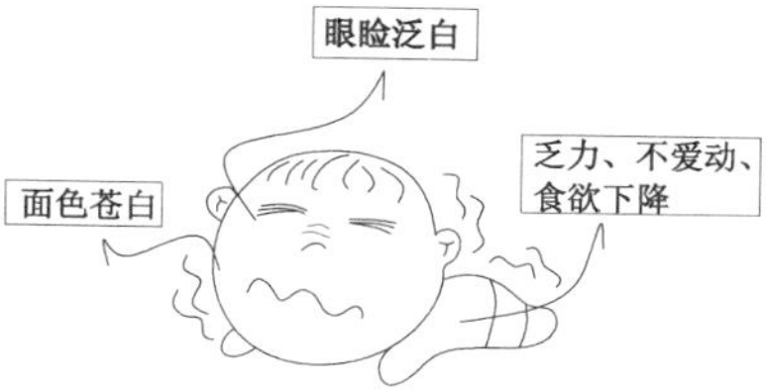

（1）营养缺乏：皮肤干燥、角化、萎缩、无光泽；毛发干枯易脱落；指甲变平且破碎易裂。

（2）黏膜损害：舌炎、口角炎及胃炎，舌乳头萎缩严重者会出现吞咽困难。

（3）神经、精神系统异常：情绪易激动、烦躁、兴奋，易头痛，多见于小儿。少数患者会出现异食癖，喜欢吃泥土、生米、冰块及石子等。

（二）常见病因

（1）机体需要量增加而摄入不足：常见于婴幼儿、青少年、哺乳期妇女和妊娠妇女。

（2）铁吸收不良：十二指肠及空肠为吸收铁的主要部位，胃大部切除术或胃空肠吻合术后、胃酸缺乏、肠道功能紊乱等均可能造成铁吸收障碍。

（3）损失铁过多：慢性失血是缺铁性贫血的主要病因，如痔疮、胃及十二指肠溃疡、寄生虫感染等。此外，还可能与月经量过多、咯血、血红蛋白尿等因素有关。

（三）预防和护理

预防

- 建立良好的饮食习惯，膳食均衡，养成规律生活方式。
- 加强营养保健：婴幼儿及时添加含铁丰富的食品，如蛋类、肝类等；纠正青少年偏食，及时驱除寄生虫；哺乳期妇女和妊娠妇女及时补充铁剂。
- 发现症状，及时到医院就诊。

护理

1. 饮食

- 倡导均衡饮食，荤素搭配，保证充足的营养摄入，推荐使用铁锅烹饪。
- 进食高蛋白、高维生素、高铁质食品。动物食品中的铁更易吸收，可多食用动物肝脏。也可多食用乌贼、虾米、蛋黄、木耳、紫菜及海带等食物。
- 多食用富含维生素 C 的食品，有利于铁的吸收。

2. 休息

- 轻度贫血不必严格限制日常活动。
- 中度贫血增加卧床休息时间，活动量以不加重症状为宜。
- 重度贫血卧床休息，减少耗氧量，预防心衰。

用药小贴士

（1）口服铁剂易引起胃肠道反应，应在饭后服用，从小剂量开始。

（2）口服液体铁剂时，需要用吸管，避免染黑牙齿。

（3）服用铁剂时忌饮茶、牛奶及咖啡。

（4）服用铁剂期间，大便会变成黑色，这是正常现象。

（5）治疗后网织红细胞计数最先升高，血红蛋白正常后仍需继续服用铁剂 3 ～ 6 个月，以补足体内储存铁。

二、再生障碍性贫血

（一）常见症状

再生障碍性贫血简称“再障”，是一组由多种病因所致的骨髓造血功能衰竭性综合征，以骨髓造血细胞增生减低和外周血全血细胞减少为特征。主要表现为进行性贫血、出血、反复感染，而肝、脾、淋巴结多无肿大。

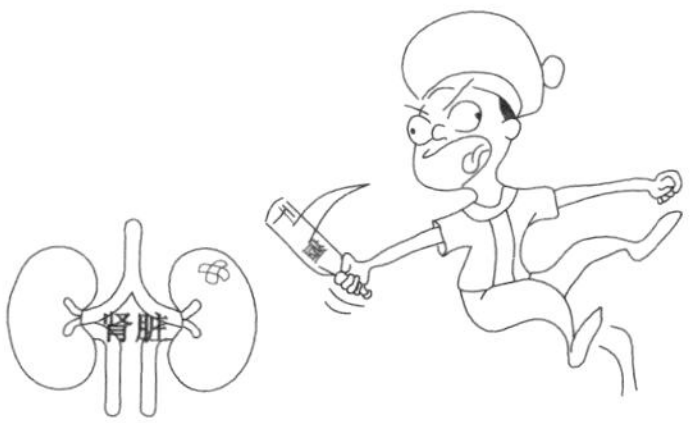

1. 急性再障

起病急、进展迅速，早期表现为出血与感染，随病程延长出现进行性贫血，伴乏力、头晕及心悸等。出血部位广泛，除皮肤、黏膜外，还常有深部出血。皮肤、肺部感染多见，严重者可发生败血症。

2. 慢性再障

贫血往往是首发和主要表现，出血较轻，以皮肤、黏膜为主。感染以呼吸道多见，合并严重感染者少。

（二）常见病因

（1）药物及化学物质：最常见的是氯霉素，其毒性可引起骨髓造血细胞受抑制及损害骨髓微环境。苯是重要的骨骼抑制毒物，长期与苯接触危害性较大。

（2）物理因素：X 线、γ 射线等可干扰 DNA 的复制，使造血干细胞数量减少。

（3）病毒感染：各型肝炎病毒均能损伤骨髓造血，EB 病毒、流感病毒、风疹病毒等也可引起再生障碍性贫血。

（三）预防和护理

预防

- 养成良好的生活习惯，加强锻炼，增加抗病能力。
- 避免接触苯类化学物品，如染发剂、指甲油及油漆等。
- 接触电离辐射、化学品、细胞毒性药物的工作人员，要加强自身防护，定期监测血液指标。
- 发现症状，及时就医。

护理

1. 饮食

- 给予高蛋白、高维生素、易消化的食物，如瘦肉、鸡蛋、瓜果、蔬菜、海带、紫菜及肝脏等含铁丰富的食物。
- 注意饮食卫生，食物需洗净。避免食用不易清洁的水果，以免农药残留。

2. 休息

● 轻度贫血：多卧床休息，减少活动量，可在室内活动，或室外散步，避免过度负重及创伤性运动。

● 重度贫血：绝对卧床休息。保持床单平整，避免皮肤摩擦及机体受压。

用药小贴士

治疗需长期使用丙酸睾酮，可能引起一些不良反应。

（1）该药为油剂，由于吸收慢，注射部位易发生肿块，要经常检查注射部位，发现硬块及时理疗。

（2）使用可能会出现痤疮、多毛、声音变粗等男性化表现，女性还可能出现闭经，上述不良反应于停药后短期内会全部消失。

（3）用药过程中应定期查肝功能，如有肝损害则应减药或停用。

（4）雄激素治疗显效较慢，治疗 2 ~ 3 个月网织红细胞计数升高，半年无网织红细胞及血红蛋白上升才视为无效，需坚持完成疗程。

三、过敏性紫癜

（一）常见症状

过敏性紫癜是一种侵犯皮肤和其他器官细小动脉和毛细血管的过敏性血管炎。

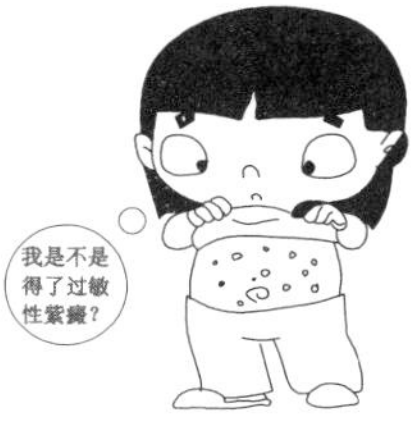

（1）单纯型：是最常见的临床类型。主要表现为皮肤瘀点、紫癜。多局限于四肢，以下肢及臀部，呈对称性，可伴轻微痒感。一般情

况下，随着病程的发展，瘀点或紫癜的颜色由紫红变成紫色、黄褐色、淡黄色，7 ~ 14 天消退。

（2）腹型：多发生于皮肤紫癜出现 1 周内，除皮肤瘀点或紫癜外，最常见的表现是腹痛，多位于脐周、下腹或全腹，呈突发的阵发性绞痛，可伴恶心、呕吐、腹泻及便血，严重者可发生脱水。

（3）关节型：除皮肤紫癜外，可出现关节肿胀、疼痛、压痛和功能障碍。多见于膝、踝、肘及腕关节，可反复发作。关节症状一般在数月内消失，无后遗症或关节畸形。

（4）肾型：多见于成年患者，发生率高达 12% ~ 40%。多在紫癜发生后 1 周左右出现血尿，少数患者可出现水肿、高血压和肾功能不全。多数患者在 3 ~ 4 周内恢复，也有反复发作迁延数月者。

（5）混合型：具备两种以上类型的特点，称为混合型。

（二）常见病因

（1）感染：为最常见的病因和引起疾病复发的原因。包括上呼吸道感染、猩红热及其他局灶性感染；麻疹、水痘、风疹病毒以及肠道寄生虫感染等。

（2）食物：主要是机体对某些动物性食物中的异性蛋白质过敏所致，如鱼、虾、蟹、蛋及乳类等。

（3）药物：抗生素类（如青霉素、链霉素、红霉素、氯霉素以及头孢菌素类）、磺胺类、异烟肼、阿托品、噻嗪类利尿药和解热镇痛药（如水杨酸类、保泰松、吲哚美辛）等。

（4）其他：寒冷刺激、花粉、尘埃、昆虫咬伤、接种疫苗等。

（三）预防和护理

预防

- 避免接触过敏物质，去除过敏原。

- 保持合理的生活作息，适当运动，增强免疫力。
- 做好个人卫生与防护，预防感染，注意保暖。
- 发现症状，及时到医院就诊。

护理

1. 饮食

- 避免摄入过敏性食物。
- 发病期根据病情选择食物。
- 多饮水，多吃瓜果蔬菜，保持大便通畅。

2. 休息

- 临床观察发现，过敏性紫癜患者卧床有利于症状恢复，促进症状消失，行走活动则可能加重病情或复发。
- 疾病发作期增加卧床休息，避免过早或过多的行走活动。

用药小贴士

（1）应用糖皮质激素时注意个人卫生，避免感染。

（2）口服激素需遵医嘱服药，不可随意增减剂量或者停药剂量。

（3）服用激素可能会引起为向心性肥胖，出现满月脸、痤疮、多毛等不良反应，需定时去医院复查。

（4）避免使用损伤血小板的药物，如阿司匹林、保泰松、右旋糖酐等。

四、白血病

（一）常见症状

白血病是一类造血干细胞的恶性克隆性疾病。临床上以进行性

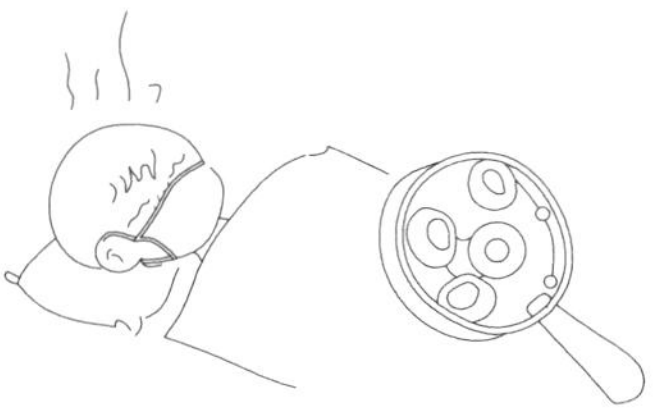

贫血、持续发热或反复感染、出血为主要表现。

1. 急性白血病

起病急缓不一，表现以贫血为首发症状，常伴发热、出血、肝脾及淋巴结肿大、骨痛、头痛、呕吐、颈项强直等中枢神经系统症状。

（1）贫血：常为首发症状，呈进行性加重，半数患者就诊时已为重度贫血。

（2）发热：持续发热是急性白血病最常见的症状和就诊的主要原因之一，50% 以上的患者以发热起病。

（3）出血：在整个病程中有不同程度的出血，以皮肤瘀点、瘀斑、鼻出血、牙龈出血、女性月经过多或持续阴道出血较常见，眼底出血可致视力障碍。

2. 慢性白血病

我国以慢性粒细胞白血病多见。

（1）慢性期：随着病情的发展，可出现乏力、消瘦、低热、多汗或盗汗等代谢亢进的表现。脾大为最突出的体征，可见于 90% 的患者，肿大程度与病情、病程及白细胞数密切相关；肝大可见于 40% ~ 50% 患者。多数病例伴有胸骨中下段压痛，慢性期可持续 1 ~ 4 年。

（2）加速期及急性变期：主要表现为不明原因的发热、骨关节痛、贫血、出血加重，脾脏迅速肿大。加速期从几个月至一两年进入急性变期，此时表现与急性白血病相似。

（二）常见病因

（1）生物因素：包括病毒感染及自身免疫功能障碍。人类 T 淋巴细胞病毒可引起成人 T 细胞白血病。

（2）化学因素：苯及其衍生物、细胞毒性药物、亚硝胺类药物、保泰松及其衍生物、氯霉素等可能诱发白血病。

（3）放射因素：包括 X 线、γ 射线及电离辐射等。

（4）遗传因素：具有家族性。

（5）其他血液病：某些血液病如骨髓增生异常增生综合征、淋巴瘤、多发性骨髓瘤可能最终发展为白血病。

（三）预防和护理

预防

- 养成良好的生活习惯，加强锻炼，增加抵抗力。
- 避免接触有毒的化学物质，如染发剂、指甲油、油漆等。
- 接触电离辐射、化工品、细胞毒性药物的工作人员，要加强自身防护，定期监测血液指标。
- 发现症状，及时就医。

护理

1. 饮食

- 给予高热量、富含维生素、高蛋白质、适量纤维素、清淡、易消化饮食，以半流质为主，少量多餐。避免进食高糖、高脂、产气过多和辛辣的食物，防止口腔黏膜损伤。
- 治疗需要使用化疗药物，可能会造成胃肠道反应。建议避免在治疗前后 2 小时内进食，当出现恶心、呕吐时应暂缓或停止进食。
- 进食后根据病情适当活动，避免饭后立即平卧。

2. 休息

缓解期或全疗程结束后，需保证充分休息和睡眠。避免重体力劳动，适当参与室外锻炼，如散步、慢跑或打太极拳等。

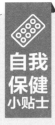

自我保健小贴士

修剪指甲；避免用牙签剔牙；使用软毛刷刷牙，口腔出血时禁止刷牙；避免用力咳嗽、排便。讲究个人卫生，经常检查口腔、咽部有无感染，学会自测体温。天气干燥时可涂金霉素眼药膏或用薄荷油滴鼻。

治疗

（1）由于治疗需长期输液，会造成反复穿刺疼痛。化疗药物会引起静脉局部反应及药物外渗风险，因此推荐埋置中心静脉导管，以保护血管。

（2）定期巩固强化治疗，以延长疾病的缓解期和生存期。

五、淋巴瘤

（一）常见症状

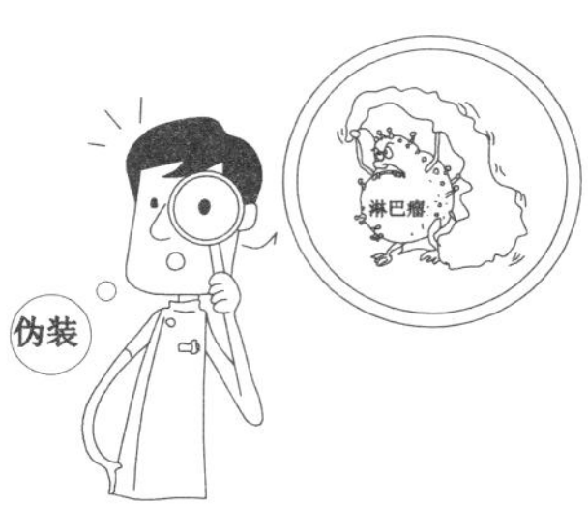

淋巴瘤是起源于淋巴造血系统的恶性肿瘤，可发生于身体的任何部位。

（1）局部表现：浅表及深部淋巴结肿大，多为无痛性、表面光滑，触诊有软骨样感，一般不破溃，早期活动，晚期则互相融合，与皮肤粘连，不活动。

（2）全身表现：早期以发热、皮痒、盗汗及消瘦等全身症状为主，随着病情的发展，乏力、贫血，全身症状进一步加重。部分患者可出现一系列非特异性皮肤表现，常见的为糙皮病样丘疹、带状疱疹、全身性疱疹样皮炎、色素沉着、鱼鳞癣及剥脱性皮炎。晚期患者因免疫力低下，皮肤易感染导致全身散在的皮肤增厚、脱屑。

（二）常见病因

（1）病毒感染。

（2）免疫缺陷：宿主的免疫功能与淋巴瘤的发病有关。

（三）预防和护理

预防

- 养成良好的生活习惯，戒烟戒酒。
- 保持良好的情绪水平，学会自我减压，不要过度劳累。
- 日常锻炼，增强体质。
- 发现症状，及时就医。

护理

1. 饮食

- 注意膳食的平衡，加强营养，避免进食油腻、辛辣、刺激、生冷和容易产气的食物。
- 有口腔及咽喉部溃疡者可进食牛奶、麦片粥和淡味食物。
- 多饮水，避免食用不洁食物。

2. 休息

- 缓解期或全部疗程结束后，需保证充分休息和睡眠，避免重体力劳动，适当参与室外锻炼，如散步、打太极拳、慢跑等。

治疗

应坚持定期巩固强化治疗。由于治疗需长期输液，会造成反复穿刺疼痛。化疗药物会引起静脉局部反应及药物外渗风险，因此推荐埋置中心静脉导管，以保护血管。

第八节 风湿免疫科

一、干燥综合征

（一）常见症状

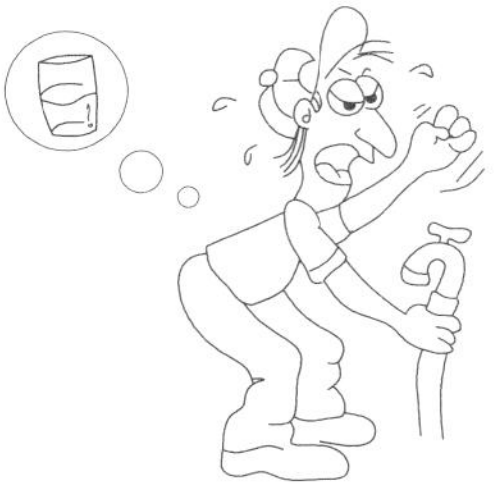

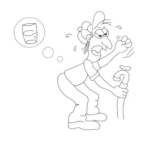

干燥综合征是一种主要累及外分泌腺体的慢性炎症性自身免疫病，分为原发性和继发性。临床表现除外分泌腺功能障碍外，还包括内分泌腺功能障碍引起的其他一系列表现，随着病情进展会引起肺、肝、肾、血液系统和神经系统等器官或系统受累。

1. 早期非特异性症状

包括乏力、肌肉酸痛、关节肿痛等。

2. 眼干症

干燥性角、结膜炎，常觉眼内异物感、灼热感、眼干、眼痒。早期常出现眼泪过多，随病情发展出现视物模糊、眼红、眼疼，晨起睁眼困难。

3. 口腔干燥

病程早期患者感觉唾液不足、口干或口中发黏。味觉减退，舌及口角破裂疼痛，咀嚼、吞咽困难。

4. 腮腺肿大

腮腺质地坚硬，无触痛，但在继发感染时可有触痛。

5. 耳鼻喉表现

病情进展可累及耳、鼻、喉部分泌黏液的黏膜，耳引起鼻腔干燥结痂、嗅觉不灵、喉咙干燥不适、声音嘶哑。

（二）常见病因

（1）遗传因素。

（2）病毒、细菌等微生物感染。

（3）内分泌因素：雌激素使免疫活动过强，女性干燥综合征的发病率为男性的 10 倍。

（4）神经精神因素。

（三）预防和护理

预防

- 补充水分，滋润皮肤。
- 注意皮肤清洁，尽量不使用碱性的护肤品或沐浴乳，选择温和的产品。
- 保持口腔卫生，做好清洁，及时漱口刷牙。
- 发现症状，及时到医院就诊。

护理

1. 饮食

- 多吃一些清热生津的食物，比如丝瓜、芹菜等清凉食物；多吃汁水多的水果，如西瓜、甜橙、鲜梨等；避免辛辣刺激的食物。
- 禁忌烟酒。

2. 休息

- 注意休息与治疗性锻炼，养成良好的生活方式和习惯。预防感染，注意保暖，避免外伤。

用药小贴士

（1）应用糖皮质激素时注意个人卫生，避免感染。

（2）口服激素需遵医嘱服药，不可随意增减剂量或者停药。

（3）服用激素可能会引起为向心性肥胖，出现满月脸、痤疮、多毛等不良反应，需定时到医院复查。

（4）免疫抑制剂可能会引起胃肠道反应、肝功能异常、血小板减少、脱发等问题，应避免去人多的公共场所，防止受凉与受伤。

二、骨关节炎

（一）常见症状

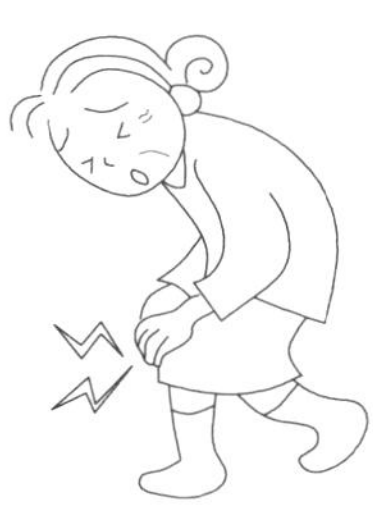

骨关节炎是一种以关节软骨的变性、退变及骨质增生为特征的慢性关节病。好发于双膝、双手、髋关节和腰椎部位。

（1）疼痛：关节痛，活动受限。疼痛呈进行性加重，活动后加剧，随病情发展呈持续性疼痛。

（2）关节僵硬：可出现晨僵。

（3）关节活动下降：活动时有摩擦感，晚期出现关节畸形。

（二）常见病因

（1）关节损伤：关节感染、软骨受损、关节面不平、关节不稳定。

（2）年龄因素：随年龄增加而出现骨质疏松，易导致骨骼受伤或塌陷。

（3）慢性劳损：长时间负重劳动，对增加对关节的磨损，易引起关节炎。

（4）肥胖：体重使关节受压过大。

（5）遗传因素。

（三）预防和护理

预防

● 超重患者需减肥至标准体重，减轻关节负担，减少对关节软骨的损伤。

● 避免过度运动，减少对膝关节的损伤。

● 使用辅助工具保护关节。

● 注意关节保暖。

护理

1. 饮食

● 控制饮食，减轻体重。

● 进食高蛋白、高纤维素、营养丰富的食物，避免油腻、辛辣、刺激的食物。

● 忌吸烟、喝酒。

2. 休息

● 注意休息与治疗性锻炼，养成良好的生活方式和习惯。可做仰卧直腿抬高或抗阻力训练及不负重位关节屈伸活动。

● 避免关节过度负重、受潮、受凉、过度劳累。

● 避免久坐、久站，不应使膝关节处于某一体位长久不动，应适当活动关节。

用药小贴士

非甾体抗炎药可消除关节疼痛和僵硬，能抑制炎症反应，但不能改善病情发展。长期使用可能引起消化道、肾脏、凝血功能不良反应，故需按医嘱服药，定期检测血液指标和肝功能。

三、类风湿关节炎

（一）常见症状

类风湿关节炎是一种以慢性对称性多关节炎为主要临床表现的特质性系统性自身免疫性疾病。

1. 晨僵

95% 以上的患者会出现晨僵，持续超过 1 小时，活动后可减轻，持续时间与关节炎症严重程度成正比。

2. 痛与压痛

关节痛往往为最早的症状，初期可以是单一关节或呈游走性多关节肿痛。受累关节的皮肤可出现褐色色素沉着。

3. 肿胀

凡受累的关节均可肿胀，常见部位为掌指关节、腕关节、近端指间关节、膝关节等。

4. 畸形

多见于晚期患者，关节不能保持在正常位置。

5. 功能障碍

关节肿痛、结构破坏和畸形会引起关节的活动障碍。

（二）常见病因

（1）感染：与某些细菌、支原体、病毒及原虫等感染有关。

（2）遗传因素：本病的发病有家族聚集趋向。

（三）预防和护理

预防

- 早起后行温水浴，或用热水浸泡僵硬的关节，而后活动关节。
- 夜间睡眠戴弹力手套保暖。
- 养成良好的作息习惯，增强机体免疫力。

护理

1. 饮食

● 进食高蛋白、高纤维素及营养丰富的食物，避免油腻、辛辣及刺激的食物。

● 忌吸烟、喝酒。

2. 休息

● 急性期：限制受累关节活动，保持关节功能位。如肩两侧垫枕头等物品，双臂间放枕头维持肩关节外展位；双手掌握小卷轴维持指关节伸展；髋关节两侧放靠垫，防止髋关节外旋；平卧者膝下放一平枕，使膝关节保持伸直位；足下放足板，防止足下垂等。

● 症状缓解期：症状控制后，鼓励尽早下床活动，使用辅助工具，参与自我生活起居活动。配合按摩、理疗等方法加强局部血液循环，防止关节失用。

用药小贴士

（1）应用糖皮质激素时注意个人卫生，避免感染。

（2）口服激素需遵医嘱服药，不可随意增减剂量或者停药。

（3）服用激素可能会引起会向心性肥胖，出现满月脸、痤疮及多毛等不良反应，需定时去医院复查。

（4）非甾体抗炎药可消除关节疼痛和僵硬，能抑制炎症反应，但不能改善病情发展。长期使用可能引起消化道、肾脏、凝血功能不良反应。故需按医嘱服药，定期检测血液指标。

四、强直性脊柱炎

（一）常见症状

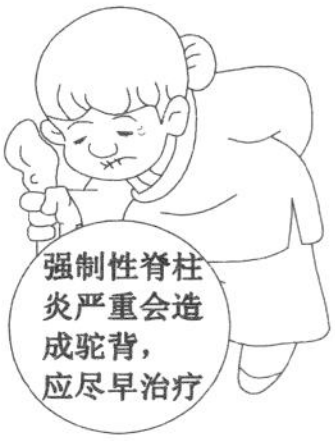
强制性脊柱
炎严重会造
成驼背，
应尽早治疗

强直性脊柱炎是一种以中轴关节慢性炎症为主，继而影响外周关节和内脏器官的全身性疾病。

1. 早期症状

（1）周身不适、乏力、食欲减退、消瘦及低热。

（2）腰骶部疼痛或腰背痛，多在夜间或休息时发作，伴晨僵，活动后可减轻。

（3）病情加重时疼痛由间歇性转为持续性。

2. 脊柱变化

（1）腰骶部僵硬，疼痛不适。

（2）脊柱旁侧肌肉痉挛，腰椎变直。

（3）脊柱强直，驼背畸形。

（二）常见病因

（1）感染。

（2）遗传因素：本病的发病有家族聚集趋向。

（3）环境：潮湿的环境可诱发疾病。

（4）免疫因素。

（三）预防和护理

预防

- 避免强力负重，使疾病加重。
- 避免外伤，加强防护。
- 晨起背脊僵硬时，可洗热水浴，改善疼痛。
- 出现症状，及时就医。

护理

1. 饮食

● 进食高蛋白、营养丰富的食物，补充维生素与钙质，如水果、蔬菜和牛奶。

● 忌吸烟、喝酒。

● 避免不洁饮食，不喝生水。

2. 休息

● 疾病活动期以被动运动为主。

● 疾病缓解期可适当活动，避免剧烈运动，保持正确的坐姿和站姿。

● 避免长时间维持一个姿势不动。睡眠时避免垫枕头，不要睡软床，睡觉时宜平卧，保持背部直立。

用药小贴士

（1）正确遵医嘱服用药物，定期监测肝肾功能，避免药物的不良反应。

（2）夜间疼痛明显者，可在入睡前经肛门纳入抗炎栓剂。

（3）伴眼色素膜炎者，按时滴眼，做好防护。

五、系统性红斑狼疮

（一）常见症状

本病是一种好发于育龄期妇女、累及多脏器的自身免疫性疾病。

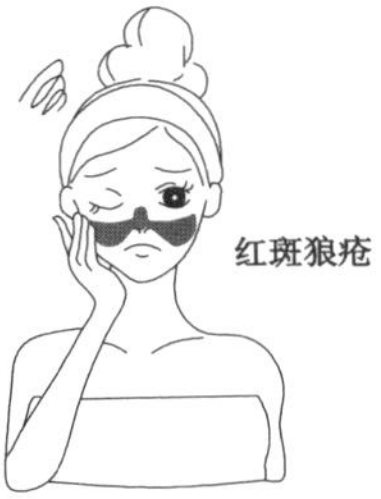

（1）一般症状：可觉疲乏无力、发热和体重下降。

（2）皮肤和黏膜：可见蝶形红斑、红斑狼疮、盘状红斑、光过敏、脱发、口腔溃疡、紫癜及色素改变。

（3）骨骼肌肉：关节痛、关节炎、关节畸形、肌痛、肌无力及骨质疏松。

（二）常见病因

（1）遗传因素：本病的发病有家族聚集趋向。

（2）环境：紫外线诱发病情。

（3）免疫因素。

（4）雌激素的作用。

（三）预防和护理

预防

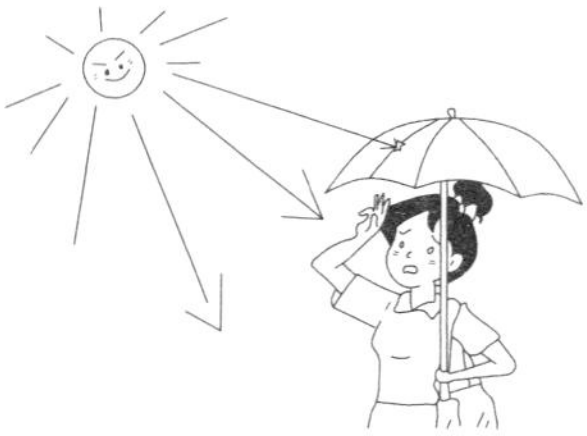

● 避免日光暴晒及紫外线照射，外出做好防护。

● 避免寒冷刺激，气候变化时随时增减衣物，以防受凉。

● 避免一些会诱发疾病的药物，如青霉素、磺胺类、异丙嗪及口服避孕药等。

● 妊娠与分娩可加重病情，必须接受专科医生指导备孕。

● 出现症状，及时就医。

护理

1. 饮食

● 进食高蛋白、营养丰富的食物，补充维生素与钙质，如水果、蔬菜和牛奶。

● 忌吸烟、喝酒。

● 限盐，避免油腻、辛辣、刺激的食物。

2. 休息

- 保护关节，注意保暖，减轻关节的疼痛与不适。
- 确保休息的同时，避免关节固定不动。维持正常姿势，保证正常的关节活动度。

用药小贴士

（1）应用糖皮质激素时注意个人卫生，避免感染。

（2）口服激素需遵医嘱服药，不可随意增减剂量或者停药。

（3）伴眼色素膜炎者，按时滴眼，做好防护。服用激素可能会引起为向心性肥胖，出现满月脸、痤疮、多毛等不良反应，需定时去医院复查。

（4）非甾体抗炎药易引起胃黏膜和肝肾功能损害，需定期复查血液指标。

（5）氯喹服用半年以上易引起视网膜进行性病变，应定期复查眼底。

（6）免疫抑制剂可造成骨髓抑制等不良反应，要定期复查血常规等。

六、痛风性关节炎

（一）常见症状

由于尿酸盐沉积在关节部位而引起的急性关节炎。

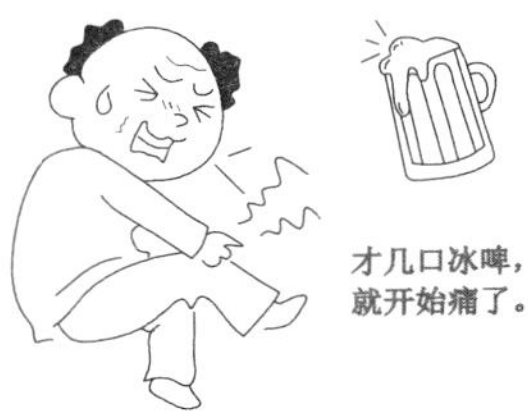
才几口冰啤，老毛病就开始痛了。

1. 急性发作期

发作时间通常为下半夜，好发部位是第一跖趾关节，多次发作后也会影响其他关节，表现为足踝关节或脚趾、手臂、手指关节处疼痛、肿胀、发红，伴有剧烈疼痛。

2. 间歇期

血尿酸浓度偏高，两次痛风发作间期为几个月至 1 年。

3. 慢性期

此时痛风频繁发作，身体部位存在痛风石，随着时间的推移逐渐增大。

（二）常见病因

（1）遗传因素：本病的发病有家族聚集趋向。

（2）饮食因素：酒精摄入及高嘌呤饮食。

（3）创伤因素：疲劳过度、过度运动及外伤。

（4）环境因素：气温变化。

（三）预防和护理

预防

- 避免酗酒。
- 避免寒冷刺激，气候变化时随时增减衣物，以防受凉。
- 保持心情愉悦，避免过度疲劳。
- 避免外伤、外科手术，减少外界刺激。
- 出现症状，及时就医。

护理

1. 饮食

- 限制高嘌呤、高热量、高脂饮食。限制动物蛋白，摄入以植物蛋白为主。
- 忌吸烟、喝酒。
- 避免油腻、辛辣、刺激的食物。

● 多饮水，促进尿酸排泄。

2. 休息

● 疼痛时卧床休息，适当进行运动，若运动后疼痛超过1小时，应暂停此项运动。

● 负重时尽量首选肩部，次选手臂，减少手指负重。

● 避免长时间保持一个姿势，尽量保持受累关节舒适。

七、系统性硬化症

（一）常见症状

系统性硬化症也称为硬皮病，是一种以局限性或弥漫性皮肤增厚和纤维化为特征的慢性自身免疫性疾病。患者以女性较多，发病年龄以20～50岁多见。

1. 雷诺现象

肢端出现可恢复的皮肤颜色变化，可见由白变紫再变红，可出现痉挛、麻木、僵硬感。

2. 皮肤病变

先见于双侧手指及面部，后向躯体蔓延。初为水肿期，继而硬化，皮肤增厚如皮革，最后萎缩。硬皮部位伴色素沉着，面部皮肤受损可致面容刻板、张口困难。

3. 消化系统病变

吞咽困难、反流性食管炎、食管灼烧感、吸收不良及便秘。

（二）常见病因

（1）遗传因素：本病的发病有家族聚集趋向。

（2）感染因素。

（3）环境因素：化工产品可能参与系统性硬化症发病。

（4）结缔组织代谢异常。

（5）血管异常：多存在雷诺现象，不仅局限于肢端，也发生于内脏血管。

（6）免疫异常。

（三）预防和护理

预防

- 禁止吸烟、饮酒。
- 避免寒冷刺激，随气候变化及时增减衣物，以防受凉。
- 保持心情愉悦，避免过度疲劳。
- 注意饮食平衡，进食易吸收的食物，避免餐后卧位。
- 出现症状，及时就医。

护理

1. 饮食

- 限制食用具有光敏感性的食物，如无花果、芹菜等，多食高蛋白、低糖、易消化的食物，膳食平衡，促进营养的吸收。
- 忌吸烟、喝酒及浓咖啡。
- 忌油腻、辛辣及刺激的食物。
- 唾液分泌不足者，建议用冰块或饮料来湿润口腔，刺激唾液分泌。

2. 休息

- 室内温度保持在22℃。
- 急性期取舒适的体位，减少关节活动，保持关节功能位置。
- 适当进行理疗或热敷。
- 避免长时间保持一个姿势，保持受累关节舒适。

用药小贴士

（1）服用激素需遵医嘱用药，不可随意增减剂量或者停药。

（2）定期监测肝肾功能，避免药物的不良反应。

（3）免疫抑制剂可造成骨髓抑制等不良反应，要定期复查血常规。

八、多发性肌炎、皮肌炎

（一）常见症状

多发性肌炎是一组病因未明的横纹肌非化脓性免疫性炎症。

1. 多发性肌炎

对称性近侧肌群软弱无力，其中骨盆带及肩胛带肌群最易受累，常感到宽周及臀部肌无力，抬腿、下蹲、起立、举臂、梳头、穿衣等均感困难。部分存在肌肉疼痛、肿胀和压痛。

2. 皮肌炎

以上眼睑为中心的眶周水肿性紫红色斑，四肢肘、膝关节、内踝、掌指关节、指间关节出现紫红色丘疹，颈前及上胸部呈“V”字形红色丘疹。

（二）常见病因

（1）病毒感染。

（2）免疫异常。

（三）预防和护理

预防

- 合理安排生活，注意劳逸结合，避免过度疲劳。

- 避免寒冷刺激，随气候变化及时增减衣物，以防受凉。
- 保持心情愉悦。
- 避免外伤、外科手术，减少外界刺激。
- 有皮损者，避免日光照射。
- 育龄女性应避孕，避免加重病情或复发。
- 出现症状，及时就医。

护理

1. 饮食

● 限制具有光敏感性的食物，如无花果、芹菜等，多食高蛋白、营养丰富、易消化的食物。

● 忌吸烟、喝酒，避免油腻、辛辣及刺激性的食物。

● 对吞咽困难者给予流质或半流质饮食，少食多餐，缓慢进食，避免呛咳。

2. 休息

● 急性期有肌痛、肌肉肿胀和关节疼痛者，应绝对卧床休息，减轻肌肉负荷与损伤。

● 病情稳定期间，进行有计划的锻炼，活动量由小到大，对肌无力的肢体应协助被动活动。

用药小贴士

（1）应用糖皮质激素时注意个人卫生，避免感染。

（2）口服激素需遵医嘱服药，不可随意增减剂量或者停药。

（3）服用激素可能会引起为向心性肥胖，出现满月脸、痤疮、多毛等不良反应，需定时去医院复查。

（4）正确遵医嘱服用药物，定期监测肝肾功能，避免药物的不良反应。

（5）免疫抑制剂科造成骨髓抑制等不良反应，要定期复查血常规。

九、系统性血管炎

（一）常见症状

系统性血管炎是一类以血管的炎症和坏死为主要病理改变的免疫性炎性疾病。

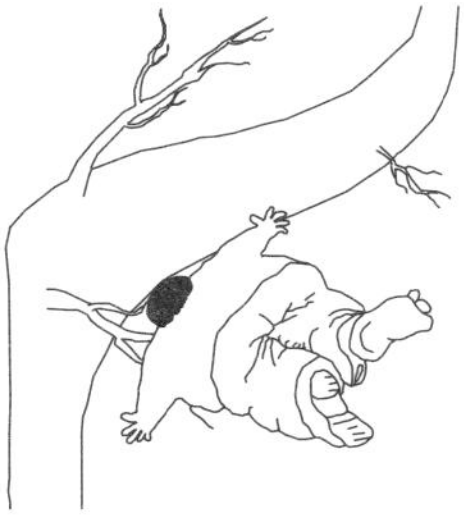

（1）一般情况：发热、体重下降、乏力及疲惫。

（2）肌肉骨骼：关节痛、关节炎。

（3）皮肤病变：出现紫癜、结节及荨麻疹等。

（4）神经系统：头痛、头晕及眩晕。

（二）常见病因

（1）感染因素。

（2）药物因素：如青霉素及其衍生物、磺胺类、解热镇痛药和碘剂等。

（3）免疫异常。

（三）预防和护理

预防

- 加强营养，增强机体免疫力。
- 做好防护，预防感染。
- 保持心情愉悦，避免过度疲劳。

- 适当运动，避免持续同一姿势。
- 出现症状，及时就医。

护理

1. 饮食

- 饮食需低脂、低盐、清淡、易消化。多食新鲜蔬菜、水果，适量蛋、肉、鱼、虾。
- 忌吸烟、喝酒。
- 避免油腻、辛辣、刺激的食物。

2. 休息

- 避免剧烈运动，长时间站立或长时间坐姿，每次时间不超过半小时，避免下肢水肿。
- 若出现渗出，应抬高患肢，每半小时活动一次。
- 坚持适当活动，促进下肢血液循环，防止肌肉萎缩。

用药小贴士

（1）应用糖皮质激素时注意个人卫生，避免感染。

（2）口服激素需遵医嘱服药，不可随意增减剂量或停药。

（3）服用激素可能会引起向心性肥胖，出现满月脸、痤疮、多毛等不良反应，需定时到医院复查。

（4）正确遵医嘱服用药物，定期监测肝肾功能，避免药物的不良反应。

十、贝赫切特综合征

本病又称白塞病，属于血管炎的一种。

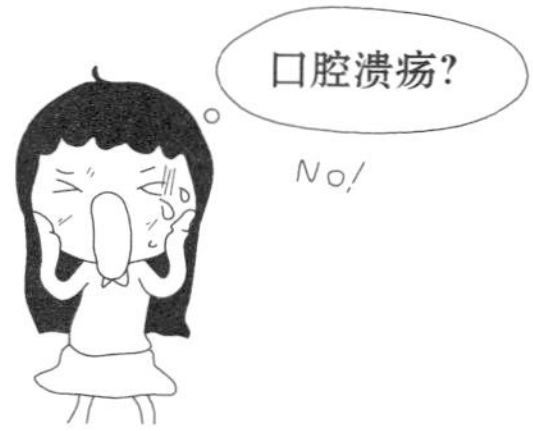

（一）常见症状

（1）口腔溃疡：反复口腔溃疡、疼痛。

（2）生殖器溃疡：外阴部溃疡，面积可较大。

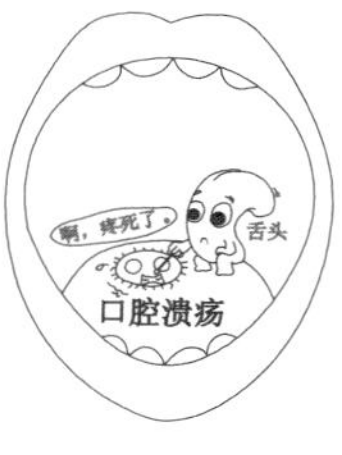

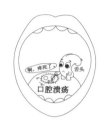

（3）皮肤病变：可出现皮肤结节样红斑、皮疹，皮肤对刺激过敏。

（4）眼炎：眼睛红肿、疼痛、畏光或视力下降。

（5）关节病变：关节疼痛或肿胀。

（6）消化道多发溃疡。

（二）常见病因

（1）遗传因素。

（2）感染因素。

（3）环境因素：存在微量元素含量增高，多见有机磷、有机氯和铜离子。

（4）免疫异常：血清中存在抗口腔黏膜抗体、抗动脉壁抗体等，与疾病发病有关。

（三）预防和护理

预防

- 加强营养，增强机体免疫力。
- 做好防护，预防感染。
- 保持心情愉悦，避免过度疲劳。
- 出现症状，及时就医。

护理

1. 饮食

● 避免吃温度过高、坚硬的食物；宜选择清淡的饮食；多食瓜果蔬菜；补充优质蛋白，如豆制品、鸡蛋及鸡肉等。

● 忌吸烟、喝酒。

● 避免油腻、辛辣、刺激的食物。

● 养成饭后漱口、刷牙的习惯。

2. 休息

缓解期或全疗程结束后，需保证充分休息和睡眠。避免重体力劳动，适当参与室外锻炼，如散步、慢跑或打太极拳等。

用药小贴士

（1）应用糖皮质激素时注意个人卫生，避免感染。

（2）口服激素需遵医嘱服药，不可随意增减剂量或停药。

（3）服用激素可能会引起向心性肥胖，出现满月脸、痤疮及多毛等不良反应，

（4）正确遵医嘱服用药物，定期监测肝肾功能，避免药物的不良反应。

（5）生殖器溃疡可用高锰酸钾液清洗后，外用抗生素软膏或苦参汤熏洗。

（6）眼葡萄膜炎急性发作时用可的松点眼，减轻炎症。

（7）口腔溃疡发作时，溃疡面可喷冰硼散，减少刺激。

第二章　外科系统

第一节　骨　科

一、四肢骨折

（一）常见症状

骨折的症状很多，不同的骨折都存在一定差异，但综合来说，有以下共同特征。

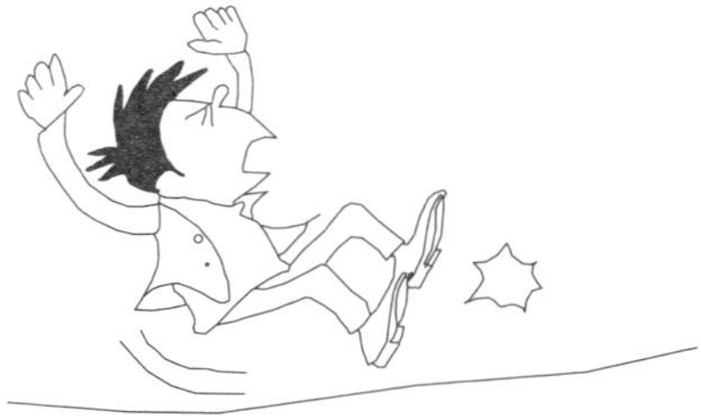

（1）出血。局部可能因为出血而变得肿胀和青紫。

（2）畸形。局部骨折移位以后，可以使骨折局部发生不同的形状，从而造成畸形。

（3）疼痛。骨折局部可以出现剧烈的疼痛，有些可以忍受，但有些需要应用止痛药物。

（4）异常活动。骨折局部活动受到明显限制，有些活动本身是固定的，一旦骨折以后，反而出现了异常的活动。

（5）局部可以出现骨擦音和骨擦感。骨擦音即骨折后伴随骨的异常活动而出现的骨折端的摩擦或碰撞声音，是完全骨折的特有体征之一。骨折后用手检查时，可以感觉到骨折断的部位有摩擦的感觉，即骨擦感。

（6）全身表现。有些出血量比较大，造成头晕、心慌、胸闷、面色苍白以及四肢厥冷等休克的症状。有些骨折在吸收的过程中，可以出现体温增高，又叫吸收热。

（二）常见病因

外伤，车祸，高空坠落伤，病理性骨折。

（三）预防和护理

预防

- 遵守交通规则。
- 高空作业的工作人员，要加强安全的防护。

护理

- 意外的创伤、剧痛、肢体畸形、功能障碍使患者产生恐惧、焦虑、紧张的心理，护理人员应主动关心体贴患者，并帮助其解决生活困难，鼓励患者树立战胜疾病的信心。
- 监测生命体征：加强对患者神志、生命体征的观察，病情危重并发休克时遵医嘱快速输液、输血、补充血容量，并精准记录出入量。
- 疼痛的护理：加强观察，分析疼痛的原因，针对不同的原因对症处理，切忌盲目给予止痛剂药物镇痛。疼痛轻者，通过分散和转移其注意力，在进行各项护理操作时必须动作轻柔，在移动患者前先做好解释工作，在移动过程中重点托扶损伤部位。
- 采取合适的体位，适当抬高患肢，促进血液循环减轻肢体肿胀和疼痛，并保持功能位。

- 观察患肢血液循环，经常巡视病房，观察患者有无肢端剧痛、麻木、皮温降低、苍白等现象，如有不适及时对症处理。
- 预防感染：遵医嘱及时处理开放伤口，并应用抗生素及全身支持疗法。
- 加强患者的生活护理，满足其基本的生活需要。

小贴士

功能锻炼

指导患者循序渐进地进行功能锻炼，防止关节僵硬、肌肉萎缩、废用综合征等的发生。

二、脊柱骨折和脊髓损伤

（一）常见症状

外伤后脊柱的畸形、疼痛，常可并发脊髓损伤。伤处局部疼痛，如颈痛、胸背痛、腰痛或下肢痛。棘突有明显浅压痛，脊背部肌肉痉挛，骨折部有压痛和叩击痛。颈椎骨折时，屈伸运动或颈部回旋运动受限。胸椎骨折躯干活动受限，合并肋骨骨折时可出现呼吸受限。腰椎骨折时腰部有明显压痛，屈伸下肢感腰痛。其他症状：常合并脊髓损伤，可有不全或完全瘫痪的表现，如感觉、运动功能丧失及大小便障碍等。

（二）常见病因

有严重外伤史：如高空落下，重物打击头颈、肩背部，塌方事故，交通事故等。

（三）预防和护理

预防

遵守交通规则，高危工作者做好安全措施，防止外伤。

护理

1. 饮食指导

根据受伤部位和腹胀程度决定进食时间，伤后可饮水，逐步过渡到流质、半流质饮食和软食，遵循少量多次原则。

2. 体温异常的指导

颈脊髓损伤时，自主神经系统功能紊乱常出现高热或低温。高热可采取空调调节室温、冰敷、温水浴及冰水灌肠等方法降温。

3. 褥疮的预防护理

- 轴线翻身，每 2 ~ 3 小时翻身一次，按摩骨突处 1 ~ 2 次，促进局部血液循环。
- 协助患者翻身时避免拉、拖及推等。
- 保持皮肤以及床单的清洁、干燥及平整，并及时协助患者更换内衣裤。
- 加强营养。

4. 肺部并发症的预防护理

- 注意保暖，避免因着凉而诱发呼吸道感染。
- 病情允许时自行刷牙，进食后漱口，保持口腔清洁。
- 采取吹气球和吹气泡等方法进行深呼吸训练。
- 有效地咳嗽及吸痰，深吸气，在呼气约 1/3 时咳嗽，反复进行，使痰咳出。

5. 泌尿系感染预防护理

- 保持会阴部清洁卫生，每日清洗 2 次。大小便污染后应及时擦洗；对尿失禁的女患者用吸水性能良好的“尿不湿”，男患者则用阴茎套连接引流管及尿袋。
- 多饮水，每天 2 500ml 以上。
- 训练膀胱反射功能。

6. 大便的管理

● 预防便秘；每日揉按腹部 2 ～ 3 次，以脐为中心顺时针方向环绕按摩，防止便秘。

● 大便失禁时，应及时擦拭；便秘时，在无肠道炎症的前提下，可使用导泻药促进排便。

7. 心理护理

● 护理人员应主动关心体贴患者，并帮助解决其生活困难，鼓励患者树立战胜疾病的信心。

小贴士

腰椎骨折恢复期锻炼腰背肌

（1）五点支撑法：仰卧，用头部、双肘及双足撑起全身，使背部尽力腾空后伸，伤后 1 周可练习此法。

（2）背伸法：俯卧，抬起头，胸部离开床面，双上肢向背后伸，双膝伸直，从床上抬起两腿，伤后 4 周可练习此法。

（3）直腿抬高练习下肢肌肉力量：要求下肢伸直，肌肉紧张，缓慢抬起与落下。

三、关节脱位

（一）常见症状

关节疼痛、肿胀明显，关节失去正常活动功能，出现功能障碍。

其他：畸形、弹性固定及关节窝空虚。

（二）常见病因

多为暴力所致，肩、肘及髋关节脱位最常见。

（三）预防和护理

预防

● 预防关节脱位最主要的是要加强劳动保护，防止创伤发生。体育锻炼前应做好充分的准备动作，防止损伤，对儿童应避免用力牵拉。

护理

● 伤处解除固定后，也应加强受累关节的主动功能锻炼，防止肌肉萎缩和关节僵硬等。

● 为脱位患者脱衣服时，一定要先由健康的一手脱起；穿衣服时，由患部的一侧先穿。减少伤肢的活动，以免再脱位。

● 加强营养，防止跌倒。

四、颈椎病

（一）常见症状

1. 颈型

最普通的类型，症状较轻，主要是颈部疼痛、颈部不舒服、早上起来颈部僵硬。

2. 神经根型、脊髓型

较典型的类型，需要手术治疗，神经根型压迫手神经，可引起手麻、手痛，脊髓型是最危险的颈椎病类型，压迫脊髓可引起手不灵活、拿物不自在、走路较笨拙、易摔倒等。

3. 椎动脉型、交感神经型

较少见的类型，椎动脉型问题不大，交感神经型会引起头晕等各种不典型的不适症状。

（二）常见病因

（1）劳损。头颈部长期处于单一姿势位置，如长时间低头工作，易发生颈椎病。

（2）头颈部外伤。髓型颈椎病与颈部外伤有关。一些患者因颈椎骨质增生、颈椎间盘膨出、椎管内软组织病变等使颈椎管处于狭窄临界状态中，颈部外伤常诱发症状的产生。

（3）不良姿势。如躺在床上看电视、看书、高枕、坐位睡觉等；卧车上睡觉，肌肉保护作用差，刹车时易出现颈部损伤。

（4）慢性感染。主要是咽喉炎，其次为龋齿、牙周炎及中耳炎等。

（5）风寒湿因素。外界环境的风寒湿因素可以下降机体对疼痛的耐受力，可使肌肉痉挛、小血管收缩、淋巴回流减慢、软组织血循环障碍，继之产生无菌性炎症。

（6）颈椎结构的发育不良。先天性小椎管、颈椎退变等是一些颈椎病的病因基础。

（三）预防和护理

预防

● 避免长时间坐立低头，避免颈部长时间固定于一个姿势。另外，要避免颈部的外伤。

● 了解颈椎病的有关知识，提高防病意识，增强治疗信心，掌握康复的方法。

护理

● 颈椎病的治疗首先选择的是非手术治疗，应用颈椎托固定制动，限制颈椎的活动，也可以运用颈椎的牵引治疗，其中脊髓型颈椎病禁止应用颈椎牵引治疗。也可以辅助理疗、按摩、推拿、针灸等综合治疗。

● 必要时也可以运用一些消炎镇痛、营养神经、脱水以及肌肉松弛的药物进行治疗。

● 对于通过保守治疗无效或者存在神经异常进行性加重的情况，或者是脊髓型颈椎病，应当需要尽早手术治疗。

● 正确有效牵引，解除机械性压迫。注意牵引时的姿势、位置及牵引的重量，并及时发现牵引过程中的反应，如是否有头晕、恶心、心悸等。正确应用理疗、按摩及药物等综合治疗，以解除病痛。

● 非手术治疗过程中注意疼痛部位，肢体麻木无力的变化。按时测量体温、脉搏、呼吸及血压。长期卧床的患者，应注意有关卧床并发症的预防与观察。按摩上下肢肌肉，鼓励患者主动加强各关节活动。

● 安抚好患者的情绪，做好相关宣教，提高患者战胜病魔的信心。

小贴士

颈部功能锻炼

坚持颈部的活动锻炼，方法为前、后、左、右活动及左、右旋转活动，指导患者两手做捏橡皮球或毛巾的训练，以及手指的各种动作。

五、腰椎间盘突出症

（一）常见症状

1. 腰背疼

腰背痛是大多数患者最先出现的症状，发生率约为91%，主要是由于纤维环、外环及其后纵韧带受到神经压迫，经寰椎神经而产生的下腰部疼痛，有时可放射到臀部。

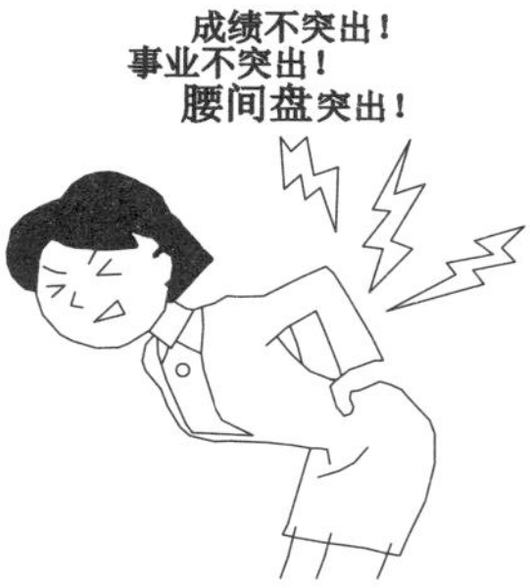

2. 下肢放射痛

典型的症状是坐骨神经痛，从下腰部向臀部、大腿后方、小腿外侧逐次逐步放射痛，在打喷嚏或咳嗽时，腹压增加，疼痛剧烈，放射痛肢体多为一侧，仅有少数中央型患者可表现为双下肢疼痛症状。

3. 间歇性跛行

主要表现为长距离行走时引起腰腿痛及麻木加重，当取蹲位或者卧位休息时症状逐渐减轻，症状消失后可再次行走。

4. 马尾神经症状

向后方突出者能压迫马尾神经，游离椎间盘压迫马尾神经，主要表现为大小便障碍，会阴及肛门感觉异常，严重者可出现大小便失控、双下肢不完全性瘫痪等，但临床上比较少见。

（二）常见病因

（1）腰椎间盘退行性病变是腰椎间盘突出症的基本病因。

（2）损伤。长期反复的外力造成椎间盘支撑结构的损害，加重了退变的程度。

（3）妊娠。妊娠期间后纵韧带松弛易于使椎间盘膨出，加之妊娠后体重增加，孕妇腰背痛的发生率明显比一般人高。

（4）遗传因素。腰椎间盘突出症有家族性发病的报道。

（5）腰骶先天异常。包括腰椎骶化、骶椎腰化、半椎体畸形、小关节畸形和关节突不对称等。

（6）其他因素。腹压增加、腰姿不正、突然负重、受寒及受潮等。

（三）预防和护理

预防

● 平时要有良好的坐姿，睡眠时的床不宜太软。长期伏案工作者需要注意桌、椅高度，定期改变姿势。

● 职业工作中需要经常弯腰动作者，应定时伸腰、挺胸活动，并使用宽的腰带。

● 应加强腰背肌训练，增加脊柱的内在稳定性，长期使用腰围者，尤其需要注意腰背肌锻炼，以防止失用性肌肉萎缩带来不良后果。如需弯腰取物，最好采用屈髋、屈膝下蹲方式，减少腰椎间盘后方的压力。

护理

● 饮食应清淡，多喝水，多吃富含纤维的蔬菜和水果，以防便秘，避免进食冷和油腻的食物。

● 在急性期，患者应在硬床上休息 2 ~ 3 周，以减轻腰椎负担并避免久坐。

● 注意保暖和预防感冒，感冒是腰椎间盘突出的重要原因，预防感冒可以给予腰部热敷和频谱仪照射。

● 疼痛缓解后，可以逐渐增加活动量，但一定要使用腰部保护设备，并注意避免突然对腰部施加压力；还需要掌握起床的正确方法。

① 仰卧位下床。患有腰椎间盘突出症的患者，身体要小心地向健康的一侧侧卧，膝关节要半屈曲，手抵住床板，用下方的肘关节将自己半屈的身体支起，然后再用手撑床板，使身体离开床，然后再用拐杖或者其他支撑物帮助自己站立。

② 俯卧位下床。下床时应该先处于俯卧位姿势，身体重心应

该慢慢移向床边，身体的一侧下肢先着地，双上肢要用力支撑，腰部伸展，然后另一侧的下肢再移下地，手扶床头慢慢站起。然后再用其他辅助物，如拐杖或者家人帮助站立。

● 缓解疼痛后，开始进行背部肌肉功能锻炼，以增强背部肌肉保护功能。功能练习包括五点法和三点法。五点法是以头部、肘部和脚后跟为支撑点，向上抬起腰部和臀部，并在增强背部肌肉后以头部和脚后跟的三点为支撑。

● 做好心理护理，介绍相关知识及情绪变化对腰椎间盘突出症的影响，并使患者满意。

小贴士

缓解期腰椎间盘突出症患者的锻炼

（1）悬垂时要放松腰部和下肢，使重量自然下垂，以达到牵拉的目的。悬垂的动作一定要缓慢而轻，避免因跳上跳下操作扭伤腰椎。悬垂锻炼要逐渐增加运动量，并持之以恒。

（2）不适宜做悬垂锻炼者可做撑腰锻炼，双脚叉开与肩同宽，全身放松。随着双臂缓慢上举的同时用鼻缓缓吸气。双臂高举过头顶，眼睛看天，腰部向上挺直到最大限度，停留片刻。然后，随双臂慢慢放下的同时用嘴慢慢呼气。照此法反复做36次，每日早晚各做一次，最好选择在空气清新的地方进行。

（3）两脚叉开与肩同宽，双手平举，缓慢深蹲，脚尖着地，脚跟抬起。下蹲要到位，初练下蹲可扶着墙或物体半蹲，逐渐增加下蹲次数，逐渐做到深蹲。

六、急性血源性骨髓炎

（一）常见症状

（1）有明显的全身中毒症状，如全身不适、食欲减退及高热（39℃以上）伴寒战等。

（2）肢体局部持续性剧烈疼痛。附近肌肉痉挛，不愿活动患肢，称“假性瘫”。

（3）干骺端明显压痛。

（4）患肢活动功能受限。由于疼痛而引起保护性肌痉挛肢体活动受限。

（5）浅表部位病源出现皮肤温度增高。早期局部软组织肿胀，以后发展整段肢体肿胀。

（二）常见病因

急性骨髓炎是一种急性细菌感染性疾病，常见的发病部位在长骨干骺端，因长骨干骺端的血管呈U形，血流缓慢，细菌容易停滞并增殖，好发于小儿及青少年，发病率尚未明确，临床上较少见。发病原因多见于继发感染，即身体某些部位（如手、足或其他部位）出现原发感染灶，机体免疫功能下降后，原发病灶的细菌随着血液循环流到长骨干骺端，并在该部位停滞、增殖所致。

（三）预防和护理

预防

1. 预防一般感染性疾病

疖、疔、疮、痈以及上呼吸道感染都是最常见的感染性疾病，并且最易继发感染而致血源性骨髓炎的发生。因此，预防感染性疾病，对预防骨髓炎的发生是十分重要的。

- 保持室内空气流通，注意环境卫生和个人卫生，保持皮肤清洁，防止感冒发生。

● 青春期应多食蔬菜水果，少用油剂润肤，以防止皮脂腺分泌物堆积或腺管阻塞。

● 加强体育锻炼，增强身体素质。

● 扁桃体炎反复发作者，应积极预防，必要时考虑手术摘除。

2. 预防外伤感染

外伤感染包括组织损伤后感染和骨骼损伤后感染，也是引起骨髓炎的常见原因。

护理

● 出现寒战、脉搏加快、头痛等症状时，要注意观察体温、脉搏、血压等病情变化。有高热休克者，给予氧气吸入、激素治疗和人工冬眠，昏迷者应有专人护理。

● 体温高于 39.5℃者，给予物理降温，用冰敷或用酒精擦浴，如用药物降温时，可能大量出汗，要注意有否出现虚脱，同时应及时擦洗并更换清洁干燥的衣裤，以免受凉。

● 加强营养，鼓励患者进食营养丰富、易消化的饮食，一般给流质或半流质饮食，随时给患者喝水或果汁，必要时适当补液，改善贫血，增强机体抵抗力。

● 抬高患肢，下肢用枕头垫起，上肢用三角巾悬吊，以利静脉回流，减轻肿胀。护理急性骨髓炎要限制患肢活动，减少疼痛和减轻炎症，防止病理性骨折，一般用石膏托或皮肤牵引固定患肢。

● 心理护理。提高患者内心对疾病的了解，增强患者对抗疾病的信心。

七、骨肉瘤

（一）常见症状

（1）骨肉瘤的突出症状是肿瘤部位疼痛，也可出现关节活动受限和肌肉萎缩。

（2）其他症状：局部可出现肿胀，在疼痛部位触及肿块，伴明显压痛，以及发热、不适及体重下降等全身症状。

（二）常见病因

骨肉瘤是骨恶性肿瘤中最多见的一种，是从间质细胞系发展而来。下肢负重骨在外界因素（如病毒）的作用下，使细胞突变，可能与骨肉瘤的形成有关。

典型的骨肉瘤源于骨内，另一种与此完全不同类型的是与骨皮质并列的骨肉瘤，源于骨外膜和附近的结缔组织。

（三）预防和护理

预防

- 通过早发现、早诊断，来达到更好的治疗效果。
- 当青少年出现骨疼痛，特别是夜间出现疼痛时，不能麻痹大意。
- 对不明原因的疼痛，可通过X线等检查，判断引起疼痛的原因，做出合理鉴别。

护理

- 注意休息，减少活动，避免劳累。
- 稳定情绪，克服焦虑、恐惧、悲观等不良心理反应。
- 防外伤，局部相对制动，避免挤压、撞击等，以免发生病理性骨折，禁止划破患部皮肤，以免引起感染。
- 体位舒适，患肢比垫枕高10～15cm，以减轻肿痛。根据疼痛程度的不同可给予适量止痛药。
- 进行适宜的功能锻炼，但切忌用力过猛。

八、脊柱结核

（一）常见症状

疼痛是脊柱结核最常见的症状，多为钝痛或酸痛，有压痛及叩击痛，休息后可减轻或暂时消失，在行走、承重、咳嗽、睡前疼痛加重。另外，还有脊柱活动受限、肿胀、功能障碍、成角后凸畸形等。

（二）常见病因

（1）结核杆菌的感染。如果有类似的接触病史，那么有可能会感染结核。结核病患者产生的一些排泄物，如咳嗽产生的气溶胶或痰液等，一旦被吸入，结核杆菌就有可能进入体内，从而在肺部产生病灶。如果此时机体抵抗力比较低，也有可能产生脊柱结核。

（2）可能由脊柱的相关外伤所引起，患者在患有其他结核病灶，比如肺部或者腹部结核时，如果有脊柱的相关外伤，也有可能诱发脊柱的结核病灶。

（3）由于自身抵抗力下降的原因，很多患者有一些隐秘性的结核病灶。这些病灶在平时被包裹起来并不发病，但是如果患者自身的抵抗力比较低下，就会导致产生脊柱性结核病的病灶。这部分患者也容易受到来自外源性的结核杆菌的感染，从而发病。

（三）预防和护理

预防

- 加强身体锻炼，避免劳累，增加抵抗力，预防感染结核菌。
- 控制传染源，因为结核杆菌是通过呼吸道传染的，肺结核病患者外出公共场合，应该主动戴口罩，不随地吐痰。
- 脊柱结核没有传染性，大可不必惊慌。如果患者有传染性，在探视或相处时，也需要做适当的防护，比如戴口罩，注意周围的环境通风等。

护理

● 体位和皮肤护理：要注意搬运、负重、体位改变的方法及速度，预防截瘫的发生。

● 心理护理：病程长，需要长期卧床，治疗时间长也容易出现抑郁、焦虑等不良情绪。

● 营养护理：脊柱结核是慢性消耗性疾病，要注意补充充足的能量和营养。

● 呼吸护理：预防肺不张和肺部感染。

九、半月板损伤

（一）常见症状

（1）外伤后立即产生剧烈的疼痛，其性质可呈牵扯样、撕裂样、绞痛样的持续痛，疼痛范围发生在损伤的一侧。

（2）刚受伤或受伤几小时后，患者可出现膝关节的肿胀，有时出现皮下淤血。

（3）在活动时有膝关节内的响声。

（4）在膝关节的伸屈活动时，常有突然“卡住”致使膝关节不能伸屈的现象，称为交锁现象。当主动或被动活动膝关节以后，这种现象可以自行缓解，活动又恢复正常。

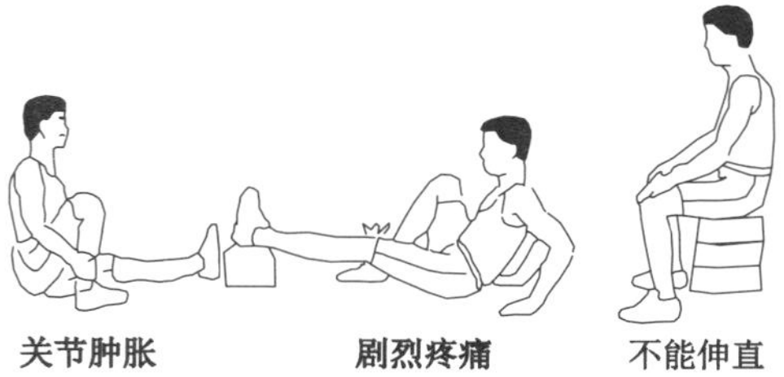
关节肿胀
剧烈疼痛
不能伸直

（二）常见病因

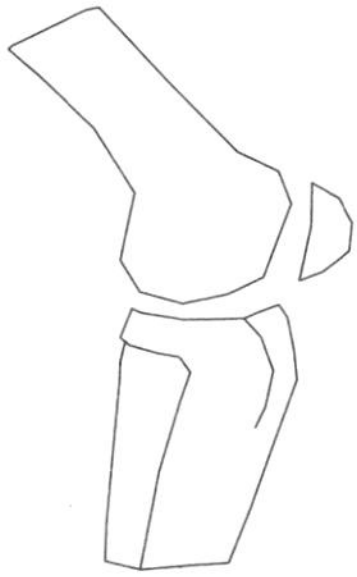

（1）外伤性损伤：当膝关节屈曲时，由于旋转，内外侧半月板可随股骨发生前后运动。当这种矛盾运动超出正常范围时，就可能发生半月板撕裂。

（2）退变性损伤：由于年龄和运动因素，都可能对半月板产生频繁的刺激和发生超正常生理范围的摩擦负荷，从而使半月板由发生组织变性和微小的破损等病理变化逐渐加，重达到撕裂程度的损伤。

（三）预防和护理

预防

● 充分利用身边的工具，降低意外造成的半月板损伤风险。如上下公交车或上下楼梯时，不要过于匆忙，可借助扶手帮助稳定身体再迈步走；有职业习惯的人，最好每隔一段时间变换劳作的姿势和稍事休息。

● 早期诊断，及时处理。

● 除了注意运动姿势和强度外，也要注意运动保护，如佩戴护具，防止运动中的意外损伤。

护理

● 最重要的是进行充分休息和制动。休息即减少负重，如果有条件，可以适当卧床休息。

● 制动要根据半月板的损伤情况，比较严重者可以戴膝关节支具，推荐使用可以弯曲的铰链膝关节支具，通过佩戴支具可以很好地减轻半月板周围的负荷，从而减轻半月板压力，有利于半月板自我修复和愈合。

- 内服或者外用相应的药物可减轻症状、促进愈合。
- 药物包括常用的硫酸氨基葡萄糖和洛索洛芬钠等营养软骨、抗炎镇痛的药物，外用可以适当进行膏药贴敷，都有利于愈合。损伤早期可以进行间断的冷敷，在48小时或72小时之后可以进行相应的热敷，都有利于半月板的功能恢复。

十、股骨头无菌性坏死

（一）常见症状

（1）髋部和股骨近端疼痛。因为病变在髋部，疼痛主要是以髋部近端为主，可以向膝关节放射，所以部分患者会出现膝关节疼痛。

（2）病情继续发展会出现跛行，主要是因为股骨头变形，股骨头跟髋不匹配，所以出现跛行。

（3）出现髋关节的活动受限。股骨头坏死的时候，局部关节囊和周围软组织包括肌肉都会出现挛缩，严重时，会出现髋部的活动受限，主要以肌肉的外展和内旋障碍为主。

（二）常见病因

（1）发生在股骨颈骨折复位愈合不良时，股骨头内的负重骨小梁转向负重区，承载应力减低，出现应力损伤。

（2）骨组织自身病变，如最常见的慢性酒精中毒或使用糖皮质激素引起的骨坏死，同时骨组织的再生修复能力障碍。此外，还包括儿童发育成长期股骨头生发中心–股骨头骨骺坏死，又称儿童股骨头坏死、扁平髋。

（三）预防和护理

预防

- 预防无菌性股骨头坏死，高压工作环境中的人员（如深水潜水员、高空飞行员）应注意劳动保护及改善工作条件，确诊已患病者应改变工种并及时就医。

● 对股骨颈骨折采用内固定术同时应用带血管骨瓣头植骨，促使股骨颈愈合，增加头部血液循环，防止骨坏死，术后应定期随访，适当口服促进血液循环的中药和钙剂，预防股骨头缺血性坏死的发生。

● 生活中应注意：不吃辣椒，少饮酒，不吃激素类药物，注意增加钙的摄入量，食用新鲜蔬菜和水果，多晒太阳，防止负重，经常活动等，以上这些对股骨头坏死均有预防作用。

● 应改掉长期酗酒的不良习惯或戒酒，脱离致病因素的接触环境，清除酒精的化学毒性，防止酒精吸收。

小贴士

如何预防无菌性股骨头坏死

因为相关疾病必须应用激素时，要掌握短期、适量的原则，并配合扩张血管药、维生素D、钙剂等，切勿不听医嘱、自作主张，滥用激素类药物。

护理

● 生活中要注意根据自身病情，适当进行运动，不要长时间卧床，避免下肢肌肉出现萎缩。

● 保持积极乐观的心态，积极配合医生治疗，避免焦虑、心急等不利情绪的出现。股骨头坏死治疗有一定的难度，因而需要长时间的治疗，患者应有长期治疗与康复的思想准备，树立治疗疾病的信心，增强与疾病斗争的勇气，保持乐观的心态很重要。

● 针对股骨头坏死治疗，一定要注意及早进行，同时要持之以恒，不能半途而废或时断时续。若想在治疗过程中再选择其他的治疗方法和药物，一定要向医生咨询，不能自己随意更换。

饮食小贴士

饮食要以清淡为主，远离辛辣等刺激性食物，禁烟忌酒。尽量不食用。肥肉及动物内脏可以多食用补益脾肾、强壮筋骨、补钙活血的食物。

第二节　普外科

一、甲状腺结节

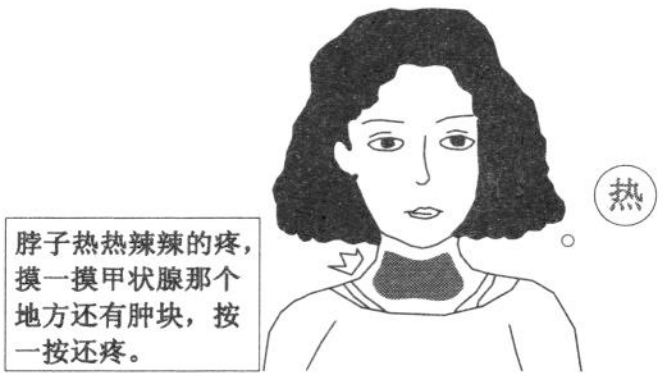

热
脖子热热辣辣的疼，摸一摸甲状腺那个地方还有肿块，按一按还疼。

（一）常见症状

1. 结节性甲状腺肿

以中年女性多见，临床主要表现为甲状腺肿大，触诊时可扪及大小不等的多个结节

2. 结节性毒性甲状腺肿

以女性多见，可伴有甲亢症状及体征，但甲亢的症状一般较轻，常不典型，且一般不发生浸润性突眼。

3. 炎性结节

亚甲炎临床上除有甲状腺结节外，还伴有发热和甲状腺局部疼痛，结节大小视病变范围而定。

（二）常见病因

甲状腺结节的病因在不同的患者身上是不同的。

（1）长期大量高碘饮食，或者长期缺碘都有可能造成甲状腺结节。

（2）儿童期间或者青少年期间，如果颈前区受到了辐射伤害，

也可能会引起甲状腺结节。

（3）既往甲状腺发生过炎症性病变，在痊愈后期也可能会引起甲状腺结节。

（4）有少数人甲状腺结节呈恶性，可能还和遗传因素有关。

（5）与患者本身的情绪、心理压力等密切相关，因为甲状腺是人体最大的内分泌器官。

（三）预防和护理

预防

● 多吃能够具有增强免疫力的食物，如香菇、蘑菇、木耳、核桃及薏米等。

● 劳逸结合，避免过度劳累，以免加重甲状腺的负担。

● 碘缺乏是引发甲状腺结节的主要原因，高原、山区人群的日常饮食往往含碘不足，应以碘化食盐煮菜；沿海地区人群则应控制碘的摄入。

● 要尽量避免任何可能出现的刺激，不要吃辛辣、有刺激性的食物，不要抽烟喝酒，也不要经常烦躁、发怒等，避免不良情绪造成的内分泌紊乱。

● 防止居住环境污染，远离有害化学物质。

护理

● 适当休息与活动。症状显著时应及时卧床休息为主，尤其是进食后 1 ~ 2 小时应限制活动；临床症状明显改善后，在注意休息的同时，适当活动或进行体育锻炼，切忌过度劳累；无临床症状，各项实验室检查均正常可以不限制活动。

● 饮食护理。饮食应高热量、高蛋白、高维生素。以适量脂肪和钠盐摄入为原则，少食用辛辣刺激性食物，食物应软、易于消化、富有营养；不要多食含高碘食物；不饮酒、浓茶和咖啡等。

● 给予充足的碳水化合物和脂肪。碳水化合物和脂肪有节约蛋白质的作用，若供应充足，可使蛋白质发挥其特有的生理功能。

● 适当增加动物内脏、新鲜绿叶蔬菜摄入，或补充维生素制剂。

● 适当控制富含纤维素的食物。甲亢患者常有腹泻现象，如过多食用富含纤维素的食物，会加重腹泻。

二、急性乳腺炎

（一）常见症状

1. 淤积性乳腺炎

发生于产褥初期。由于初产妇缺乏喂哺乳儿经验，易致乳汁淤积。患者感觉双乳不同程度的胀痛，并有中度体温升高（38.5℃左右）。检查乳房胀满、表面微红（充血）、压痛，但经吸出乳汁后症状大多能消失。

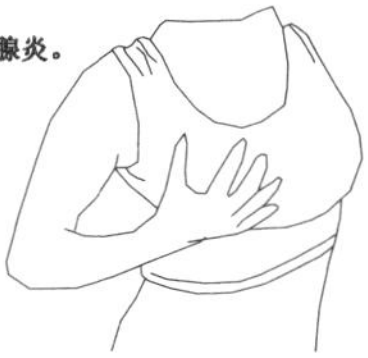

2. 化脓性乳腺炎

炎症扩散至表浅淋巴管，导致丹毒样淋巴管炎。患者突发高热，往往伴有寒战、乳房触痛、局部皮肤出现红点或红线，为此型特征。炎症局限于乳晕部结缔组织，形成乳晕下脓肿。感染迅速扩散，深达位于乳房基底部与胸大肌之间的乳房后疏松结缔组织，形成乳房后脓肿。

（二）常见病因

（1）乳汁淤积，有利于细菌的生长繁殖。

（2）细菌入侵。细菌感染的主要途径是经过破损或皲裂的乳头，沿淋巴管入侵，也可直接侵入乳管，上行而引起感染。金黄色葡萄球菌是主要的致病菌。

（三）预防和护理

预防

● 因人而异，按需进补。

● 保持乳房清洁。急性化脓性乳腺炎常发生于哺乳期，要从妊娠后期开始预防，做好产褥期保健，预防急性乳腺炎。

● 正确哺乳。提倡定时哺乳，每隔 2 ~ 3 小时为宜。两个乳房交替喂乳，频次最好均等，以防哺乳后两侧乳房不对称；排空乳房，不要积奶。

● 开奶按摩。剖宫产的产妇经常下奶缓慢，初期奶水不足，需要及时开奶按摩。手法排奶时间以每次 20 ~ 30 分钟为宜，单次时间不要过长。

● 让孩子吸吮，增加排乳反射，经过按摩和吸吮的双重作用，效果会更好，可以减少急性乳腺炎的发生。

● 保持环境清净、情绪稳定，避免发怒生气。产妇居室温度、相对湿度都要合适，一般以 22 ~ 24℃为宜，多通风，保持室内空气新鲜。

● 淤奶肿块可用冰袋冷敷，不用热敷，不可随便揉按。

护理

● 急性乳腺炎发生的早期患者，可以通过按摩和吸乳的方法来进行缓解。

● 患有急性乳腺炎的患者，还可以通过中药外敷的方法，来进行日常护理。

● 处于哺乳期的女性，在发生了急性乳腺炎后，要特别注意保持乳头清洁，平时常用温水进行清洗乳头。另外，每次哺乳后，要尽量将乳汁排空，以免乳汁在乳房内滞留，导致病情加重。

● 急性乳腺炎患者，在日常饮食方面，也要格外注意，尽量以清淡、易消化的食物为主，不能吃辛辣、刺激性食物。

三、乳腺囊性增生

（一）常见症状

乳腺囊性增生的症状在不同年龄组有不同特点，未婚女性、已婚未育、尚未哺乳的妇女，其主要症状为乳腺胀痛，可同时累及双侧，但多偏重一侧。月经前乳腺胀痛明显，月经过后即见减轻并逐渐停止，下次月经来前疼痛再度出现，整个乳房有弥漫性结节感，并伴有触痛。

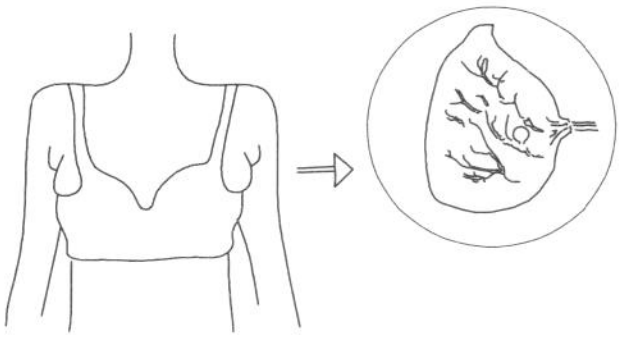

乳腺增生的发生往往与劳累、生活不规律、精神紧张及压力过重有关。单纯的乳腺增生在围绝经期或绝经期后自然缓解。

（二）常见病因

（1）体内雌孕激素比例失调，黄体素分泌减少、雌激素量增多，使乳腺实质增生过度和复旧不全。

（2）部分乳腺实质成分中女性激素受体的质量异常，使乳房各部分的增生程度参差不齐。

（3）其他。如精神压力过大、劳累及熬夜等可促该病的发生。

（三）预防和护理

预防

● 保持良好心态。不良的心理因素造成神经衰弱、内分泌失调，促使增生症的加重。对心理承受差的人更应注意，少生气，保持情绪稳定、活泼开朗的心情有利于康复。

● 调整饮食，防止肥胖。少吃油炸食品、动物脂肪、甜食；多吃蔬菜和水果；多吃粗粮、黑黄豆、核桃、黑芝麻、黑木耳及蘑菇等。

- 生活要有规律。保持性生活和谐，调节内分泌失调；保持大便通畅，可减轻乳腺胀痛等症状。
- 禁止滥用避孕药及含雌激素美容用品。
- 自我检查和定期复查。

护理

- 保持心情愉快，少生气，多运动。
- 喝蒲公英根茶，能通乳腺、排毒，预防和缓解乳腺囊肿。

四、胃癌

（一）常见症状

早期胃癌患者多数无明显症状，少数人有恶心、呕吐或是类似溃疡病的上消化道症状，难以引起足够的重视。随着肿瘤的生长，影响胃功能时才出现较为明显的症状，但均缺乏特异性。

疼痛与体重减轻是进展期胃癌最常见的临床症状。患者常有较为明确的上消化道症状，如上腹不适、进食后饱胀，随着病情进展上腹疼痛加重、食欲下降、乏力。根据肿瘤的部位不同，也有其特殊表现：贲门胃底癌可有胸骨后疼痛和进行性吞咽困难；幽门附近的胃癌有幽门梗阻表现。

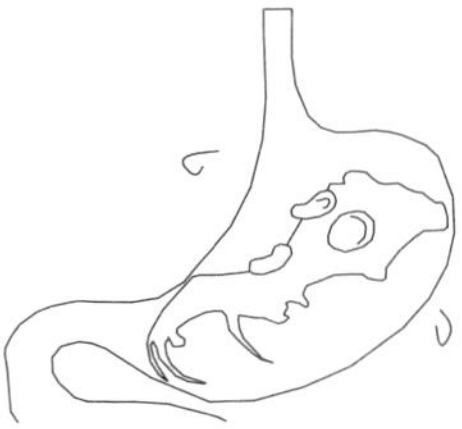

（二）常见病因

（1）地域环境及饮食生活因素。胃癌发病有明显的地域性差别，在我国的西北与东部沿海地区胃癌发病率比南方地区明显为高。长期食用熏烤、盐腌食品的人群中胃远端癌发病率高，与食品中亚硝酸盐、真菌毒素、多环芳烃化合物等致癌物或前致癌物含量高有关。

（2）幽门螺杆菌（Hp）感染。我国胃癌高发区成人 Hp 感染率在 60% 以上。幽门螺杆菌的毒性产物（CagA、VacA）可能具有促癌作用，胃癌患者中抗 CagA 抗体检出率明显高于一般人群。

（3）癌前病变。包括癌前疾病和癌前病变。前者指与胃癌相关的胃良性疾病，有发生胃癌的风险，主要有慢性萎缩性胃炎、胃息肉、胃溃疡和残胃炎等；后者指较易转化为癌组织的病理学变化，主要有肠上皮化生和不典型增生。

（4）遗传和基因。胃癌发病有明显的家族聚集倾向，发病率是正常人群的 2 ~ 3 倍。

（三）预防和护理

预防

- 幽门螺杆菌感染。长期的幽门螺杆菌感染，有可能会得胃癌。
- 与遗传有关。如家族里有胃癌患者或近亲亲属有得胃癌的，那么患胃癌的概率就比其他人要高一些。
- 生活环境。如环境中含有致癌的物质，也易引起胃癌的发生。
- 与饮食习惯有关。比如饮食不节制，喜欢吃腌制食品；吃了较多过期的食品；吃饭比较快；吃饭时有情绪、生气；等等。

护理

- 减轻痛苦，改善生活质量，延长生存期。包括镇痛、纠正贫血、改善食欲、改善营养状态、缓解梗阻、控制腹水及心理治疗等。
- 积极治疗胃溃疡、慢性胃炎，治疗胃内幽门螺杆菌感染。对高发区及高危人群进行胃癌普查。

五、肠梗阻

（一）常见症状

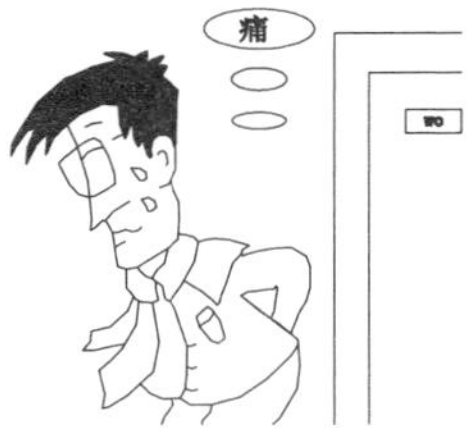

临床症状为恶心、呕吐、腹痛、腹胀及停止排气排便等。可发现体温升高、脉搏加快、血压下降及意识障碍等感染性休克表现。

（二）常见病因

1. 机械性肠梗阻

（1）肠腔内堵塞，如结石、粪块、寄生虫及异物等。

（2）肠管外受压，如肠扭转、腹腔内肿瘤压迫、粘连引起肠管扭曲及嵌顿疝等。

（3）肠壁病变，如肿瘤、肠套叠及先天性肠道闭锁等。

2. 动力性肠梗阻

（1）麻痹性肠梗阻。常见于急性弥漫性腹膜炎、低钾血症、细菌感染及某些腹部手术后等。

（2）痉挛性肠梗阻。较少见，可继发于尿毒症、慢性铅中毒和肠功能紊乱等。

3. 血运性肠梗阻

当肠系膜动脉或静脉因栓塞或血栓形成时引起肠管血运障碍，可迅速抑制肠管活动而导致肠内容物运行受阻，此型较少见，但病情凶险。

（三）预防和护理

预防

- 平时应该注意饮食卫生，多吃清淡的食物，不要吃过于油腻、辛辣、刺激性食物，以免肠胃受到刺激之后发生炎症。
- 饭后休息半小时再进行运动，以免发生肠扭转等情况。

● 患有腹壁疝的患者应该及时到医院进行检查治疗，以免出现嵌顿以及绞窄等情况，引起肠梗阻。

● 腹部手术的患者应该严格按照医嘱进行术后护理，清淡饮食，避免腹腔感染的现象发生。

● 发现肠道肿瘤之后，应该尽早通过手术进行治疗，术后注意饮食禁忌，适当活动。

护理

● 对于非手术疗法的患者，应禁食，待梗阻缓解后 12 小时才能吃少量流食，以免引起肠胀气。48 小时后可少吃一些半流食，这样就可以减轻腹痛和腹胀，保持减压通畅，做好减压期间相关护理也是很重要的。

● 手术后适当卧位。待麻醉清醒后，血压和脉搏平稳才可以半卧位，同样要禁食，并且进行胃肠减压，待肛门排气、拔出胃管后根据情况再适当补充一些流食。

● 应用抗生素，以减少毒素吸收，减轻中毒症状，另外，必须要严密观察病情变化，以及时发现绞窄性肠梗阻的体征。

六、肛瘘

（一）常见症状

可有肛门流脓、肿痛、肿块及瘙痒等症状，脓液经常刺激瘘口周围皮肤，致肛门皮肤瘙痒或湿疹。常伴有排便困难、贫血、身体消瘦、精神萎靡及神经衰弱等。

（二）常见病因

（1）肛周脓肿自行溃破或切开引流后造成。

（2）直肠肛门损伤。外伤，食物中的骨头及吞咽金属等物质，肛门体温计测量体温，肛门镜检查等可能损伤肛管直肠，导致细菌侵入伤口引起。

（三）预防和护理

预防

● 合理饮食。注意避免暴饮暴食，防止坚硬骨刺、鱼刺之类的异物划伤肛管直肠。饮食上要少吃刺激辛辣的食物，忌酒，减少对肛旁组织的刺激，多吃新鲜蔬菜、水果和粗粮。

● 生活要有规律，避免过度劳累，注意劳逸结合，保持个人卫生，参加适当的体育运动，保持身体抵抗力，形成健康的生活方式。

● 保持大便通畅，防止便秘。应注意调节饮食和增加活动，已发生便秘者要在医生指导下适当服用润肠通便药，并在适当运动的基础上，养成经常按摩腹部的习惯，保持大便通畅。避免干硬粪便对肛门的刺激甚至划破肛管直肠，引发肛周脓肿及肛瘘。

护理

● 积极配合医生的治疗，努力克服手术后换药的紧张和恐惧心理。

● 每次排便后要将伤口上的粪渣及分泌物清洗干净。

● 按时上药，养成上药前排便的习惯，以保证药条对于伤口的作用时间。

● 及时将伤口疼痛情况、分泌物多少及个人感染情况告诉医生，并努力支持医生对伤口所做的处理和配合协助换药。

七、原发性肝癌

（一）常见症状

（1）半数以上以肝区疼痛为首发症状，多为持续性钝痛、刺痛

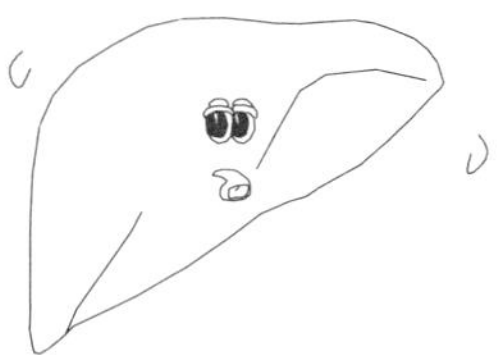

或胀痛。位于肝右叶顶部的癌肿累及横膈，则疼痛可牵涉至右肩背部。当肝癌结节发生坏死、破裂，可出现腹膜刺激征等急腹症表现。

（2）肝大呈进行性，质地坚硬，边缘不规则，表面凹凸不平，呈大小结节或巨块。

（3）肝癌如发生肺、骨、脑等多处转移，可产生相应症状。

（4）其他：消化道症状主要表现为乏力、消瘦、食欲减退、腹胀等。部分患者可伴有恶心、呕吐、发热、腹泻等症状。晚期则出现贫血、黄疸、腹水、下肢水肿、皮下出血及恶病质等。少数患者可有低血糖症、红细胞增多症、高血钙和高胆固醇血症等特殊表现。

（二）常见病因

（1）肝硬化。大部分原发性肝癌都有肝硬化的基础。慢性乙型、丙型病毒性肝炎，酒精性肝病，非酒精性脂肪性肝病，原发性胆汁性肝病引起的肝硬化，是肝癌发生的危险因素。

（2）病毒性肝炎是最主要因素，常见于慢性乙型和丙型肝炎。可以影响肝细胞与癌症有关基因的活性，或是影响细胞的增殖和分化，从而引起肝细胞癌变。

（3）酒精性肝病。长期饮酒可促进氧自由基释放，促进炎症相关肿瘤启动因子的产生，促进肝癌的发生。

（4）非酒精性脂肪性肝病与代谢综合征共同作用，直接增加肝癌患病风险。

（5）家族史及遗传因素是本病的重要危险因素，流行病学调查表明肝癌与基因存在一定关系。

（6）其他因素。长期食用被黄曲霉毒素 B_1 污染的食物，亚硝胺类、偶氮芥类、有机氯农药、雄激素、类固醇等药物或化学物质，都是引起肝癌的危险因素。

（三）预防和护理

预防

● 生活中尽量避免接触含苯类化合物，若接触了化学性物质，尽量做好防护措施，避免食用腐败、变质的花生。

● 病毒性肝炎，包括乙型肝炎、丙型肝炎，以及肝硬化患者，需定期门诊随访，早期发现肝癌，早期进行治疗。对于肝硬化患者最少半年进行一次影像学检查。如条件允许，可每 3 个月进行一次影像学检查。对于检查化验发现病毒量较高者，应积极进行药物控制，预防肝癌发生。

护理

● 保持皮肤完整性，避免皮肤破损，导致严重的感染。

● 肝癌常合并门脉高压，易导致食管–胃底静脉曲张破裂，引起急性上消化道大出血，严重者导致死亡。避免摄入质硬、难软化的食物，以免诱发上消化道出血。

● 原发性肝癌合并肝硬化者，避免因大量摄入蛋白质，而导致血氨升高，诱发肝性脑病。

八、胆囊结石

（一）常见症状

（1）胆绞痛，是在饱餐进食油腻食物后，或睡眠中体位改变时，胆囊强烈收缩而发生绞痛，疼痛位于右上腹，呈阵发性或者持续性疼痛加剧，向右肩背和腰背部放射，可伴有恶心、呕吐。

（2）上腹部隐痛，多数在进食油腻食物后感到上腹部的隐痛，类似于胃病，常常被忽略。

（3）极少数会引起轻微的黄疸、胆源性胰腺炎，甚至是胆石性的肠梗阻等其他疾病。

（二）常见病因

（1）缺乏运动。运动减少可使胆囊肌的收缩力下降，胆汁排空延迟，容易造成胆汁淤积，胆固醇结晶析出，为胆结石形成创造了条件。

（2）不吃早餐。长期不吃早餐会使胆汁浓度增加，有利于细菌繁殖，容易促进胆结石的形成。

（3）肥胖。肥胖是患胆结石的重要基础。

（4）肝硬化。这与肝硬化患者身体中对雌激素灭活功能降低有关，身体中雌激素灭活功能降低，则雌激素水平较高，加上肝硬化导致胆囊收缩功能低下、胆囊排空不畅、胆道静脉曲张、血中胆红素升高等多种因素可造成胆结石。

（5）遗传因素。胆结石在胆固醇胆石症患者的近亲中更常发生。

（三）预防和护理

预防

● 正常进食早餐。

● 禁止暴饮暴食，尤其是拒绝晚上大吃大喝，部分人喜爱在晚上吃夜宵及甜食，最后食物能量均会转化为胆固醇，易形成胆结石。

● 怀孕期间保证早餐和午餐的营养，避免晚餐过于丰盛，因为晚上进食过多，容易造成孕妇腹腔压力增高，影响胆汁排空，从而形成胆结石。

● 避免大量饮酒，大量饮酒可对肝脏造成破坏，同时转化为胆固醇，引起结石。

护理

● 少吃高糖、高胆固醇、高脂肪类的饮食；多吃高蛋白的食物和新鲜蔬菜水果，妊娠期妇女更应引起足够的重视。

● 注意饮食卫生，防止肠道内的寄生虫，如蛔虫等。

● 多进行体育锻炼，尤其是进入40岁以后的女性，在减少脂肪摄入的同时，应促进脂肪的分解。

● 有胆囊炎、糖尿病、肾炎、甲状腺功能低下的患者要积极治疗，防止诱发胆结石。

● 按时进餐，避免胆汁在胆囊内潴留的时间过长。

● 每年定期体检，包括肝胆B超检查及时发现胆道结石早期治疗。

九、急性胰腺炎

（一）常见症状

（1）急性水肿型胰腺炎主要症状为腹痛、恶心、呕吐及发热。

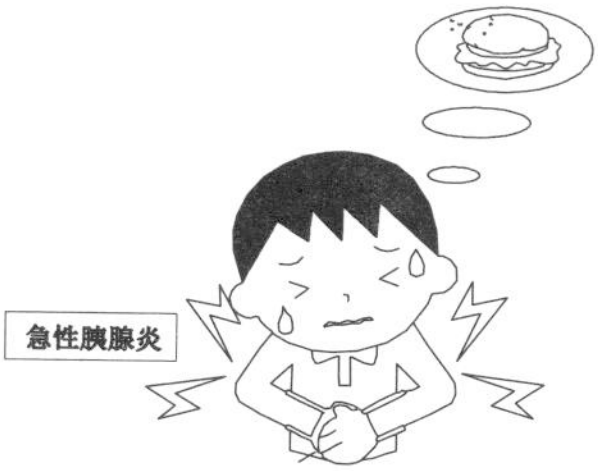

（2）出血坏死型胰腺炎可出现休克、高热、黄疸、腹胀以至肠麻痹、腹膜刺激征以及皮下出现瘀斑等。

（3）其他：部分患者可出现大量炎性腹水，出现移动性浊音。肠鸣音消失，出现麻痹性肠梗阻。

（二）常见病因

（1）胆道疾病：占50%以上，又称胆源性胰腺炎。

（2）饮酒：常见病因之一。酒精与高蛋白高脂肪食物同时摄入，不仅导致胰酶分泌增加，还可引起高脂蛋白血症。

（3）代谢性疾病：与高钙血症、高脂血症等病证有关。

（4）十二指肠液反流：当十二指肠内压力增高时，十二指肠液可向胰管内反流。如胆管下端明显梗阻，则胆道内压力升高，高压的胆汁逆流胰管，造成胰腺腺泡破裂，胰酶进入胰腺间质而发生胰腺炎。

（5）医源性因素：内镜逆行胰胆管造影（ERCP）可导致2%～10%的患者发生胰腺炎，胰管空肠吻合口狭窄也可能导致残余胰腺炎。

（6）其他：肿瘤、药物、外伤、感染及妊娠等可以导致胰管梗阻，从而发生急性胰腺炎。

（三）预防和护理

预防

● 由于胆囊炎、胆管结石引起的胰腺炎，最好在没有发病之前或者急性期过后，采取胆囊切除手术或者胆总管切开取石，有利于预防胆源性胰腺炎发生。

● 如果是由于个人饮食因素引起的，应该尽量避免吸烟、饮酒，以低盐、低脂、少油腻的食物为主，同时要少食多餐，防止过饱，防止因暴饮暴食引起的胰腺炎。

● 对于其他原因引起的胰腺炎，如肥胖或者体质方面的问题，可以通过适当地锻炼，减轻体重，控制体重，同时应用降血脂的药物，采取综合措施后，能够预防胰腺炎的发生。

护理

● 饮食方面，急性期有严格的禁食时段，甚至不能喝水。急性期恢复时可选择清淡、易消化的饮食，从水开始，到流食、半流食、软食，再到正常食物。流食为清流食，即不带肉也不带脂肪的食物，包括米汤、藕粉冲水；半流食包括稀粥、煮烂的面条或面片；软食多指稀饭类。

● 体力恢复方面，运动量逐渐递增，可先在床边坐，到床周边活动，再到搀扶下走动。

十、阑尾炎

（一）常见症状

1. 急性阑尾炎

（1）腹痛：典型的急性阑尾炎初期有中、上腹或脐周疼痛，数小时后腹痛转移并固定于右下腹。当炎症波及浆膜层和壁腹膜时，疼痛即固定于右下腹，原中上腹或脐周痛即减轻或消失。

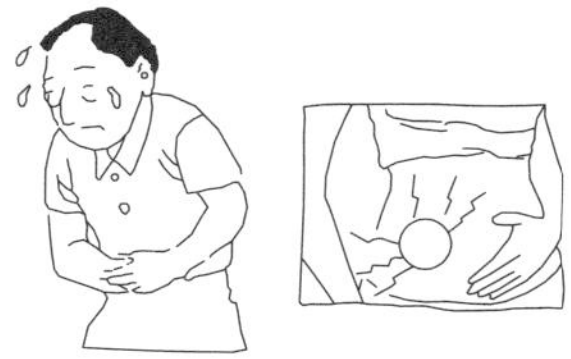

（2）胃肠道症状：在早期可能由于反射性胃痉挛而有恶心、呕吐。盆腔位阑尾炎或阑尾坏疽穿孔可有排便次数增多。

（3）发热：一般只有低热，无寒战，化脓性阑尾炎一般不超过38℃。高热多见于阑尾坏疽、穿孔或已并发腹膜炎。

（4）压痛和反跳痛：腹部压痛是壁腹膜受炎症刺激的表现。阑尾压痛点通常位于麦氏点，即右髂前上棘与脐连线的中、外1/3交界处。

（5）腹肌紧张阑尾化脓即有此体征，坏疽穿孔并发腹膜炎时腹肌紧张尤为显著。

2. 慢性阑尾炎

（1）腹痛：右下腹部疼痛，其特点是间断性隐痛或胀痛，时重时轻，部位比较固定。多数患者在饱餐、运动、劳累、受凉或长期站立后，诱发腹痛发生。

（2）胃肠道反应：患者常有轻重不等的消化不良、食欲下降。病程较长者可出现消瘦、体重下降。一般无恶心和呕吐，也无腹胀，但老年患者可伴有便秘。

（3）腹部压痛：压痛是唯一的体征，主要位于右下腹部，一般范围较小，位置恒定，重压时才能出现。

（二）常见病因

1. 急性阑尾炎

（1）梗阻：阑尾为一细长的管道，仅一端与盲肠相通，一旦梗阻可使管腔内分泌物积存、内压增高，压迫阑尾壁阻碍远侧血运。在此基础上管腔内细菌侵入受损黏膜，易致感染。

（2）感染：其主要因素为阑尾腔内细菌所致的直接感染。若阑尾黏膜稍有损伤，细菌侵入管壁，引起不同程度的感染。

（3）其他：因腹泻、便秘等胃肠道功能障碍引起内脏神经反射，导致阑尾肌肉和血管痉挛，产生阑尾管腔狭窄、血供障碍、黏膜受损，细菌入侵而致急性炎症。

2. 慢性阑尾炎

慢性阑尾炎可分为反复发作性阑尾炎和慢性阑尾炎两大类。前者多由于急性阑尾炎发作时病灶未能彻底去除残留感染，病情迁延不愈而致。后者没有急性阑尾炎发作史，症状隐晦，体征也多不确切。

（三）预防和护理

预防

- 保持健康卫生的饮食习惯。避免进食不易消化的食物导致残渣残留，造成阑尾堵塞，影响阑尾内容物排泄；进食后禁止剧烈活动。
- 避免过度劳累，导致免疫力降低引发急性阑尾炎。
- 保持大便通畅，避免粪屎堵塞阑尾。
- 适当加强锻炼，增强机体免疫力。

护理

● 观察体温变化情况。如果体温在38℃以下，一般考虑是由急性单纯性阑尾炎引起，通过静滴抗菌药物等多可见效。如果体温超过38.5℃且伴有精神不振，一般考虑是急性化脓性阑尾炎引起，需要及时完善相关术前检查，急症行手术切除阑尾，避免由于阑尾化脓、穿孔等引起不良后果。

● 需要注意进食情况。阑尾炎患者需进食清淡流质，不能吃辛辣、刺激的食物。

● 复查时间及指征。患者在护理上还应该重视复查，虽然术后一般不需复查，但是当身体出现腹胀、腹痛、呕吐及不排便等情况，应该及早到医院就诊。

第三节　胸外科

一、肋骨骨折

（一）常见症状

（1）局部疼痛是肋骨骨折最明显的症状，且随咳嗽、深呼吸或身体转动等运动而加重，有时患者可自己听到或感觉到骨摩擦感。

（2）疼痛以及胸廓稳定性受破坏，可使呼吸活动度受限，呼吸浅快和肺泡通气减少，患者不敢咳嗽，导致痰潴留，从而引起下呼吸道分泌物梗阻，肺实变或肺不张。

（3）当连枷胸存在时，吸气时，胸腔负压增加，软化部分胸壁向内凹陷；呼气时，胸腔压力增高，损伤的胸壁浮动凸出，这与其他胸壁的运动相反，称为“反常呼吸运动”。反常呼吸运动可使两侧胸腔压力不平衡，纵隔随呼吸而向左右来回移动，称为“纵隔摆动”。

（二）常见病因

（1）肋骨骨折一般由外来暴力所致，直接暴力作用于胸部时，肋骨骨折常发生于受打击部位，骨折端向内折断，同时给胸内脏器造成损伤。

（2）间接暴力作用于胸部时，如胸部受挤压的暴力，肋骨骨折发生于暴力作用点以外的部位，骨折端向外，容易损伤胸壁软组织，产生胸部血肿。

（3）开放性骨折多见于火器或锐器直接损伤。

（4）当肋骨有病理性改变如骨质疏松、骨质软化，或在原发性和转移性肋骨肿瘤的基础上，也容易发生病理性肋骨骨折。

（三）预防和护理

预防

● 肋骨骨折主要是暴力、外伤所致。目前，尚无有效的预防措施，因此需要日常注意安全，避免交通意外以及对身体造成影响的外伤。例如，汽车撞压、钝器打击伤等。

● 日常生活中应加强锻炼，增强体质；饮食中可以增加含钙元素的摄入，多吃豆制品、奶类等；保证适宜时间的阳光照射，能提高骨骼强度，增强骨密度，从而有助于预防骨折。

● 对于合并胸内器官损伤的患者，应及时送往医院检查，积极进行相关治疗。

护理

● 避免剧烈运动。由于肋骨骨折导致不稳，如果经过剧烈的运动，会导致疼痛增加和骨折断端错位的风险，甚至有可能导致血气胸，故要注意避免剧烈运动，避免大喘气，避免咳嗽。

● 适当的外固定治疗。肋骨骨折通常使用胸带外固定，避免骨折断端移动过大，形成骨折断端错位，同时需要配合接骨补钙药物治疗。

二、气胸

（一）常见症状

症状为突发性胸痛，继之有胸闷和呼吸困难，并有刺激性咳嗽；有肺气肿的老年人，即使肺压缩不到10%，亦可产生明显的呼吸困难。

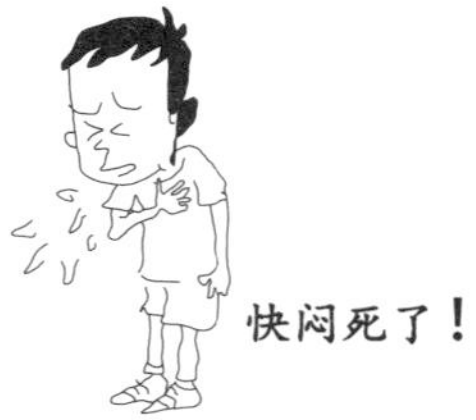

（二）常见病因

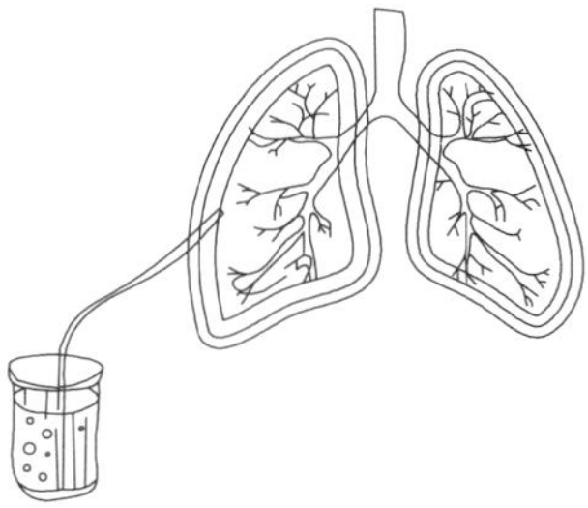

（1）原发性气胸：又称特发性气胸，好发于青年人，特别是男性瘦长者。吸烟为原发性气胸的最主要致病因素，气胸发生率与吸烟量呈明显的剂量－反应关系。

（2）继发性气胸：在其他肺部疾病的基础上，形成肺大疱或直接损伤胸膜所致，慢性阻塞性肺疾病（COPD）是继发性气胸的最常见病因。

（3）特殊类型的气胸：月经性气胸、妊娠合并气胸、老年人自发性气胸及创伤性气胸等。

（三）预防和护理

预防

- 避免呼吸道发生感染，有呼吸系统疾病应及时接受治疗。
- 日常运动时要慢慢来，不要突然增加运动量。
- 原发性肺病，不要剧烈运动，以免呼吸频率加快引起气胸。

护理

● 饮食方面，多进高蛋白饮食，不挑食，不偏食，适当进粗纤维素食物。

● 气胸痊愈后，1 个月内避免剧烈运动，避免抬举重物，避免屏气。

● 保持大便通畅，2 天以上未解大便应采取有效措施。

● 预防上呼吸道感染，避免剧烈咳嗽。

三、膈疝

（一）常见症状

（1）表现为呼吸系统和（或）消化系统的症状，也可以无任何临床症状。以胸痛为主要表现，常伴有腹痛、恶心、呕吐、便秘和（或）呼吸困难等；以腹痛为主要表现，伴有呼吸急促和（或）恶心、呕吐、腹胀及停止排便等。

（2）其他：也可有下腹痛、恶心或上腹痛、消化道出血或咳嗽、咳痰、胸闷等症状；部分患者无症状在诊治其他疾病时发现。

（二）常见病因

（1）胸腹腔内的压力差异和腹内脏器的活动度；各种引起腹内压力增高的因素如弯腰、排便困难和怀孕等，均可促使腹内脏器经膈肌缺损和薄弱部进入胸内。

（2）随着年龄增长，膈肌肌张力减退和食管韧带松弛，使食管裂孔扩大，胃体可以经过扩大的食管裂孔突入后纵隔。

（3）胸部外伤尤其胸腹联合伤引起膈肌破裂。膈疝最多见为食管裂孔疝，约占手术病例的 70%；其次为损伤性膈疝、先天性膈疝。

（三）预防和护理

预防

膈疝是先天性疾病，目前病因不明，是否与药物有关尚不明确。小的膈疝不需在新生儿期做手术，大的膈疝伴有呼吸困难，需要在出生后就做手术。合并有其他的疾病（如发育不良、先天性心脏病等）时，治疗非常困难。

护理

● 手术前要戒烟，预防上呼吸道感染，有炎症要控制感染，以免手术以后咳嗽，增加腹压使膈肌口破裂，手术前有胸骨后疼痛、上腹部饱胀、恶心以及吐酸水症状者，应予抑酸药物，节约高蛋白饮食，少食多餐，肥胖者要减轻体重，包括控制饮食以及增加活动量。

● 手术后 1 个月内应避免暴食，保持大便通畅，必要的时候可以用清肠剂，避免过度弯腰，抬举重物，穿紧缚宽腰带，以免增加腹压，吃饭后 2 小时内避免躺下，睡眠时应该垫高头部，先天性膈疝修补术后由于患侧肺长期挤压发育不良，患侧易发生胸腔积液，应该鼓励患者早期起床活动，促使肺膨胀。

四、肺癌

（一）常见症状

（1）肺癌早期并没有什么特殊症状，仅为一般呼吸系统疾病所共有的症状，如咳嗽、咳痰、痰中带血、低热、胸痛及气闷等。肺癌晚期可有面、颈部水肿，声嘶，气促等表现。

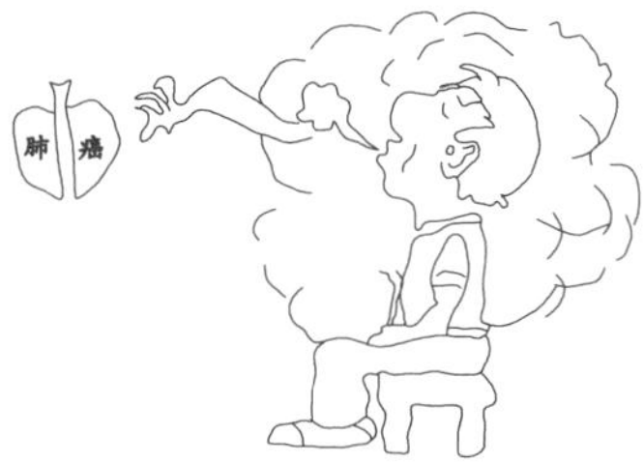

（2）其他：广泛转移肺癌之症状可产生持续性头痛、视朦，继续发展可能导致意识障碍等。

（二）常见病因

肺癌的病因至今不完全明确，肺癌危险因素主要包括以下原因。

（1）吸烟：目前认为吸烟是肺癌的最重要的高危因素，进而引起细胞的转化，最终癌变。

（2）职业和环境接触：肺癌是职业癌中最重要的一种。

（3）既往肺部慢性感染：如肺结核、支气管扩张症等患者，支气管上皮在慢性感染过程中可能转化为鳞状上皮化生，致使癌变，但较为少见。

（4）遗传因素：家族聚集、遗传易感性以及免疫功能降低，代谢、内分泌功能失调等也可能在肺癌的发生中起重要作用。许多研究证明，遗传因素可能在对环境致癌物易感的人群和（或）个体中起重要作用。

（5）大气污染与吸烟对肺癌的发病率可能互相促进，起协同作用。

（三）预防和护理

预防

- 预防肺癌最主要的一个因素就是戒烟。另外与工作环境有关，比如有化学物品、化学制剂接触史或放射线接触史，这些人群发生肺癌的机会也会相应地增加，需做好防护措施。
- 加强锻炼，增强体质，可以从根本上预防肺癌。

护理

- 术前的护理：包括呼吸道的护理，即雾化治疗；使用祛痰药物；锻炼呼吸肌的功能；训练床上排便等。

● 术后的护理：术后要密切监测患者的生命体征，主要包括血压、心率、血氧、血糖等，或是可以协助患者坐起拍背或是按压伤口等，鼓励患者咳嗽、咳痰，保持呼吸道的通畅。具体的用药要结合临床诊断、临床的表现，以医生的面诊指导为准。

● 加强患者术后心理的疏导。安慰患者，使患者积极配合治疗，有利于病情的康复。

五、脓胸

（一）常见症状

（1）急性脓胸：高热、寒战、胸痛、心悸、全身乏力、胸闷、呼吸急促、咳嗽及咳痰。

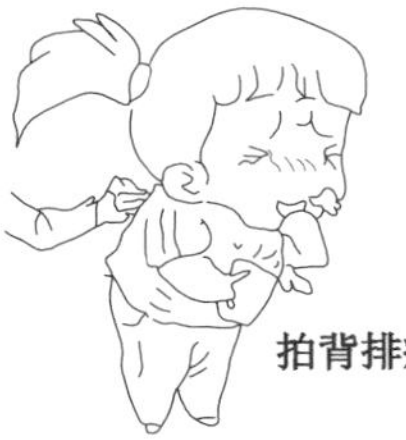

拍背排痰

（2）慢性脓胸：低热、食欲差、贫血、消瘦、胸闷、胸痛、咳嗽、脓痰，胸廓下陷，肋间隙变窄。

（3）其他：脊柱向患侧侧弯，气管和纵隔移向患侧，当患者健侧卧位时可出现呛咳加重。病程长久患者可有杵状指（趾）。

（二）常见病因

（1）肺部感染病灶可直接侵及胸膜或病灶破溃进入胸膜腔引起急性脓胸，常见的有：①大叶性肺炎，其致病菌为肺炎双球菌；②支气管炎，致病菌为链球菌、金黄色葡萄球菌。肺脓肿引起急性脓胸，在儿童中多见，空洞性肺结核相对少见。

（2）肺部损伤如刀刺伤、弹片伤可将致病菌带入胸膜腔，引起急性脓胸；胸壁开放性伤口、支气管肺部裂口、食管裂口与胸膜腔相通，外界的致病菌进入胸膜腔也会引起急性脓胸。

（三）预防和护理

预防

● 宜多食各种新鲜水果蔬菜，低脂肪、低胆固醇食品，如香菇、木耳、芹菜、豆芽、海带、鱼肉、兔肉、鸡肉、豆制品等。脓胸患者可常食银耳、豆腐、蜂蜜、梨、鱼腥草等，同时在饮食上要加强营养，以增强体质。

● 鼓励患者多饮水，补充电解质，宜多喝些汤类，如冰糖蒸银耳、橘汁、马齿苋甜膏及双冬百合炖豆腐等。

● 病情危重、体质虚弱的患者应给予静脉补液，必要时输入静脉营养、血浆、白蛋白或少量多次输入新鲜血，以纠正贫血并增强抵抗力，促进早日恢复。

● 宜食用植物油，不吃动物油，少吃辣椒、生蒜等辛辣、刺激性食物。

● 急、慢性脓胸患者均伴营养消耗，呈负氮平衡状态，应少量多次静脉输注血液或血蛋白，同时饮食中应富含高热量、高维生素及高蛋白质，以增强机体抵抗力，促进康复。

● 脓胸患者平时要注意预防感染，禁烟酒，增强身体免疫力，睡眠要充足，合理休息，多去户外散心，以保持愉快的心情。

护理

● 重症患者定时监测生命体征及病情的变化，若出现胸闷、气促、脉搏加快、口唇青紫等症状，立即告知医生，并给予低流量氧气吸入 2 ~ 4L/min。

● 痰液较多、咳脓痰者，定时给予雾化吸入，并协助排痰。

● 高热者遵医嘱抗感染治疗，并及时给予物理降温，多饮水，保持口腔卫生。

● 给予高蛋白、高热量、高维生素、易消化的饮食。必要时遵医嘱少量多次输血或给予静脉高营养。

● 掌握术后卧位的重要性及胸带加压包扎的意义。

● 掌握患侧上肢锻炼的重要性。

● 遵医嘱及手术要求，做好术前常规准备。

六、肺结节

（一）常见症状

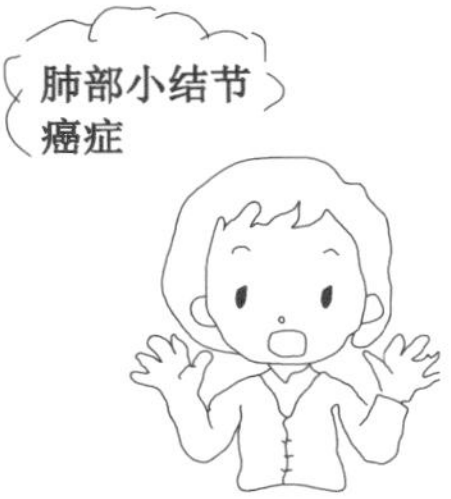

结节较小者，对肺部组织结构影响小，一般患者多无明显症状。部分患者可出现轻微症状如咳嗽、咳痰及胸痛等。

（二）常见病因

（1）恶性肿瘤：主要有肺腺癌、细支气管肺泡癌及肺鳞状细胞癌。

（2）良性肿瘤：主要有肺错构瘤、肺硬化性血管瘤、肺炎性假瘤、肺结核球、肺曲霉菌球及血管滤泡性淋巴结增生等。肺硬化性血管瘤虽属良性，但常有复发，故有恶性趋势。

（3）感染性疾病：肺结核球形灶、肺脓肿、球形肺炎、肺炎性假瘤曲菌球及寄生虫病等。

（4）免疫性疾病：类风湿肺结节、多发性动脉炎等。

（5）肺血管异常：肺动静脉畸形，贝赫切特综合征（Behcet病）所致血管瘤、肺栓塞及肺血肿等。

（三）预防和护理

预防

● 若结节表现为纯毛玻璃样，且直径不超过 0.8cm，多为不典型腺瘤样增生，可定期 CT 复查，开始每 3 个月复查一次 CT，以后周期逐渐延长。

● 若结节较大，实性成分偏多，则建议手术探查，以胸腔镜手术为佳。

● 若发现肺部结节，密切随访一年以上无变化者，恶性可能性小，但是临床有随访 8 年切除后证实为恶性者。但此类肺癌进展缓慢，预后相对较好。

● 若影像学考虑肺部结节为结核或炎症可能性大，可做试验性治疗，如抗炎抗结核治疗。若病变缩小或消失，则进一步表明炎症或结核可能。

护理

● 定期检查，及时就医。

● 注意控制饮食，提高自身体质，缓解症状。

● 注意休息，避免身体过度劳累。

● 戒烟或避免被动吸烟，避免接触有害气体或有毒颗粒，如石棉等。

● 肺结节绝大多数都是良性病变，发现肺部结节后一定不要太过度紧张，应该积极找胸外科或其他专科医生进行确诊，明确诊断，积极治疗。

第四节　泌尿外科

一、尿道损伤

（一）常见症状

（1）前尿道损伤尿。道滴血及血尿为前尿道损伤最常见症状。受损伤处局部有疼痛及压痛，排尿时疼痛加重，向阴茎头及会阴部放射。还可出现排尿困难、尿潴留、血肿、瘀斑、尿外渗等。前尿

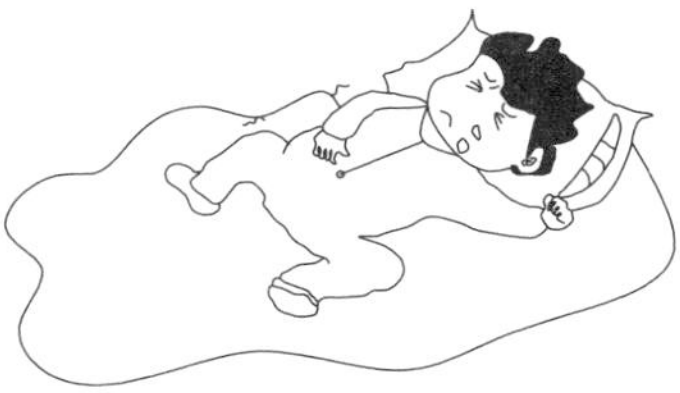

道损伤一般不出现休克，但合并其他内脏损伤，尿道口滴血和血尿重而时间长者也应密切注意有无休克发生。

（2）后尿道损伤。骨盆骨折所致后尿道损伤常合并其他内脏损伤，一般较严重，可导致大量出血，引起创伤性、失血性休克。尿道滴血及血尿为后尿道损伤最常见症状，多表现为尿初及终末血尿或小便终末滴血。后尿道损伤疼痛可放射至肛门周围、耻骨区及下腹部。尿外渗未及时处理或继发感染，导致局部组织坏死、化脓，出现全身中毒症状甚至全身感染，局部坏死后可能出现尿瘘。

（二）常见病因

（1）直接损伤：主要见于枪伤、刀伤。

（2）间接损伤：因为间接暴力导致的尿道撕扯、挫伤甚至完全断裂，常见的有骑跨伤所致和骨盆骨折导致。

（3）医源性损伤：指在进行腔内手术时，由于操作者技术不够熟练导致的损伤。

（4）患者精神异常：患者自行往尿道放异物而导致的损伤。此外，由于性交姿势不当、动作粗暴，尿道也容易损伤。

（三）预防和护理

预防

- 避免引起外伤，如摔伤、异物打击及刀伤等。
- 防止医源性损伤。
- 加强对精神异常患者的护理。

护理

● 饮食方面无特殊要求，摄入适宜蛋白质、维生素等食物。

● 膀胱造瘘管，留置10天左右拔除。

● 如发现有排尿不畅、尿线变细、尿液浑浊等现象，可能出现尿路狭窄，应及时来院就诊。

二、良性前列腺增生

（一）常见症状

1. 储尿期症状

（1）尿频、夜尿增多。尿频为早期症状，夜尿次数增加，但每次尿量不多。膀胱逼尿肌失代偿后，发生慢性尿潴留，膀胱的有效容量因而减少，排尿间隔时间更为缩短。若伴有膀胱结石或感染，则尿频愈加明显，且伴有尿痛。

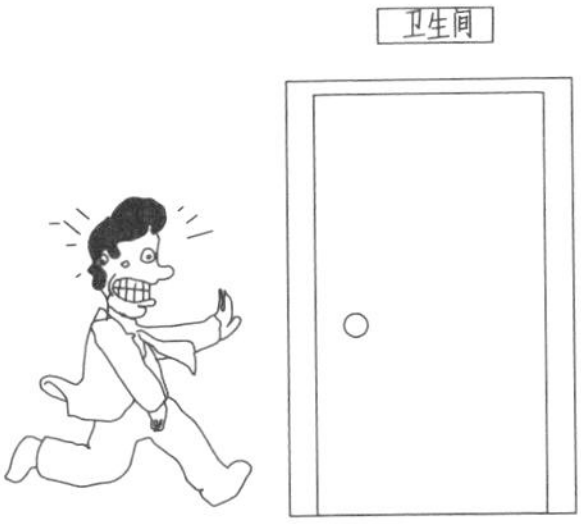

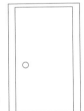

（2）尿急、尿失禁。下尿路梗阻时，50% ~ 80% 的患者有尿急或急迫性尿失禁。

2. 排尿期症状

随着腺体增大，机械性梗阻加重，排尿困难加重，下尿路梗阻的程度与腺体大小不成正比。由于尿道阻力增加，患者排尿起始延缓，排尿时间延长，射程不远，尿线细而无力。小便分叉，有排尿不尽感觉。

3. 排尿后症状

尿不尽、残余尿增多。残余尿是膀胱逼尿肌失代偿的结果。当残余尿量很大，膀胱过度膨胀且压力很高，高于尿道阻力，尿便自行从尿道溢出，称充溢性尿失禁。

（二）常见病因

病因尚未完全清楚。目前公认高龄和有功能的睾丸是前列腺增生发病的两个重要因素，两者缺一不可。发病率随年龄的增长而增加。男性在45岁以后前列腺可有不同程度的增生，多在50岁以后出现临床症状。此外，受性激素的调控，前列腺间质细胞、腺体上皮和基质的相互影响，各种生长因子的作用，随年龄增长而出现的睾酮、双氢睾酮以及雌激素水平的改变和失去平衡是前列腺增生的重要因素。近年来，也注意到吸烟、肥胖、酗酒、家族史、人种及地理环境对于前列腺增生也有关系。

（三）预防和护理

预防

- 减少烟酒的刺激：烟酒及辛辣刺激的饮食导致前列腺反复地充血、水肿，促进前列腺的增生。
- 不可久坐：长期的久坐和压迫可导致会阴部淤血和前列腺的充血，导致水肿和增大。
- 不可憋尿：憋尿会导致局部前列腺刺激和充血。
- 尽量减少感冒和受凉，注意保暖。
- 适度的性生活，适度的运动，保持乐观的心态，保持饮食和营养均衡。

护理

- 注意防寒，预防感冒和上呼吸道感染。
- 不能憋尿，一定要做到有尿就排，同时保持大便通畅。
- 避免久坐，白天应多饮水，夜间适当减少饮水。
- 慎用某些药物，比如阿托品、麻黄碱，以及一些加重排尿困难的药物。

● 及时彻底治疗前列腺炎、膀胱炎与尿道结石等。

● 注意全身的保暖，尤其是小腹、会阴部的保暖，避免坐凉凳子。

● 按摩小腹，有利于膀胱功能的恢复。

● 保持规律的作息时间，保证充足的睡眠和积极的心态，防止无规律的生活，或者过度疲劳，引起免疫力下降。

三、急性尿潴留

（一）常见症状

（1）排尿困难，无法排出尿液或排出量少。

（2）总有尿意，下腹总感觉憋胀不适。

（3）少数患者虽无明显慢性尿潴留梗阻症状，但往往已有明显的上尿路扩张、肾积水，甚至出现尿毒症的症状，如身体虚弱、贫血、呼吸有尿臭味、食欲缺乏、恶心、呕吐、贫血、血清肌酐和尿素氮升高等。

（二）常见病因

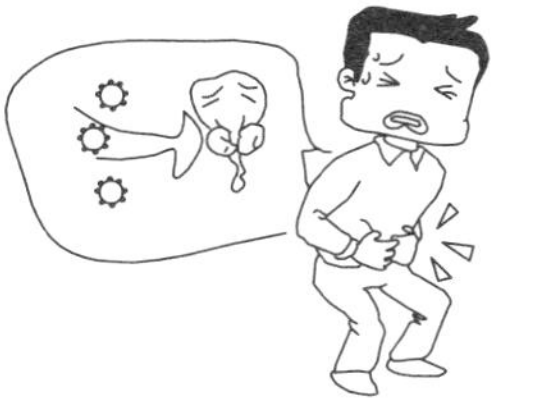

（1）男性前列腺增生症。这是男性出现尿潴留最常见的原因，多见于年龄50周岁以上的患者，当出现前列腺增生时，腺体突向尿道，造成尿道出现不同程度的梗阻，梗阻逐年加重最终发展至尿潴留无法排尿。

（2）神经源性原因。比如急性脑出血、急性脊髓炎等都可以使膀胱不能收缩，导致尿潴留，一般都伴有相关的病史，比如意识障碍或肢体不能活动。

（3）急性尿道梗阻。如尿道结石、尿道肿瘤等导致突然梗阻，出现无法排尿，都会伴有尿道出血的症状。

（4）泌尿道外伤。比如，尿道骑跨伤导致球部断裂或者骨盆骨折后直接导致尿道损伤，这都是出现尿急性潴留的原因。

（三）预防和护理

预防

- 前列腺增生患者应注意避免受凉、劳累。
- 术前患者进行卧床排尿训练；对症处理高热，预防便秘等。

护理

- 心理护理。因情绪紧张或焦虑所致，应安慰患者，消除紧张和焦虑，采取各种方法放松情绪，养成定时排尿的习惯。
- 提供隐蔽的排尿环境。
- 调整排尿的体位和姿势。
- 热敷、按摩。热敷下腹部，用手按摩下腹部，可放松肌肉，促进排尿。

四、膀胱癌

（一）常见症状

大约有 90% 的膀胱癌患者最初的临床表现是血尿，通常表现为无痛性、间歇性、全程肉眼可见血尿，有时也可为镜下血尿。血尿可能仅出现 1 次或持续一至数天，可自行减轻或停止，也有些患者在相隔若干时间后再次出现血尿。血尿的染色由浅红色至深褐色不等，常为暗红色，通常将其描述为洗肉水样、茶水样。出血量与血尿持续时间的长短，与肿瘤的恶性程度、大小、范围和数目并不一定成正比。有时发生肉眼血尿时，肿瘤已经很大或已属晚期；有时很小的肿瘤却出现大量血尿。

有 10% 的膀胱癌患者可首先出现膀胱刺激症状，表现为尿频、尿急、尿痛和排尿困难，而患者无明显的肉眼血尿。膀胱三角区及

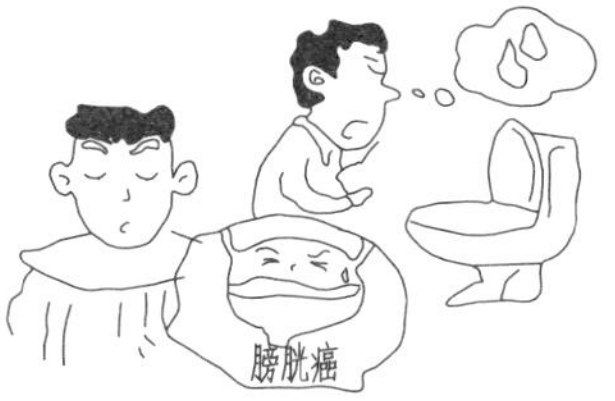

膀胱颈部的肿瘤可梗阻膀胱出口，而出现排尿困难的症状。

（二）常见病因

（1）吸烟：是目前最为肯定的膀胱癌致病危险因素，随着吸烟时间的延长，膀胱癌的发病率也明显增高。

（2）职业因素：与膀胱癌相关的职业有煤焦油、沥青、染料、橡胶及煤炭气化等行业从业者。

（3）饮食因素：大量摄入油煎食物或红肉等，可增加膀胱癌的发病风险。

（4）其他因素：如药物、遗传、慢性感染、结石、辐射及缺乏硒元素等，也与膀胱癌的发病密切相关。

（三）预防和护理

预防

- 避免接触有毒、有害的化学制品和放射性物质。
- 养成良好的生活习惯，规律作息，保证充足的睡眠，戒烟限酒。
- 饮食以清淡为主，忌食油腻、辛辣、刺激、过热、过冷、过期及变质的食物。
- 适当参加体育锻炼，提高机体免疫力。

护理

- 术后为了促进排尿功能逐渐恢复，应该坚持做提肛运动，锻炼膀胱括约肌，促进早日自行排尿。
- 保持良好的生活习惯。戒烟戒酒；多喝水，每天应该饮水 2 000mL 以上；饮食清淡，多吃一些瘦肉、鸡蛋、牛奶等食物。

- 膀胱癌不同手术方式的护理措施。

① 保留膀胱：经过膀胱内镜、腹腔镜治疗的患者可保留膀胱，术后可恢复正常生活，定期复查即可。

② 回肠膀胱过道：平时应注意对造瘘口的清洗消毒，预防感染。

③ 原位回肠代膀胱：术后排尿方式发生改变，应接受专业人员的护理指导，提高生活质量，改善预后。

小贴士

膀胱功能训练

对于因膀胱肿瘤而行膀胱部分切除的患者，膀胱容量减少，拔除导管后，小便次数会明显增多，从而增加患者的痛苦。为避免这种现象的发生，在拔管前数天，指导和协助患者定时放尿，开始每 2 小时左右放尿 1 次，以后逐渐延长至 3 ~ 4 小时，不断充盈膀胱，扩大膀胱容量，减少拔管后尿频的发生。

五、前列腺癌

（一）常见症状

1. 压迫症状

逐渐增大的前列腺腺体压迫尿道可引起进行性排尿困难，表现为尿线细、射程短、尿流缓慢、尿流中断、尿后滴沥、排尿不尽及排尿费力。此外，还有尿频、尿急、夜尿增多，甚至尿失禁。肿瘤压迫直肠可引起大便困难或肠梗阻，也可压迫输精管引起射精缺乏，压迫神经引起会阴部疼痛，并向坐骨神经放射。

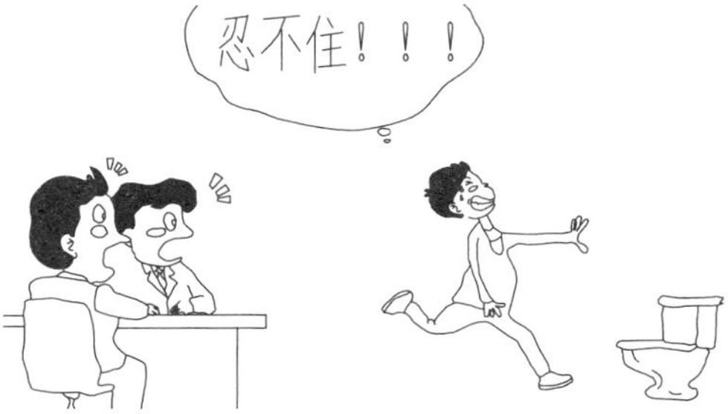

2. 转移症状

前列腺癌可侵及膀胱、精囊、血管神经束，引起血尿、血精、阳痿。盆腔淋巴结转移可引起双下肢水肿。前列腺癌常易发生骨转移，引起骨痛或病理性骨折、截瘫。前列腺癌也可侵及骨髓引起贫血或全血象减少。

3. 其他

骨转移常导致患者出现顽固性疼痛、功能障碍、病理性骨折、脊髓压迫等，严重影响患者生活质量，最终缩短患者寿命。

（二）常见病因

（1）年龄因素：本病多发生于50岁以上的男性，发病率随着年龄的增加而增加。

（2）遗传因素：若一级亲属患有前列腺癌，本人患病风险性增加一倍以上。

（3）种族因素：与种族因素有一定关系。

（4）外源性因素：如经常进食高热量的动物脂肪或维生素E、硒、木脂素类、异黄酮摄入不足，缺少阳光暴露等，都可能会影响前列腺癌进程。

（三）预防和护理

预防

● 定期检测：通过前列腺特异性抗原（PSA）浓度的测定，用血清 PSA 水平检测 40 岁以上男性，每年随访测定。

● 避免危险因素，包括遗传、年龄、高脂饮食、镉、除草剂等。此外，应避免工业制造肥皂、香水及皮革等职业因素。

● 坚持低脂饮食，多食富含植物蛋白的大豆类食物，长期饮用绿茶，适当提高饮食中微量元素硒及维生素 E 的含量。

护理

● 适当锻炼，加强营养，增强体质。

● 饮食要注意过咸不吃（包括腌制类）、辛辣刺激类不吃（包括辣椒、酒类、虾、蟹等）、被污染的不吃（包括腐烂变质的食物、剩饭剩菜等）、烧烤类不吃。肾功能不全或尿毒症患者还应注意豆类及其制品不吃，限制动物类高蛋白食品、油腻类食品等。注意水和食盐的摄入。

● 定期随诊复查。根据术后定期检测 PSA、直肠指诊以判断预后、复发情况。去势治疗者，每月返院进行药物治疗，并复查 PSA、前列腺 B 超、肝功能及血常规。

六、原发性醛固酮增多症

（一）常见症状

（1）高血压为最早出现症状。多数患者血压大幅升高，但恶性高血压罕见。

（2）神经肌肉功能障碍。

（3）肌无力及周期性瘫痪甚为常见。

（4）肢端麻木，手足搐搦。在低钾严重时，由于神经肌肉应激性降低，手足搐搦可较轻或不出现，而在补钾后，手足搐搦往往变得明显。

（5）肾脏表现为多尿，尤其夜尿多，继发口渴、多饮，常易并发尿路感染。尿蛋白增多，少数可发生肾功能减退。

（6）心脏表现为阵发性室上性心动过速，最严重时可发生心室颤动。

（二）常见病因

（1）肾上腺皮质醛固酮分泌腺瘤。

（2）特发性醛固酮增多症。

（3）糖皮质激素可调节性醛固酮增多症。

（4）肾上腺皮质醛固酮分泌腺癌。

（5）异位醛固酮分泌腺瘤或癌。

（6）原发性肾上腺增生症。

（7）对肾素有反应的醛固酮分泌腺瘤。

（8）家族性醛固酮增多症。

（三）预防和护理

预防

● 由于原发性醛固酮增多症的患者会出现高血压、低血钾的现象，因此患者需在补钾的同时避免血压升高。一般而言，建议以低盐饮食为主，在避免摄入咸菜、咸鸭蛋、咸汤等食物的同时，可多食用橘子、橙子、香蕉等富含钾元素的水果。

护理

● 低盐普通饮食，避免过咸及过甜食物。选择钾、镁含量多的食物，如蔬菜、水果等。戒烟限酒。

● 对于有高血压、低血钾的患者，应保证多休息，减少活动量。病情加重时绝对卧床休息。因肌无力翻身困难者，家属按时帮助翻身，加强生活护理。

● 患者及家属需了解肾上腺功能不全的症状，一旦出现应及时就医。

七、早泄

（一）常见症状

男性在性交时失去控制射精的能力或性交时间少于 2 分钟。多伴有焦虑、精神抑郁、头晕、神疲乏力等症状。

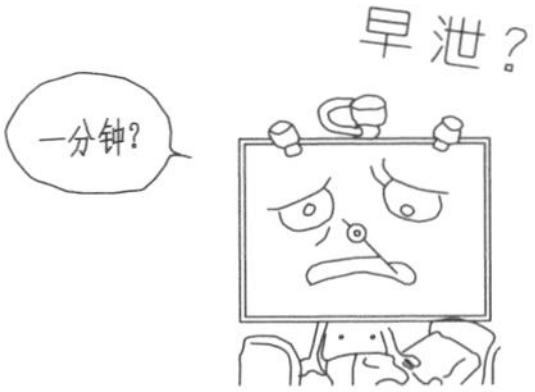

（二）常见病因

1. 心理性因素

害怕性交失败、焦虑，而陷入早泄；年轻时习惯自慰者，总以快速达到高潮为目的；缺乏性知识，仅以满足男性为宗旨；夫妻不善于默契配合；感情不融洽，对配偶厌恶，有意或无意的施虐意识；担心性行为有损健康，加剧身体的某些固有疾病；性交频次过少或长时间性压抑者；女方厌恶性交、忧心忡忡、迫于要求快速结束房事等。

2. 器质性因素

尚无定论。有人认为脊髓系统疾病如多发性硬化症或脊髓肿瘤、癫痫发作或大脑皮质器质性病变如脑血管意外，可引起射精失控。也有报告提示糖尿病、心血管疾病、骨盆骨折、泌尿生殖系统疾病（如尿道炎、前列腺炎、精囊炎以及前列腺增生）等，均与早泄相关。

（三）预防和护理

预防

● 原发性早泄患者不首先推荐心理/行为治疗，但有必要接受正确的性健康教育，长期服用药物患者应定期复查。

● 继发性早泄患者常合并其他疾病。比如，勃起功能障碍、慢性前列腺炎、抑郁症等。患者需要治疗生理或心理性疾病，同时进行药物治疗。

● 自然变异性早泄和早泄样射精功能障碍首先推荐心理治疗，提供性健康教育和心理咨询，让患者及其性伴侣对性生活有正确认识，消除性活动中紧张焦虑情绪，如这些措施无效或效果不佳，可辅助使用延迟射精药物。

护理

1. 心理护理

● 正确认识早泄：不要把新婚、未婚、很长时间无性生活者出现射精过快归于早泄；科学应对；疲劳状态下射精过快，应注意劳逸结合，有利于提高射精控制力；学习性知识，掌握性技巧，动停结合等技巧有助于延缓射精潜伏时间。

● 伴侣支持：要体贴、安慰，不能责怪、为难、威胁，应在性生活过程中多配合、鼓励，女方的身体准备和精神支持对治疗有促进作用。

● 调整心理状态：很多早泄也是由于焦虑、紧张、恐惧不安等负面情绪造成的。紧张往往是由于以前进行性生活或者手淫时担心被人发现、过于匆忙造成的。如果男性对自己的性伴侣具有惧怕心理，则会担心自己满足不了对方的性需求而产生恐惧心理。患者应该针对自己不同的心理状态，调整自己的情绪，在日常生活和性生活中注意消除这种不良情绪。

2. 生活护理

- 禁止手淫，节制房事。
- 不滥服“壮阳药”，一般壮阳药类似于兴奋剂，对人体有害。
- 加强体育锻炼，增强体质。
- 积极治疗基础病。

八、肾结石

（一）常见症状

常见的症状有腰腹部绞痛、恶心、呕吐、烦躁不安、腹胀、血尿等。如果合并尿路感染，也可能出现畏寒、发热等现象。

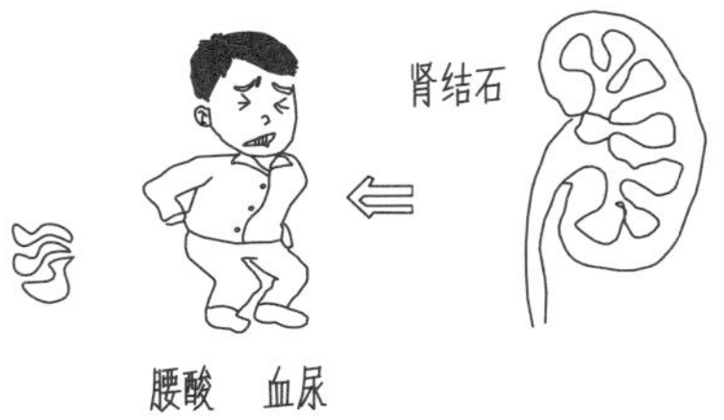

其他症状：有时候患者无疼痛感，只有少量血尿，肉眼看不出来。合并感染可有尿频尿急。

（二）常见病因

（1）年龄、性别、种族、遗传、环境因素、饮食习惯和职业与结石的形成相关。

（2）机体的代谢异常（如甲状旁腺功能亢进、皮质醇增多症、高血糖）、长期卧床、营养缺乏（维生素 B_6 缺乏、缺镁饮食）、尿路的梗阻、感染、异物和药物的使用是结石形成的常见病因。现已知泌尿系结石有 32 种成分，最常见的成分为草酸钙，其他结石的成分如磷酸铵镁、尿酸、磷酸钙以及胱胺酸（一种氨基酸）等。肾结石很少有单纯一种晶体组成，大多有两种或两种以上，而以一种为主体。

（三）预防和护理

预防

● 一级预防：针对健康人群，应避免过量饮用碳酸饮料、浓茶、咖啡、酒精等，多饮用淡茶、白开水等，适当运动、减少结石形成的因素。天气炎热的季节，根据活动量、出汗情况，及时补充水分。避免食用高嘌呤食物，如动物内脏、海鲜、啤酒等；草酸、含钙高的食物也易形成结石，如豆制品、牛奶、菠菜及柿子等，应尽量减少摄入。

● 二级预防：针对已确诊肾结石或肾结石术后患者。术后应进行结石成分分析，根据结石成分制定合理食谱，有效降低结石复发率，降低再次接受肾结石手术的风险。

护理

● 多饮水。至少每日饮水 2 000ml 以上，以稀释尿液，使结石易于排出，除白天大量饮水外，睡前也须饮水 500ml，睡眠中起床排尿后再饮水 200ml。多饮水可冲洗泌尿系统结石。

● 适当调节饮食：可以预防结石的再生。含钙结石患者应少喝牛奶等含钙高的饮食；草酸盐结石患者应少吃菠菜、马铃薯、豆类和浓茶等；磷酸盐结石患者宜用低磷、低钙饮食，并口服氯化铵使尿液酸化；尿酸盐结石患者应少吃含嘌呤的食物（如动物内脏、肉类及豆类），口服碳酸氢钠使尿液碱化，亦利于尿酸盐结石的溶解。

● 观察排石现象：如绞痛部位下移，表明结石下移；疼痛突然消失，表明结石可能进入膀胱，这时患者应努力排尿，使结石排出。

● 增加体育活动：除多饮水外，还要增加体育活动如跳跃等，使结石易排出。

● 切勿过量饮水：为排出结石，患者增加日饮水量，如突然出现心慌、胸闷、脉搏细弱等症状，应注意可能由于过量饮水而致使心脏负担过重，应立即送医院治疗。

第五节　血管外科

一、原发性下肢静脉曲张

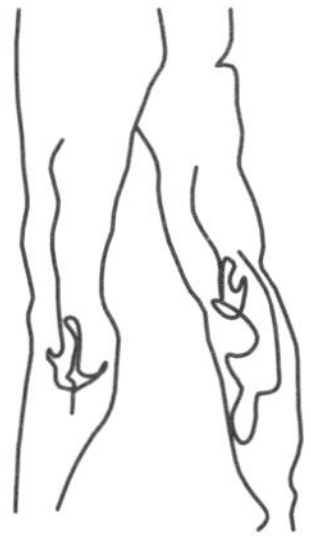

（一）常见症状

（1）静脉曲张隆起：状如蚯蚓，甚至盘曲成团，见于小腿内侧或后侧静脉。

（2）酸胀不适、沉重和疼痛：一般在静息站立时发生，行走或平卧后迅速消失。

（3）肿胀：久站后足部出现轻度肿胀。

（4）其他：症状：晚期小腿和踝部皮肤干燥，色素沉着。轻微损伤可导致经久不愈的慢性溃疡。

（二）常见病因

（1）单纯性下肢浅静脉曲张最多见，其主要病因是股隐静脉瓣膜的功能不全。

（2）原发性下肢深静脉瓣膜功能不全，往往合并大隐静脉瓣膜功能不全，多表现出浅表静脉的迂曲扩张。

（3）下肢深静脉血栓形成后综合征，因为深静脉回流不畅，发生浅静脉代偿性的迂曲扩张。

（4）下肢动静脉瘘、静脉畸形骨肥大综合征也可有下肢浅静脉曲张表现。

（5）下腔静脉回流受阻，如布加综合征，也可导致下肢静脉曲张。

（三）预防和护理

预防

● 避免长期坐立，每过1小时左右应起来活动一下四肢，肌肉收缩后促进血液回流。

● 避免久站，常做抬高下肢活动。有高危因素的职业人群应穿医用弹力袜，减轻下肢静脉压力。

● 肥胖者应减肥，控制体重。

● 多运动，比如夏天可常去游泳，日常生活中可进行踮脚活动，踝关节常做环转运动。

护理

● 多休息，抬高下肢，促进血静脉的回流，并且完善好术前检查以及各种准备。

● 术后要注意观察患者下肢肿胀的情况，因为下肢静脉曲张手术后出现深静脉血栓的可能性大，所以要对下肢肿胀的患者严格进行观察。

● 术后患者还会出现切口疼痛，应及时给予治疗，比如使用曲马多等以减轻疼痛。

● 术后应该鼓励患者走下床活动，这样可以让患者的下肢得到功能锻炼，而且也可以预防下肢深静脉血栓的形成。

三、血栓闭塞性脉管炎

（一）常见症状

（1）患肢呈现一时性或持续性苍白、发绀、有灼热及刺痛，病肢下垂时皮色变红，上举时变白，继之足趾麻木，小腿肌肉疼痛，行走时激发，休息时消失。

（2）小腿部常发生浅表性静脉炎和水肿，检查时发现足背动脉搏动减弱或消失。

（3）随着病情发展可出现间歇性跛行及雷诺现象、夜间疼痛加剧，足趾疼痛剧烈，皮肤发绀，进而趾端溃疡或坏疽而发黑，逐渐向近心端蔓延。

（二）常见病因

（1）血流淤滞状态。血液淤滞是造成下肢深静脉血栓形成的首要因素。由于久病卧床、外伤或骨折、较大的手术、妊娠、分娩、长时间的静坐及下蹲等可使血流缓慢、淤滞，促发下肢静脉血栓形成。

（2）血液高凝状态。如创伤、手术后、大面积烧伤、产后等均可使血小板增高，黏附性增强，易形成血栓。

（3）静脉壁损伤。静脉壁受到某些因素影响时，如机械性损伤、感染性损伤及化学性损伤等，会促进下肢静脉血栓形成。

（三）预防和护理

预防

- 绝对禁烟是预防和治疗本病的一项重要措施。
- 保持足部清洁与干燥、防止感染及外伤。
- 防寒保暖，无论是在工作或休息时均应保持足部温暖，以改善足部血液循环，但不能过热，以免增加氧消耗量，加重病情。
- 活动时应经常变换体位，以利于血液循环。平时可进行足部运动，以促进患肢侧支循环。
- 避免应用缩血管药物。

护理

- 平卧，注意抬高患肢，促进静脉回流。
- 深静脉血栓急性发作期，需绝对卧床 2 周左右，禁忌按摩患肢，避免血栓脱落导致肺栓塞。
- 多饮水，保持大便通畅。
- 宜吃些清淡、滋补、低热量、低脂肪食物，多吃新鲜蔬菜和水果。
- 忌烟酒，因烟草中尼古丁可引起血管痉挛，加重组织缺血。
- 注意患肢保暖，并保持干燥，避免寒冷潮湿刺激，以免引起血管痉挛，加重肢体缺血缺氧。但也不可局部热敷，以免增加局部氧的消耗，加重组织缺血。

运动小贴士

推荐 Buerger 运动，方法如下：平卧，抬高患肢 45°，维持 1 ~ 2 分钟；然后两足下垂于床旁 2 ~ 5 分钟，两足向四周活动 10 次，再将患肢放平休息 2 分钟。每次练习 10 个循环，每天练习 3 ~ 5 次。

四、腹主动脉瘤

（一）常见症状

多数患者无症状，常因其他原因查体而偶然发现。典型的腹主动脉瘤是一个向侧面和前后搏动的膨胀性肿块，约半数患者伴有血管杂音。少数患者有压迫症状，以上腹部饱胀不适较常见。

（1）疼痛：为破裂前的常见症状，多位于脐周及中上腹部。动脉瘤侵犯腰椎时，可有腰骶部疼痛，若近期出现腹部或腰部剧烈疼痛，常预示瘤体濒临破裂。

（2）破裂：急性破裂的患者表现为突发腰背部剧烈疼痛，伴有休克表现，甚至在入院前即死亡。若破入后腹膜，出血局限形成血肿，腹痛及失血休克可持续数小时或数天，但血肿往往有再次破裂入腹膜腔致死可能。瘤体还可破入下腔静脉，产生主动脉静脉瘘，可出现心力衰竭。瘤体偶尔可破入十二指肠引起胃肠道大出血。

（3）其他：瘤内偶可形成急性血栓，血栓脱落可造成下肢动脉栓塞。十二指肠受压可发生肠梗阻，下腔静脉受压阻塞可引起周围水肿。

（二）常见病因

动脉粥样硬化是本病的常见病因。

（三）预防和护理

预防

- 注意饮食，少摄入高糖、高脂食物。
- 控制血压，高血压的长期存在，会对血管壁造成损害。
- 控制血糖，血糖增高的情况下，会加重动脉壁的硬化，导致血管抗张强度降低，如果患有高血压、糖尿病，要及时积极规范地治疗。

护理

- 术后肛门排气后按医嘱进食少量流质食物，逐渐过渡到半流质食物、普食。
- 平时可进高蛋白、富含维生素、低脂、易消化饮食，保持大小便通畅，避免用力大便。
- 限制动物脂肪及高胆固醇类食物的摄入。严禁吸烟、饮酒。

- 适当活动以便心肺功能恢复，保持心情愉快。
- 按时服用药物，控制血压，定期复查。
- 防止便秘，避免腹压增高。

第六节　神经外科

一、脑震荡

（一）常见症状

（1）意识障碍：程度较轻而时间短暂，可以短至数秒钟或数分钟，但不超过半小时。

（2）近事遗忘：清醒后对受伤当时情况及受伤经过不能回忆，但对受伤前的事情能清楚地回忆。

（3）其他：常有头痛、头晕、恶心、厌食、呕吐、耳鸣、失眠、畏光、注意力不集中和反应迟钝等症状。

（二）常见病因

脑震荡为头部遭受外力打击所致，如直接受到钝器的打击（拳击、棒击等）或头部碰撞（跌仆、交通事故等）。

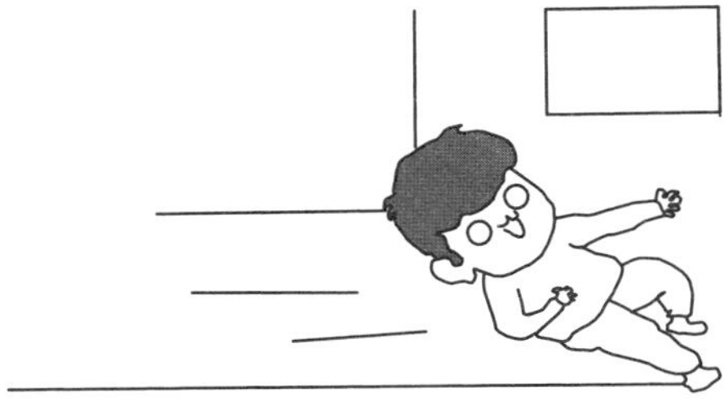

（三）预防和护理

预防

减少头部外伤的概率。

护理

- 正常饮食，注意营养均衡。
- 注意休息，根据患者症状严重程度不同，可考虑卧床休息1～2周。
- 保持安静和良好舒适的睡眠环境，光线不可过强，减少脑力和体力劳动，也应避免长时间使用电脑和手机等。
- 避免过度疲劳及头部剧烈活动，保持情绪稳定，避免外界刺激。
- 适当参加娱乐活动或进行体育锻炼，这样不但可以增强体质，还可以分散对脑震荡的注意力，促进疾病的康复。

二、颅内动脉瘤

（一）常见症状

（1）动脉瘤破裂出血症状。动脉瘤一旦破裂出血，临床表现为严重的蛛网膜下腔出血，发病急剧，患者剧烈头痛、频繁呕吐、大汗淋漓，体温可升高，出现颈强直、克氏征阳性。也可能出现意识障碍，甚至昏迷。部分患者出血前有劳累、情绪激动等诱因，也有的人并无明显诱因或在睡眠中发病。

（2）局灶症状。动眼神经麻痹常见于颈内动脉－后交通动脉瘤和大脑后动脉的动脉瘤，表现为单侧眼睑下垂、瞳孔散大，内收、上视、下视不能，直、间接光反应消失。有时局灶症状出现在蛛网膜下腔出血之前，被视为动脉瘤出血的前兆症状，如轻微偏头痛、眼眶痛，继之出现动眼神经麻痹，此时应警惕随之而来的蛛网膜下腔出血。大脑中动脉的动脉瘤出血如形成血肿；或其他部位动脉瘤出血后，脑血管痉挛脑梗死，患者可出现偏瘫、运动性或感觉性失语。巨大动脉瘤影响视路，患者可有视力障碍。

（二）常见病因

发病与先天性因素、动脉硬化、感染及创伤等有关。

（三）预防和护理

预防

● 预防措施，包括促进健康、减少危险因素、减少接触环境中有害因素，除了要防止空气、饮水、食物和工作场所的致癌剂和可疑致癌剂以外，还要改变生活方式，如戒烟、限酒等。

● 避免诱因，主要是血压，控制血压达到稳定状态，避免血压的大幅度波动造成动脉瘤的再次破裂。

● 保持大便通畅，必要时使用导泻剂。

● 避免情绪激动或者剧烈运动，同时要注意安全，尽量不要单独外出活动或锁上门洗澡，以免发生意外时影响抢救。

● 发现动脉瘤破裂出血的表现：头痛、呕吐、意识障碍、偏瘫，要及时诊治。动脉粥样硬化也是动脉瘤的发病因素之一，所以要尽早预防。同时要防止感染性疾病对血管的损害，加强颅脑外伤时血管损伤的救治。

护理

● 卧床休息，避免剧烈运动。

● 对心脏病、糖尿病进行积极治疗。

● 对高血压患者进行早期的严格和持久的控制措施，指导这类患者规范口服降压药物，定期测血压，调整服药剂量，避免间断用药。

● 加强体育锻炼，控制体重。

三、脑膜瘤

（一）常见症状

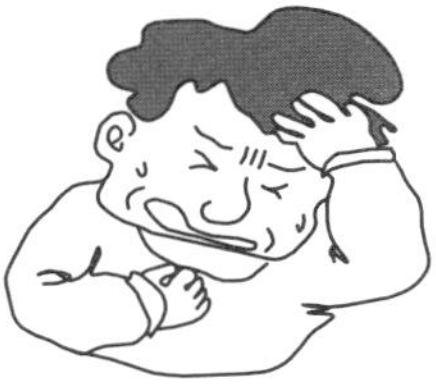

慢性头痛、头晕、癫痫、视力减退、视野改变及肢体运动障碍等。其他症状：可有头晕、精神改变、癫痫、视力减退甚至失明、共济失调或颅骨包块等。

（二）常见病因

（1）外伤因素：易造成外伤性脑膜瘤，曾有外伤性脑膜瘤案例。

（2）感染因素：病毒感染对脑膜瘤的形成可能会有影响。

（3）放射因素：放疗是治疗肿瘤的方法，但放疗不当时会诱发脑膜瘤的发生。

（4）遗传因素：与脑膜瘤发病有关

（5）其他：如激素的分泌，内皮生长因子的影响等。

（三）预防和护理

预防

● 脑膜瘤现在还没有非常理想的预防措施，这主要是因为脑膜瘤本身病因尚不十分明确，除了和遗传因素有关以外，后天的主要和头外伤、放射性损伤，雌激素、孕激素表达水平异常等因素有关。所以应尽量避免反复的头部外伤，尽可能减少对头部进行大剂量的放射性照射，特别是治疗相关的放射性照射因素。

● 日常均衡饮食，多食用富含维生素的水果和蔬菜，对预防包括脑膜瘤在内的各种肿瘤都有一定价值。

护理

● 术后待麻醉清醒后 6 小时，如无吞咽障碍即可进食少量流质饮食。术后早期胃肠功能未完全恢复时，应尽量少进食牛奶、糖类食物，防止引起肠胀气。以后逐渐过渡到高热量、高蛋白、营养丰富、易消化饮食。

- 加强功能锻炼，防止并发症的发生。
- 遵医嘱定时复查，脑血管疾病患者应严格控制血压，避免再出血。

第三章　其他系统

第一节　皮肤科常见疾病

一、带状疱疹

（一）常见症状

患处有灼热感或者神经痛，出现潮红斑，继而出现粟粒至黄豆大小的丘疹，簇状分布而不融合，继之迅速变为水疱，疱壁紧张发亮，疱液澄清，外周绕以红晕，各簇水疱群间皮肤正常。

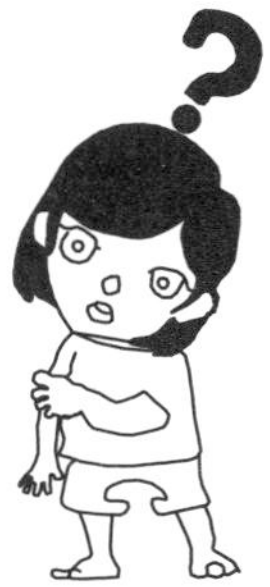

（二）常见病因

人体感染水痘-带状疱疹病毒后，发生水痘或呈隐性感染。当机体免疫力降低时，如创伤、疲劳、恶性肿瘤、病后虚弱或使用免疫抑制剂等，潜伏的病毒被激活，沿感觉神经轴索下行到达该神经所支配区域的皮肤区域增殖，引起带状疱疹。

（三）预防和护理

预防

● 增强体质。应坚持适当的户外活动或参加体育运动，提高机体免疫力，增强抵御疾病的能力。

● 预防感染。感染是诱发本病的原因之一。老年患者应预防各种疾病的感染，尤其是在春秋季节，寒暖交替时，要适时增减衣服，避免受寒引起上呼吸道感染。此外，口腔、鼻腔的炎症应积极给予治疗，以免病情迁延。

● 增加营养。老年人应注意饮食的营养，多食豆制品、鱼、蛋、瘦肉等富含蛋白质的食物，以及新鲜的瓜果蔬菜。

护理

● 减少辛辣刺激性饮食，如生葱、生蒜、浓茶、咖啡、辣椒、芥末等；避免饮用含酒精类的饮料。

● 少吃或不吃牛肉、羊肉、鸭蛋、鸡蛋、牛奶、羊奶和海鲜等。

● 保持良好的休息及睡眠，释放压力，不要过度紧张、焦虑及愤怒。

● 穿宽松、纯棉的衣物，不要穿过紧、化纤的衣物。

● 不能挤带状疱疹引起的水疱或者血泡，以免造成细菌感染。

小贴士

带状疱疹皮肤护理

以消炎、干燥、收敛及防止继发感染为原则。疱疹未破时可以外搽炉甘石洗剂，每日数次，或阿昔洛韦软膏、喷昔洛韦软膏外搽。若疱疹已破溃，需酌情以2%依沙吖啶（利凡诺）溶液或0.5%新霉素溶液湿敷，或外搽0.5%新霉素软膏等。眼带状疱疹可用阿昔洛韦眼药水点眼。

二、体癣和股癣

（一）常见症状

1. 体癣

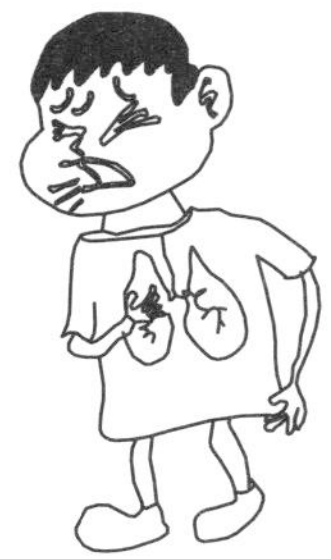

一般好发于面、颈、腰腹、臀及四肢等处。初发为红斑、丘疹、水疱或丘疱疹，继之脱屑，常呈环状。瘙痒明显，搔抓后可引起局部湿疹样改变，易继发细菌感染。一般夏秋季初发或症状加重，冬季减轻或静止，愈后留下色素沉着。

2. 股癣

为最常见的皮肤癣菌病，男性患病率明显高于女性。初为股上部内侧小片红斑，其上有脱屑，并逐渐扩展而向四周蔓延，其上有丘疹、水疱、结痂，边界清楚。中央部位可自愈，有色素沉着或脱屑，可扩展至股阴囊皱褶、肛周、臀间沟及臀部。阴囊受累较少见，罕见阴茎受累，重者可蔓延至会阴及耻骨上部。由于奇痒不断搔抓，可引起渗液和结痂，甚至红肿化脓，反复搔抓使皮肤呈苔藓样变。

（二）常见病因

（1）环境因素：体、股癣更容易青睐长期处于闷热潮湿的工作环境和生活环境当中的人，因为体、股癣是由真菌引起的，而闷热潮湿的环境便是真菌滋生与繁殖的最佳场所，所以为了身体健康，患者最好要避免在这些环境下生活或者工作。

（2）传染因素：由于体、股癣传染性较强，在与体、股癣患者发生直接或间接接触时也很容易被传染上。所以和体、股癣患者接触后一定要及时进行消毒处理，避免被传染上。

（3）其他因素：如果患者本身患有体癣、灰指甲或者手足癣这些疾病时，在抓挠完患处后再去抓挠股部，就很容易被真菌传染，从而诱发体、股癣。

（三）预防和护理

预防

体、股癣经过正规的治疗，可以达到完全治愈，预后良好。体癣、股癣的预防，最关键的是对其他癣病进行彻底的治疗。如患者患有足癣、甲癣、手癣等，需要针对这几种癣病进行彻底治疗。同时要避免接触患有癣病的猫，也要避免使用被癣病患者污染过的日常用品，保持皮肤干燥，多洗澡，勤换衣服，穿着要合身，不要过紧，还要避免滥用激素制剂。

护理

● 股癣和体癣大多为间接传染。例如，使用公共的卫生洁具和生活用品等；也可自身传染，如患有手癣者，搔抓后再搔抓身体其他部位的皮肤，就可能造成感染。因此，必须注意个人卫生，及时治疗。如同时患有手癣、足癣或其他部位的癣，应一同治疗，避免反复传染。尽量避免用手搔抓，搔抓后也要及时用肥皂洗手。

● 股癣和体癣一般易发于夏季，冬季症状可缓解。在天气炎热、相对湿度大的气候条件下，潜伏的真菌迅速生长繁殖，使症状趋于明显。因此，早期治疗和彻底治疗是很重要的。

● 在外用药治疗期间，应勤换内衣，换下的内衣最好煮沸5分钟。床单、被褥要勤洗和勤晒。患者的皮损消失后，仍应坚持用药20 ~ 30天，以防复发。

小贴士

体癣和股癣皮肤护理

以外用抗真菌剂为主，包括水杨酸苯甲酸酊、复方间苯二酚搽剂、10%冰醋酸溶液、1% ~ 2%咪唑类霜剂或溶液、1%特比萘芬软膏或联苯苄唑霜等。每日用药1～2次，疗程在2周以上。对股癣及婴幼儿体癣、股癣患者宜选用较温和的药物。全身泛发性体癣在外用药同时可内服氟康唑、伊曲康唑及特比萘芬等。

三、手癣和足癣

（一）常见症状

1. 足癣

成年人多见，往往夏季加重，秋季减轻，若未彻底治疗，常迁延多年。可分为3型：

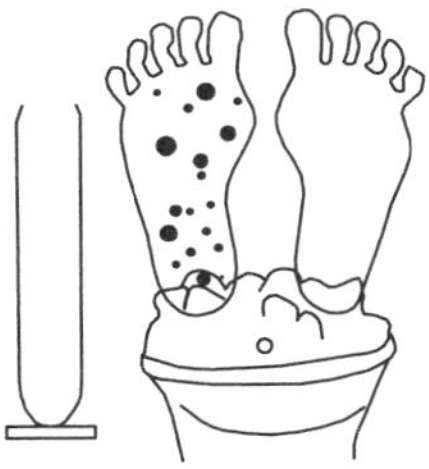

（1）鳞屑水疱型。最常见。在趾间、足跖及其侧缘出现针头至绿豆大的深在性水疱，疱壁较厚、内容清澈，不易破裂，有时融合成为大疱，撕去疱壁可露出蜂窝状基底及鲜红色的糜烂面，可继发细菌感染。水疱干涸后脱屑。有不同程度的炎症和瘙痒。病情稳定时，常以脱屑为主要表现。一年四季均可发病，而以热天多见。

（2）浸渍糜烂型。常发生在第4、5趾缝间。趾间皮肤浸渍、发白、松软，基底湿润潮红，糜烂渗液。由于该处皮肤较薄嫩，相互紧密接触，不透气，易潮湿，局部皮肤浸渍发白，呈腐皮状，揭开腐皮见鲜红色的糜烂面甚至裂隙，伴渗液，继发细菌感染化脓，形成溃疡。有时发出恶臭，奇痒难忍。可因搔抓引起淋巴管炎、淋巴结炎或丹毒，足部疼痛红肿，影响下肢活动。

（3）角化过度型。常见于足跟、足跖及其侧缘。为片状红斑，角质层增厚、粗糙、脱屑、干燥，可向足背发展，形成有鳞屑的斑片，大多干燥无汗。每到寒冷季节常致皮肤皲裂，甚至夏季也不能恢复。常发生于病期较长、年龄较大的患者。

2. 手癣

临床表现与足癣大致相同，但分型不如足癣明显，病损常局限于一侧。损害初起时常有散在小水疱发生，继而常以脱屑为主，皮纹增深，触之粗糙，病久者出现角化增厚。患区与正常皮肤之间常可见一定界限。初起时常始于掌心，第2、第3或第4指掌处，久之累及整个手掌。自觉症状多不明显。

（二）常见病因

手足癣是生活中常见的一种皮肤疾病，大多发生于手部或者足部的皮肤癣疾，所以被称为手足癣。从医学角度解释，这种癣症是由致病性丝状真菌感染引起，并且由于足部的卫生环境较手部更脏。因此，足癣比手癣更常见。手足癣常见症状可分为角化型、水疱型、丘疹鳞型、间擦型和体癣型等数种，有时这些症状也会混合出现。患者会觉得患癣部位皮肤瘙痒难耐，且容易发生干裂引起二次感染，加剧病情。

（三）预防和护理

预防

- 晚上洗脚或洗澡后，防止表皮真菌再感染。
- 平时要讲究个人卫生，不共用拖鞋、脚盆及擦布等。鞋袜、脚布要定期灭菌，保持足部清洁干燥。
- 浴室、游泳池等公共场所是传染足癣的主要地方，应严格执行消毒管理制度。
- 手足多汗和损伤，往往是脚癣或手癣最多见的诱因之一，平时要减少化学性、物理性及生物性物质对手足皮肤的不良刺激。少饮刺激性饮料，如浓茶、咖啡及酒类等，因为这些饮料激惹汗腺的分泌与排出，给表皮真菌的易感性提供了有利的环境。

护理

- 遵医嘱使用外用搽剂或软膏。

用药小贴士

鳞屑水疱型：复方苯甲酸搽剂、复方间苯二酚搽剂，1% ~ 3%益康唑、咪康唑、克霉唑、酮康唑霜、联苯苄唑霜或特比萘芬霜均可酌情使用，外搽，每日2 ~ 3次。

浸渍糜烂型：一般选用比较温和或浓度较低的抗真菌外用制剂，如复方间苯二酚搽剂或上述咪唑类抗真菌霜剂。有时需要加用干燥性粉剂，如足光粉。

角化过度型：一般宜选用抗真菌软膏或霜剂、如复方苯甲酸软膏、咪唑类霜剂或其他抗真菌药物。无论用何种药物都应耐心坚持治疗1 ~ 2个月。如伴发细菌性继发性感染或病久继发湿疹样变者，均应作相应处理。

四、药疹

（一）常见症状

药疹就是药物性皮炎，是指药物通过注射、内服、吸入等途径进入人体后引起的皮肤、全身反应可以引起发热，局部反应可以引起红斑、皮炎、湿疹、荨麻疹或是局部水肿等表现，多数采取局部治疗为主，如局部使用氟轻松治疗可以逐步好转，不过不能确定可以痊愈，接触药物有再次复发的可能。

（二）常见病因

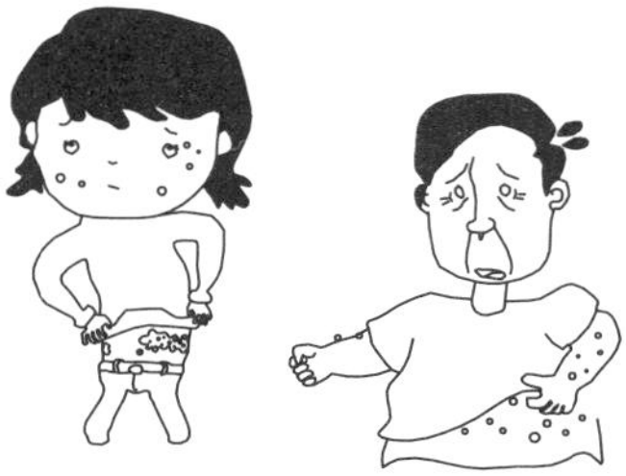

药疹引发的原因是由于口服或注射的药物，进入身体之后导致皮肤过敏反应的一种状况，几乎所有的药物都有可能引起皮炎，但最常见的有磺胺类药、解热镇痛药、安眠药类以及青霉素、链霉素等。药物引起的不良反应非常复杂，大致可以分为：药物过量、不耐受、特发性、不良反应、继发作用和过敏反应等。药疹是过敏反应的最常见类型。

（三）预防和护理

预防

● 在治疗疾病时，首先追问药物过敏史，或容易引起药疹的药物不要滥用。

护理

● 引起过敏的药物要明显写在病历上，以引起医生的注意。并劝告患者避用该药或含有与该药的一些成药相关而易引起交叉反应的药物。

● 注意药疹的前驱症状，如发热、瘙痒、轻度红斑、胸闷、气喘、全身不适等症状，及早发现，及时停药，避免严重反应的发生。

● 青霉素、破伤风抗毒素、普鲁卡因应用前必须做皮试，而且准备好一切急救所必备的药品及措施。

用药小贴士

（1）用药前一定要详细询问患者有无药物过敏史，以前曾有药物过敏者，应避免应用已知过敏或类似结构的药物。

（2）用药过程中，对任何原因不明的发疹，要高度警惕是否为药物过敏，及时停用可疑药物及明确诊断。

（3）将过敏药物标于病历的显要位置，并要让患者明白自己对某种药物过敏，以避免药疹的再次发生。

五、荨麻疹

（一）常见症状

基本损害为皮肤出现风团。常先有皮肤瘙痒，随即出现风团，呈鲜红色或苍白色、皮肤色，少数患者有水肿性红斑。风团的大小和形态不一，发作时间不定。风团逐渐蔓延，融合成片，由于真皮乳头水肿，可见表皮毛囊口向下凹陷。风团持续数分钟至数小时，少数可延长至数天后消退，不留痕迹。皮疹反复成批发生，以傍晚发作者多见。风团常泛发，亦可局限。有时合并血管性水肿，偶尔风团表面形成大疱。

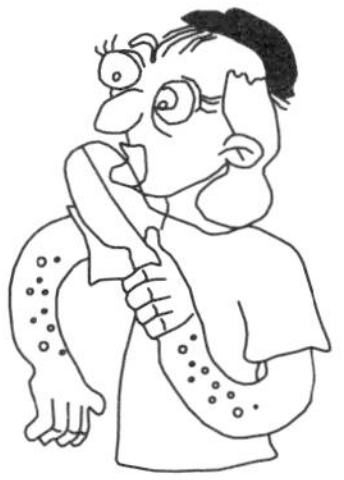

（二）常见病因

过敏、感染、冷热、日光等刺激，精神及遗传因素等。

（三）预防和护理

预防

● 做好荨麻疹护理工作，荨麻疹患者应注意寻找过敏原，宜食清淡、富含维生素的食物，禁食辛辣、刺激性食物，忌食鱼、虾等水产品。

护理

● 首先找到致敏原。尽量避免可疑致敏原，如注射部位出现红斑，疑为注射药物或消毒剂过敏，可行斑贴试验予以鉴别。

● 对急症患者应在家中备好异丙嗪、肾上腺素、氧气、类固醇皮质激素等，以便于抢救，并密切观察病情变化，随时准备送往医院抢救。

● 饮食宜清淡，避免食用刺激及易致敏食物，保持大便通畅，必要时应用缓泻药物及肥皂水灌肠。

● 室内禁止放花卉及喷洒杀虫剂，防止花粉及化学物质再次致敏。戒烟酒。

小贴士

（1）使用抗组胺药物后易出现嗜睡、眩晕，甚至轻度幻视等，应向患者交代清楚，并告诫患者服药期间避免高空作业、驾车外出等。

（2）老年患者及有心血管疾病的患者，可在睡前服药，以减少意外情况的发生。

六、湿疹

（一）常见症状

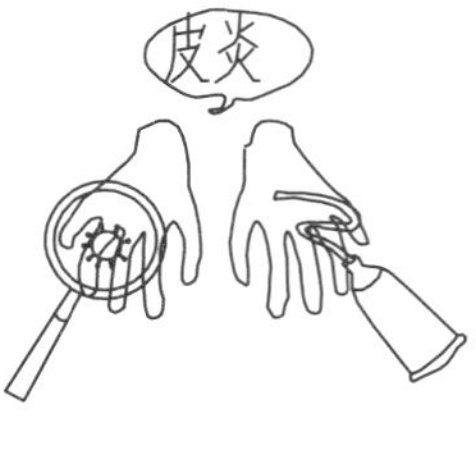

皮损初为多数密集的粟粒大小的丘疹、丘疱疹或小水疱，基底潮红，逐渐融合成片，由于搔抓，丘疹、丘疱疹或水疱顶端抓破后呈明显的点状渗出及小糜烂面，边缘不清。

（二）常见病因

（1）内部因素：如慢性消化系统疾病、

肠寄生虫病、内分泌功能失调、感染、神经精神因素及遗传因素等。

（2）外部因素：如食物（鱼、虾、牛肉、羊肉等）、吸入物（花粉、屋尘螨等）、环境变化（炎热、干燥等）、动物毛皮及各种化学物质（化妆品、合成纤维等）等。

（三）预防和护理

预防

- 避免自身可能的诱发因素。
- 避免各种外界刺激，如热水烫洗，过度搔抓、清洗及接触可能敏感的物质如皮毛制剂等。少接触化学成分用品，如肥皂、洗衣粉及洗涤精等。
- 避免可能致敏和刺激性食物，如辣椒、浓茶、咖啡及酒类。

护理

- 保持屋内空气清新，经常开窗使屋内空气流通，避免吸入过多屋内的尘螨、粉螨以及灰尘，以及屋内养的花草产生的花粉，导致过敏。
- 注意避免接触化学物品，如洗面奶、洗衣粉及洗澡液等。
- 避免用热水烫洗患处，避免用盐水、酒精及白醋反复擦洗患处。
- 少食或者不食辛辣刺激性食物及含酒精类饮料。

小贴士

湿疹外用药

外用药物根据皮疹情况选择：急性期以红斑、丘疹为主者可用粉剂或炉甘石洗剂，渗出多时可用3%硼酸溶液湿敷；亚急性皮炎可用选用糖皮质激素乳剂、糊剂。慢性期可选用软膏、硬膏等。

七、接触性皮炎

（一）常见症状

皮炎表现一般无特异性，由于接触物、接触方式及个体反应不同，发生皮炎的形态、范围及严重程度也不相同。轻症时局部呈红斑，淡红至鲜红色，稍有水肿，或有针尖大丘疹密集，重症时红斑肿胀明显，在此基础上有多数丘疹、水疱，炎症剧烈时可发生大疱。

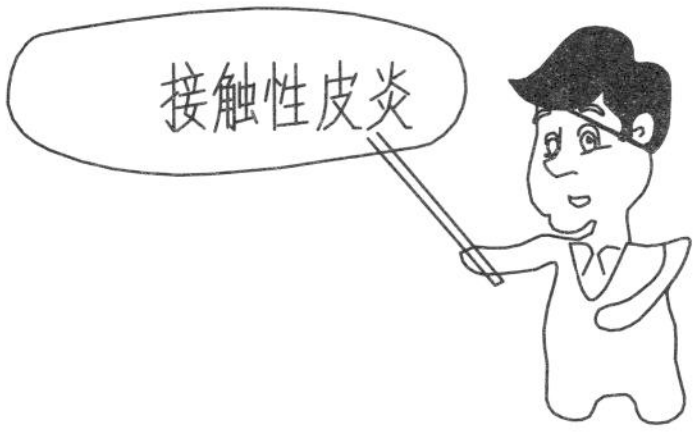

（二）常见病因

（1）原发刺激性接触性皮炎。接触物对皮肤有很强的刺激性，任何人接触后均可发生皮炎。

（2）变态反应性接触性皮炎。接触物基本上是无刺激的，少数人接触该物质致敏后，再次接触该物质，经 12 ~ 48 小时在接触部位及其附近发生皮炎。

（三）预防和护理

预防

● 首先应尽可能地寻找该病发生的原因，其次去除接触可诱发皮炎的各种因素，如染料、汽油、油漆、花粉、肥皂及洗洁精等。避免各种外界刺激，如热水烫洗、剧烈搔抓，尽量不穿尼龙、化纤的贴身内衣，而应穿纯棉、质地柔软的内衣裤。

● 应避免精神紧张、过度疲劳，生活、工作、学习节奏不可太快，应适当松弛，可参加一些体育运动以促进身心健康。

● 使用日常的化学物品，如清洁剂，需戴上防护手套。

● 如果是某一些的化妆品或者首饰类等物件在使用过后发生

接触性过敏，发现不适合本人体质的就应该避免接触使用，否则会发生更为严重的接触性皮炎。

护理

- 患上接触性皮炎之后，一定要做好护理的措施，不能吃容易过敏的食品，如海鲜类。
- 衣服应该质地柔软，不穿化纤类衣物。
- 应多吃一些新鲜的水果、蔬菜，戒烟戒酒。

八、银屑病

（一）常见症状

境界清楚、形状大小不一的红斑，周围有炎性红晕，表面覆盖多层银白色鳞屑，多在冬季加重。

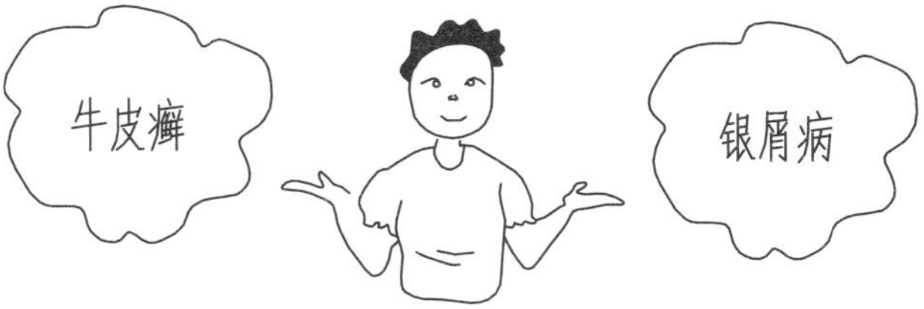

（二）常见病因

（1）遗传：相当一部分患者有家族性发病史，有的家族有明显的遗传倾向。银屑病是遗传因素与环境因素等多种因素相互作用的多基因遗传病。

（2）感染：多种方面的研究均证实链球菌、金黄色葡萄球菌、人类免疫缺陷病毒（HIV）、真菌等感染与银屑病发病和病程迁延有关。

（3）免疫异常：大量研究证明银屑病是免疫介导的炎症性皮肤病，其发病与炎症细胞浸润和炎症因子有关。

（4）内分泌因素：部分女性患者妊娠后皮损减轻甚至消失，分娩后加重。

（5）其他：精神神经因素与银屑病的发病有一定关系。饮酒、吸烟、药物和精神紧张可能会诱发银屑病。

（三）预防和护理

预防

- 保持心情舒畅。
- 合理安排生活起居：规律作息，保证充足的睡眠，避免过度紧张和劳累，注意劳逸结合。
- 饮食有节：饮食以清淡、易消化为主，避免暴饮暴食，尽量少食辛辣鱼腥类食物，戒烟限酒。
- 坚持锻炼：加强体育锻炼，增强机体抵抗力，防止感冒。
- 坚持皮肤护理：保持皮肤清洁、湿润。

护理

- 银屑病多发生于秋冬季，容易干燥脱屑，应使用润肤剂如维生素 E 乳、硅霜、橄榄油、凡士林乳膏等，保持皮肤湿润，减轻瘙痒的症状。
- 避免用力搔抓及使用物理或化学刺激，以免引起皮肤破溃而继发感染。
- 每周洗澡 1 次，使用温和的清洁剂清洗皮肤。
- 应穿纯棉或柔软的内衣，避免衣物过硬摩擦损伤皮肤。
- 对于头皮型银屑病，应勤洗头，避免过度搔抓导致皮肤感染。

● 对于掌跖脓疱型银屑病，应穿宽松透气的鞋子，保持创面清洁干燥，避免感染。

● 忌食辛辣刺激性食物，戒烟限酒。

九、寻常型痤疮

（一）常见症状

（1）丘疹性痤疮以炎症性丘疹为主，丘疹中央有时可见粉刺。

（2）脓疱性痤疮以小脓疱为主，伴有炎性丘疹。

（3）囊肿性痤疮出现许多大小不等的皮脂腺囊肿，感染后即成脓肿，常破溃溢脓，形成窦道和瘢痕。

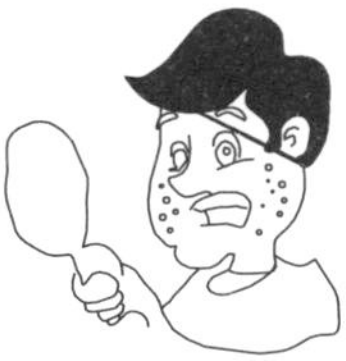

（4）结节性痤疮侵犯部位较深，形成深在的炎性结节。

（5）萎缩性痤疮炎症性病损消退后遗留许多凹坑状萎缩性瘢痕。

（6）聚合性痤疮皮损多形，可出现各种炎症性和非炎症性病变，病情往往较重。

（7）暴发性痤疮偶见于青年男性。突然出现许多炎症很重的皮损，形成结节和溃疡，除局部疼痛不适外，还可伴有全身发热和多发性关节痛，后期遗下显著的瘢痕。

（二）常见病因

病因不清，可能与雄激素、痤疮感染及遗传等有关。

（三）预防和护理

预防

● 不要熬夜，不要疲劳，注意休息。

● 饮食方面需要有一定的禁忌，特别是海鲜产品，或辛辣刺激类的食品，比如火锅、烧烤类的，油炸类的，或洋葱、大蒜、韭菜、辣椒等，这些都尽量不要吃。

护理

● 病情较轻者，仅表现为白头粉刺，可给予外用药物治疗，如维甲酸类药物。

● 患者出现丘疹、脓疱，合并细菌感染的情况下，除维甲酸类药物外，亦可给予抗生素药物。如夫西地酸乳膏、莫匹罗星软膏（百多邦）及红霉素软膏等。严重者可口服维甲酸类药物。

● 若患者临床症状较重，如四型痤疮，出现囊肿、结节，可口服维甲酸类药物，如阿维A胶囊，亦可给予糖皮质激素局部注射，促进结节消退。

十、斑秃

（一）常见症状

本病可发生于任何年龄，但以青壮年多见，两性发病率无明显差异。皮损表现为圆形或卵圆形非瘢痕性脱发，在斑秃边缘常可见“感叹号”样毛发。头发全部或几乎全部脱落，称为全秃。全身所有的毛发（包括体毛）都脱落，称为普脱。还可见匍行性脱发。病区皮肤除无毛发外，不存在其他异常。

（二）常见病因

（1）精神与情绪应激：精神压力大是该病发生的主要因素，长期处于焦虑、紧张状态下的人很容易出现斑秃现象。

（2）家族遗传：遗传易感性是斑秃发病的一个重要因素，约25%的患者有家族史。

（3）其他：频繁烫染、环境污染、内分泌失调、免疫炎症等也可引起该病的发生。

（三）预防和护理

预防

● 不用脱脂性强或碱性的洗发剂，应根据自己发质选用对头皮和头发无刺激性的合适的天然洗发剂。

● 日常不建议使用塑料或尼龙的梳子。

● 戒烟限酒，调整不良习惯，避免血液循环异常，促进头发的生长和发育。

● 坚持多吃谷物、水果、蔬菜，避免便秘，便秘可影响头发生长。如果患者患有痔疮，会影响睡眠和日常生活，加重斑秃的发生，延缓脱发区头发的正常生长。

● 消除精神压抑，因为精神状态不稳定，每天焦虑不安会导致脱发，压抑的程度越深，脱发的速度也越快。

护理

● 生活作息有规律。导致斑秃的原因可能是因为缺乏营养或精神压力比较大。首先要明确是什么原因所导致的脱发，根据不同的病因采取不同的治疗办法。生活作息要有大致的规律性，平时要尽量稳定自己的情绪，不要过分焦躁、忧虑。保证充足的睡眠时间，不要过于疲劳。

● 洗发水要合适。斑秃的患者不要使用碱性强的洗发水，因为强碱物质的洗发水对毛囊的伤害非常大，会加速毛囊的萎缩。在洗完头发之后，一定要减少电吹风的使用，也要避免烫发、染发。

● 清洁卫生。关注头皮的健康，最好的洗头频率是每2天一次，洗头时顺着头发从下根到发梢，反向容易伤到毛囊。在洗头的时候可以边按摩，边清洁头发，能够促进头部的血液循环，不要用指甲抓头皮。最好使用木梳，能够按摩头皮，加快血液的循环速度。

● 饮食方面。保证营养的摄入，平时可以多摄入一些含蛋白质的食物，特别是植物蛋白、黑芝麻、玉米等。补充铁元素，可以多吃瘦肉和猪肝。另外，还要多吃新鲜的水果和蔬菜。

第二节 耳鼻喉科常见疾病

一、鼻炎

（一）常见症状

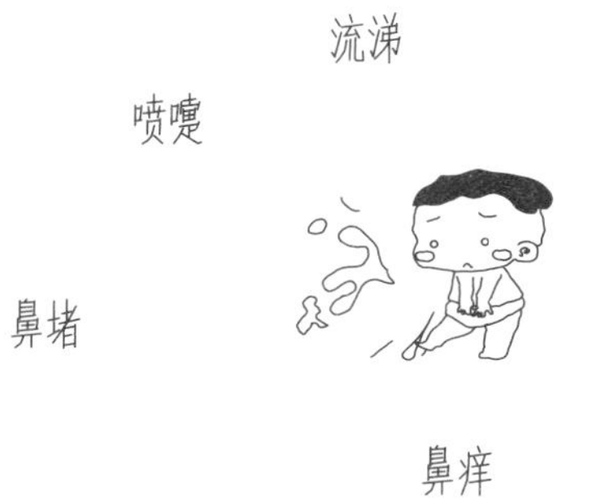

（1）典型症状：鼻塞、流涕、嗅觉下降、头痛及头昏等。

（2）常见症状：鼻炎主要有鼻塞、流涕、打喷嚏、嗅觉下降、头痛及头昏，慢性鼻窦炎多表现为头沉重感。

（3）其他症状：多数人还有食欲不振、易疲倦、记忆力减退及失眠等症状。

（二）常见病因

鼻旁窦黏膜受到细菌感染产生脓汁流入鼻腔内引起急性鼻窦炎，常由感冒而引起，而反复发作的急性鼻窦炎就会导致慢性鼻窦炎。病毒感染是主要病因。发病时可导致鼻黏膜充血、水肿、纤毛运动降低，黏膜腺分泌增加。同时多伴有打喷嚏、鼻塞、鼻漏及后鼻孔鼻漏等局部症状，以及周身不适、发热及头痛等全身症状。

鼻窦是头骨和面骨中围绕鼻腔周围的一些含气的空腔，包括上颌窦、额窦、筛窦和蝶窦。鼻窦炎是指化脓性球菌感染鼻窦黏膜引起的化脓性炎症，有急性和慢性之分。急性鼻窦炎是鼻腔黏膜的急性化脓性炎症，可一个鼻窦单独发病，也可几个鼻窦同时发炎，如果急性鼻窦炎治疗不当，或反复发作，可致慢性鼻窦炎。

本病绝大多数由伤风感冒引起。此外，全身抵抗力低下，其他鼻腔疾病也常有鼻涕阻塞，游泳、跳水方法不当，以及气压的迅速改变（如飞行、潜水等）也可导致本病的发生。

（三）预防和护理

预防

- 保持工作和生活环境的空气清新，避免灰尘环境或有害气体。
- 多运动，补充营养，增强抵抗力。
- 改掉挖鼻、用力擤鼻的坏习惯，避免长期使用萘甲唑啉（滴鼻净）、收缩力很强的优鼻等。
- 用生理盐水或生理海水定期清洗鼻腔。
- 注意预防感冒，适当保暖，减轻冷空气对鼻黏膜的刺激。
- 及时治疗鼻中隔偏曲等鼻腔结构问题引起的鼻炎，以及扁桃体炎、鼻窦炎等局部邻近的病灶。

护理

- 保持鼻腔通畅。
- 避免过敏因素或其他对鼻腔有刺激作用的因素，如花粉、冷空气。
- 注意鼻腔保温、保湿，如冬季对室内进行适当加湿等。
- 生活中注意适当锻炼，清淡饮食，戒烟戒酒等。

二、扁桃体炎

（一）常见症状

1. 急性期

（1）全身症状。起病急，畏寒，高热可达 39 ~ 40℃，尤其是幼儿可因高热而抽搐、呕吐或昏睡、食欲不振、便秘以及全身酸懒等。

（2）局部症状。咽痛明显，吞咽时尤甚，剧烈疼痛者可放射至耳部，幼儿常因不能吞咽而哭闹不安。儿童若因扁桃体肥大影响呼吸时可妨碍其睡眠，夜间常惊醒。

2. 慢性期

（1）反复发作咽痛。每遇感冒、受凉、劳累、睡眠欠佳或烟酒刺激后咽痛发作，并有咽部不适及堵塞感。

（2）口臭。由于扁桃体内细菌的繁殖生长及残留于扁桃体内的脓性栓塞物，常可致口臭。

（3）扁桃体肿大。肥大的扁桃体可使吞咽困难，说话含糊不清，呼吸不畅或睡眠时打鼾。

（4）全身表现。扁桃体内的细菌，脓栓常随吞咽进入消化道，从而引起消化不良。如细菌毒素进入体内，可有头痛、四肢乏力、容易疲劳或低热等表现。

（二）常见病因

1. 急性扁桃体炎

乙型溶血性链球菌为本病的主要致病菌，非溶血性链球菌、葡萄球菌、肺炎链球菌、流感杆菌或腺病毒、鼻病毒及单纯性疱疹病毒等也可引起本病。细菌和病毒混合感染者不少见。病原体通过飞沫或直接接触而传染。通常呈散发性，偶有群体（如部队、工厂、学校）中暴发流行。

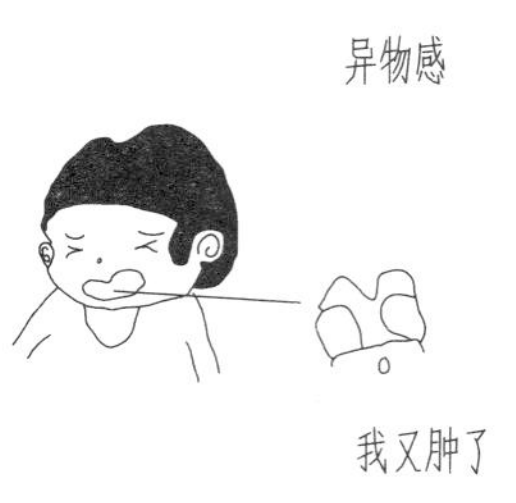

2. 慢性扁桃体炎

链球菌和葡萄球菌为本病的主要致病菌。反复发作的急性扁桃体炎使隐窝内上皮坏死，细菌与炎性渗出物聚集其中，隐窝引流不畅，导致本病的发生和发展，也可继发于猩红热、白喉、流感、麻疹、鼻腔及鼻窦感染。

（三）预防和护理

预防

● 养成良好的生活习惯。保证充足的睡眠时间，随天气变化及时增减衣物，坚持锻炼身体，提高机体的能力。

● 禁食辛辣刺激性、油腻性及过冷过热的食物，禁止用嗓过度。

● 预防和治疗各类传染病，防止和避免传染病交叉感染。

● 积极预防传染性疾病，流感季节尽量少去人群密集的公共场所，在家多开窗通风，保持空气流通。

● 加强体育锻炼，增强自身抵抗力，减少疾病的发生频率。

护理

● 患有慢性扁桃体炎的患者，应该积极彻底治愈，如果反复发作最好行扁桃体摘除术。

● 早晚用淡盐水漱口，能感到微咸为宜，也有专门针对慢性扁桃体炎的漱口液，可有效预防慢性扁桃体炎的反复发作。

● 注意口腔卫生，养成良好的生活习惯。早晚刷牙、饭后清水漱口，避免食物残渣存在口腔中。

三、腺样体肥大

（一）常见症状

打鼾和张口呼吸，鼻部症状如鼻塞、流鼻涕；耳部症状如听力

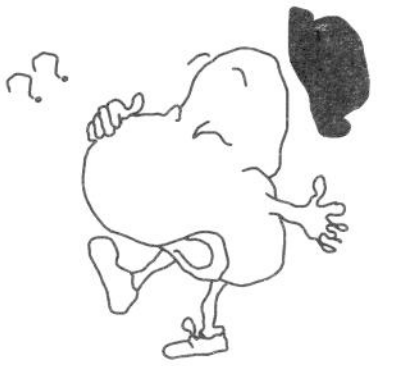

腺样体

减退和耳鸣；咽部症状如闭塞性鼻音和夜间阵咳等。另外，腺样体肥大还会导致儿童颌面部发育异常，俗称“腺样体面容”。

（二）常见病因

多因鼻咽部及其毗邻部位的炎症或腺样体自身的炎症反复刺激使腺样体发生病理性增生导致。常见的病因为急、慢性鼻咽炎的反复发作，儿童期的各种急性传染病等。致鼻阻塞加重，阻碍鼻腔引流，鼻炎、鼻窦炎分泌物又刺激腺样体使之继续增生，形成互为因果的恶性循环。本病也常常有家族遗传史。

（三）预防和护理

预防

- 预防各种急性传染病及上呼吸道感染。
- 及时治疗鼻炎及鼻窦炎，尤其尽早控制过敏性鼻炎发作。
- 避免长期在寒冷潮湿环境中生活。
- 避免刺激性饮食。
- 积极锻炼身体，增强身体抵抗力。

护理

- 每晚睡觉前用海盐水给孩子清洗鼻腔，把分泌物和病菌清洗出来。
- 由于平躺会引起鼻塞，可以让孩子侧卧。
- 均衡饮食，晚饭进食适量肉类。
- 保持大便通畅，多吃蔬菜、水果。
- 冬季室温不要过高，要保持一定的相对湿度，加强体育锻炼，增强抵抗力。

四、神经性耳聋

（一）常见症状

（1）以听力障碍、减退甚至消失为主要症状。

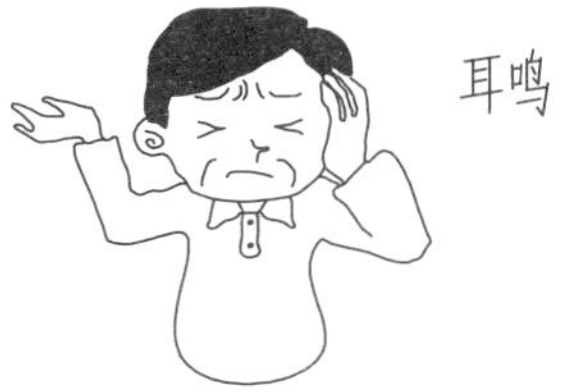

（2）其他：常自觉耳中有蝉鸣或其他各种声响，眩晕、恶心及呕吐。

（二）常见病因

耳毒性药物、创伤、先天性、病毒感染及噪声等。

（1）小儿在患病后连续使用抗生素如链霉素、卡那霉素及庆大霉素等所引起的药物性中毒所致神经性耳聋。

（2）由病毒感染或内耳血管栓塞引起的突发性耳聋。

（3）患传染病如脑膜炎、麻疹及伤寒等所致的传染性耳聋。

（4）由外伤或爆震、噪声引起的爆震性耳聋等。

（三）预防和护理

预防

- 防止病毒感染。
- 遵医嘱使用抗生素。
- 加强锻炼。

护理

- 心理护理。多与患者接触，耐心倾听患者谈话，对重度耳聋患者，可选用写字板、手势或肢体语言等交流方式与其沟通，帮助其解除顾虑、增强信心，配合治疗。
- 用药护理。遵医嘱按时应用抗生素、激素或抗组胺等药物，观察用药后效果，注意用药后反应。

● 使用合适的助听器。

五、鼾症

（一）常见症状

重打鼾、憋气、夜间呼吸暂停、梦游、遗尿和白昼嗜睡，还可伴有心血管和呼吸系统继发症，如高血压、心脏肥大、心律不齐，30% 的患者肺功能检查有不同程度慢性肺损伤。此外，尚有情绪压抑及健忘等。

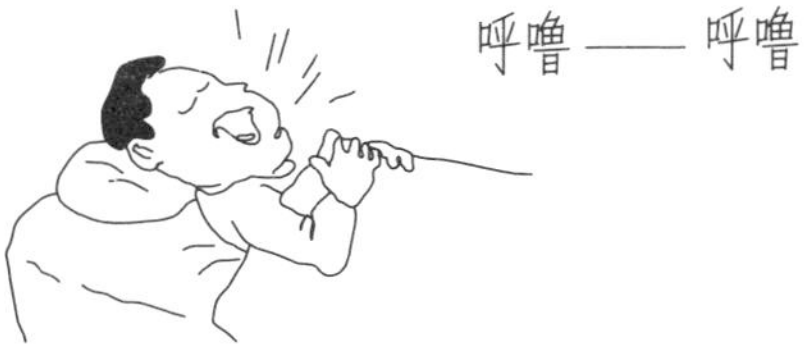

（二）常见病因

（1）鼻腔及咽、喉部病变前鼻孔狭窄或闭锁，鼻中隔偏曲，鼻息肉，肥厚性鼻炎，变应性鼻炎，鼻腔各种良性或恶性肿瘤；鼻咽炎，腺样体肥大，鼻咽部闭锁或狭窄，扁桃体肥大，腭垂过长或肥大，咽部肿瘤，咽肌麻痹；会厌炎，会厌囊肿，会厌肿瘤，声门上水肿，声带麻痹，喉软骨软化；以及颈部的甲状腺肿和其他原发性或转移性肿块压迫等。

（2）口腔病变以舌的病变影响为甚，如巨舌症、舌肿瘤、舌根部异位甲状腺，继发于黏液性水肿的舌体增大，用咽瓣修复腭裂的部分患者。

（3）某些先天性颌面部发育畸形如 Pierre-Robin 综合征，其特征为小颌、腭裂、硬腰高拱、舌下垂等。

（三）预防和护理

预防

● 加强身体锻炼，适当控制体重，尤其对于肥胖人群，其脂肪组织可能在气道周围沉积，可造成气道狭窄。

● 采取适当的睡眠姿势，通常以右侧卧位较好。

● 避免临睡前吸烟、饮酒，少吃一些刺激性的食物等。

● 白天不要过度疲劳，易导致精神和肌肉紧张。睡前最好能舒缓身心，洗热水澡，听柔和的轻音乐。

第三节 传染病常见疾病

一、病毒性肝炎

（一）常见症状

1. 急性肝炎

（1）黄疸前期有畏寒、发热、乏力、食欲不振、恶心、厌油、腹部不适、肝区痛及尿色逐渐加深。

（2）黄疸期热退，巩膜、皮肤黄染，黄疸出现而自觉症状有所好转，肝大伴压痛、叩击痛，部分患者轻度脾大。

（3）恢复期黄疸逐渐消退，症状减轻以至消失，肝脾恢复正常，肝功能逐渐恢复。

2. 慢性肝炎

常见症状为乏力、全身不适、食欲减退、肝区不适或疼痛、腹胀、低热，体征为面色晦暗、巩膜黄染、可有蜘蛛痣或肝掌、肝大、质地中等或充实感，有叩痛、脾大严重者，可有黄疸加深、腹水、下肢水肿、出血倾向及肝性脑病。

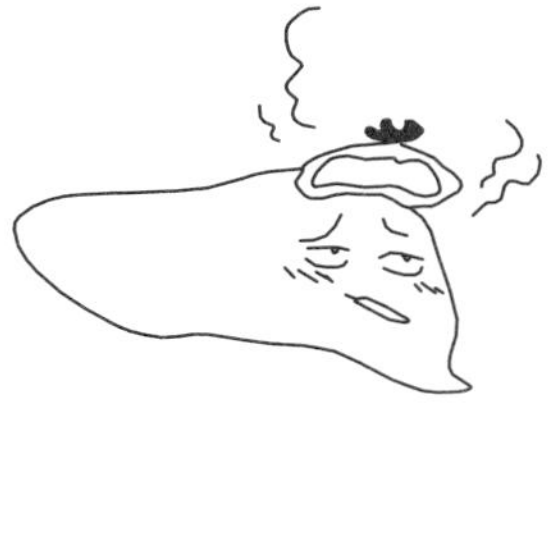

3. 重型肝炎

（1）急性重型肝炎迅速出现神经精神症状，出血倾向明显并可出现肝臭、腹水、肝肾综合征、凝血酶原活动度低于 40% 而排除其他原因者，胆固醇低，肝功能明显异常。

（2）亚急性重型肝炎在起病 10 天以后，仍有极度乏力、食欲缺乏、重度黄疸（胆红素 > 171 μmol/L）、腹胀并腹腔积液形成，多有明显出血现象，肝性脑病多见于后期肝功能严重损害。

4. 淤胆型肝炎

起病类似急性黄疸型肝炎，但自觉症状常较轻，有明显肝大、皮肤瘙痒、大便色浅，血清碱性磷酸酶、γ-转肽酶、胆固醇均有明显增高，黄疸深，胆红素升高以直接增高为主，转氨酶上升幅度小，凝血酶原时间和凝血酶原活动度正常。

（二）常见病因

多由甲、乙、丙、丁、戊 5 种肝炎病毒感染所致。

（三）预防和护理

预防

- 疫苗是预防乙肝的首选，国家实施新生儿乙肝疫苗预防接种为主的控制策略。
- 防止“病从口入”，预防甲肝和戊肝。
- 切断传播途径，预防丙型肝炎。

护理

- 注意观察患者有无神志、行为、性格改变等肝性脑病前驱症状，若出现异常及时就医。
- 慢性肝炎患者应注意若牙龈出血，应做好口腔清洁使用软毛牙刷；鼻出血时可用无菌棉球或肾上腺素棉球填塞。
- 肝功能好转时，可逐步开始活动，以不疲劳为原则。慢性期或迁延不愈者，可根据病情卧床休息或适当活动。保证充足睡眠，保持病室空气清新，通风良好。

- 做好心理疏导，消除思想负担，树立战胜疾病的信心。
- 肝炎活动期需进行隔离。

小贴士

饮食调理

（1）多吃清淡可口的食物和新鲜蔬菜水果，忌辛辣刺激食物、高脂食物、加工食品，忌生冷饮食。

（2）戒酒，90%的酒精需要在肝脏内代谢，酒精可以使肝细胞的正常酶系统受到干扰破坏，直接损害肝细胞，使肝细胞坏死，所以病毒性肝炎患者需戒酒。

（3）忌高铜饮食，肝功能不全时不能很好地调节体内铜的平衡，而铜易于在肝脏内积聚。

二、艾滋病

（一）常见症状

典型症状有持续发热、虚弱、盗汗，持续广泛性全身淋巴结肿大，特别是颈部、腋窝和腹股沟淋巴结肿大更明显。体重下降在3个月内可达10%以上，最多可降低40%，消瘦特别明显。

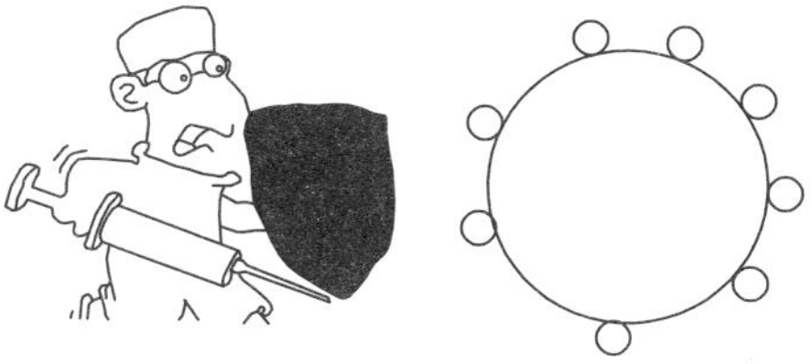

（二）常见病因

艾滋病是由人类免疫缺陷病毒（HIV）引起的性传播疾病，根据血清分型，HIV可分为Ⅰ型（HIV-1）和Ⅱ型（HIV-2）。HIV主要侵犯的是T淋巴细胞，引起人细胞免疫严重受损，继而发生条件致病菌感染、恶性肿瘤等。主要经以下 3 种途径传播：性接触、血液及血制品（包括共用针具静脉注射毒品、介入性医疗操作等）传播和母婴传播（包括经胎盘、分娩时和哺乳传播）。握手拥抱、礼节性亲吻、同吃同饮等日常生活接触不会传播 HIV。

（三）预防和护理

预防

● 确保安全的性行为。

● 避免使用不干净的针头，注射时尽量使用未拆封的一次性注射器。

● 避免不必要的血液暴露，比如美容文身、修脚、扎耳洞等，一定要到有卫生合格的机构应用，确保严格消毒。

● 不共用生活用品，比如剃须刀、牙刷。

● 要注意避免接触到艾滋患者的血液。

护理

● 隔离。在执行血液 / 体液隔离的同时应实施保护性隔离。

● 心理护理。患者同常人一样，都需要自尊和被人尊重，需要爱和温暖，需要实现自我。

● 预防感染。严格执行无菌操作原则，做好接触性隔离，监测体温，及时发现感染征兆。

小贴士

艾滋患者日常护理

（1）定期或不定期的访视及医学观察。

（2）患者的血、排泄物和分泌物应用 0.2% 次氯酸钠或含氯石灰（漂白粉）等消毒液进行消毒。

（3）严禁献血、捐献器官或精子；性生活应使用避孕套。

（4）出现症状、并发感染或恶性肿瘤者，应住院治疗。

（5）已感染 HIV 的育龄妇女应避免妊娠、生育，以防止母婴传播。HIV 感染的哺乳期妇女应人工喂养婴儿。

三、流行性腮腺炎

（一）常见症状

潜伏期 8 ~ 30 天，平均 18 天。起病大多较急，无前驱症状。有发热、畏寒、头痛、肌痛、咽痛、食欲不佳、恶心、呕吐及全身不适等，数小时腮腺肿痛，逐渐明显，体温可达 39℃以上。腮腺肿痛最具特征性。一般以耳垂为中心，向前、后、下发展，状如梨形，边缘不清；局部皮肤紧张，发亮但不发红，触之坚韧有弹性，有轻触痛，张口、咀嚼（尤其是进酸性饮食）时刺激唾液分泌，导致疼痛加剧；通常一侧腮腺肿胀后 1 ~ 4 天累及对侧，双侧肿胀者约占 75%。

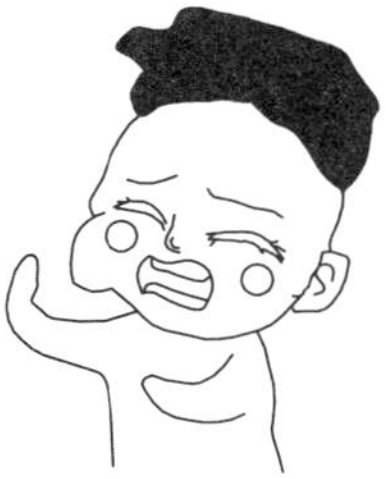

（二）常见病因

流行性腮腺炎是由腮腺炎病毒引起的急性传染病。患者及隐性感染者为本病的传染源。腮腺炎病毒主要通过空气飞沫传播，也可通过接触被病毒污染的物品而传播。人群普遍易感，但以儿童较为多见。

（三）预防和护理

预防

- 早期隔离患者至腮腺肿胀完全消退为止，告诉孩子不要与患病者亲密接触。

● 保持室内注意通风，保持空气流通，家里可用消毒，流行期间不要参加大型集体活动。

● 接种三联疫苗，加强卫生和知识宣传，教育孩子养成良好的个人卫生习惯，多参加锻炼增强体质。但腮腺炎减毒活疫苗不能用于孕妇、先天或者免疫低下以及鸡蛋过敏者。

● 药物预防，采用板蓝根30g，或金银花9g煎服，每日1剂连服6天。

护理

● 减轻疼痛，保持口腔清洁，预防继发感染，腮腺肿痛，影响吞咽，口腔内残留的食物易引起细菌繁殖，应该经常用温盐水漱口，不会漱口的幼儿应该帮助其多饮水。

● 降温，保证休息，防止过于疲劳，监测体温。高热者可采用头部冷敷、温水浴，进行物理降温，或服用适量的退热剂。发热早期给予利巴韦林干扰素或板蓝根抗病毒治疗。

● 病情观察，患儿出现持续高热、剧烈头痛、呕吐、颈强直、嗜睡、烦躁或惊厥，应该密切观察，及时发现。

● 预防感染的传播，对患者应该采取呼吸道隔离，直至腮腺肿大完全消退。

● 家庭护理，指导单纯腮腺炎的患者可在家里隔离治疗，应该做好隔离用药、饮食退热等护理，并学会观察病情，一旦出现严重症状，立即就诊。

四、手足口病

（一）常见症状

急性起病，发热、口痛、厌食、口腔黏膜出现散在疱疹或溃疡，位于舌、颊黏膜及硬腭等处为多，也可波及软腭、牙龈、扁桃体和咽部。手、足、臀部、臂部、腿部出现斑丘疹，后转为疱疹，疱疹周围可有炎性红晕，疱内液体较少。手足部较多，掌背面均有。

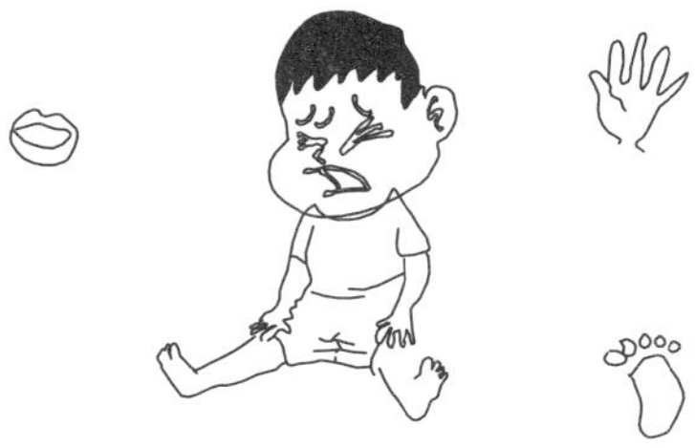

（二）常见病因

本病由肠道病毒如柯萨奇病毒 A16 型及肠道病毒 71 型引起。

（三）预防和护理

预防

- 手足口病患者是最重要的传染源，因此要避免与手足口病患者接触。
- 家中如有疑似或者确诊为手足口病的患者，应该及时送医院诊断治疗并予以隔离。
- 注意室内通风，保持空气新鲜。不要去人多、空气不流通的场所，以免交叉感染。
- 要特别注意手卫生，养成良好的卫生习惯。
- 合理营养，增强体质，避免受凉感冒，防止抵抗力下降。
- 及时接种手足口病疫苗是重要的预防手段。

护理

- 消毒隔离：患者的房间要定期开窗通风，保持空气新鲜、流通，温度适宜。有条件的家庭每天可用醋酸熏蒸进行空气消毒。减少人员进出患儿房间，禁止吸烟，防止空气污浊，避免继发感染。

● 饮食营养：患儿因发热，口腔疱疹，胃口较差，不愿进食，宜给患者吃清淡、温性、可口、易消化、柔软的流质或半流质，禁食冰冷、辛辣的刺激性食物。

● 口腔护理：患者会因口腔疼痛而拒食、流涎、哭闹不眠等，要保持患者口腔清洁，饭前饭后用生理盐水漱口，对不会漱口的患者，可以用棉棒蘸生理盐水轻轻地清洁口腔。

● 皮疹护理：患儿衣服、被褥要清洁，衣着要舒适、柔软，经常更换；剪短患儿的指甲，必要时包裹患儿双手，防止抓破皮疹；臀部有皮疹的患儿，应随时清理大小便，保持臀部清洁干燥。

五、水痘

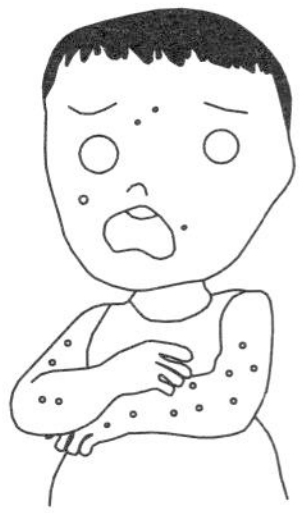

（一）常见症状

以发热及皮肤和黏膜成批出现周身性红色斑丘疹、疱疹、痂疹为特征，皮疹呈向心性分布，主要发生在胸、腹、背部，四肢很少。

（二）常见病因

水痘是由水痘-带状疱疹病毒引起的。本病的传染源为水痘患者，通过飞沫或直接接触感染者的皮损处传染。

（三）预防和护理

预防

● 尽早发现：患有水痘的儿童表现为发热1天以后出现一些躯干的皮疹，开始可能是丘疹，随后可能发现丘疹上面有个小水疱，随后水疱慢慢破溃、结痂，逐渐增多，这是非常重要的一点。有些患儿注射过疫苗，甚至没有发热表现，所以一定要及时去医院进行诊治。

● 切断传播途径：水痘主要是水疱破溃以后经接触或呼吸道传染，所以一旦发现，家里需要尽快进行空气和局部物品的消毒。学校应急处理也非常重要，发现儿童患水痘以后一般要隔离，结痂或者出皮疹以后7天才可以解除，水痘的传染性在出疹7天以后基本上就没有了。

护理

● 隔离水痘患儿：如果儿童出现水痘，需要及时隔离，不让其接触到其他的孩子，要隔离到病情完全好才可以与其他孩子接触。

● 给孩子剪指甲：由于水痘在发生的时候会出现很瘙痒的感觉，为了防止疱疹被抓破而引发感染，要及时给孩子剪短指甲，才能够降低疱疹被抓破后出现感染的现象。

● 勤消毒：患儿接触过的衣服、被褥、毛巾及餐具都要进行消毒，而且要分开使用，不与健康人共用。

● 要注意饮食：在患病期间要保持饮食的清淡，可以采用有营养的流质食物进行喂养，就可以让患者的肠胃得到充分的休息，也能补充体内的营养。

六、登革热

（一）常见症状

（1）发热：起病大多突然，体温迅速达39℃以上，一般持续2～7日，热型多不规则，部分病例于第3～5天体温降至正常，1日后又再升高，呈双峰热或鞍形热。儿童病例起病较缓、热度也较低。发病时伴有头痛、背痛和肌肉关节疼痛、眼眶痛、眼球后痛等全身症状。可有感觉过敏、恶心、呕吐、腹痛、食欲差、腹泻和便秘等消化道症状。颜面和眼结膜充血，颈及上胸皮肤潮红。发热

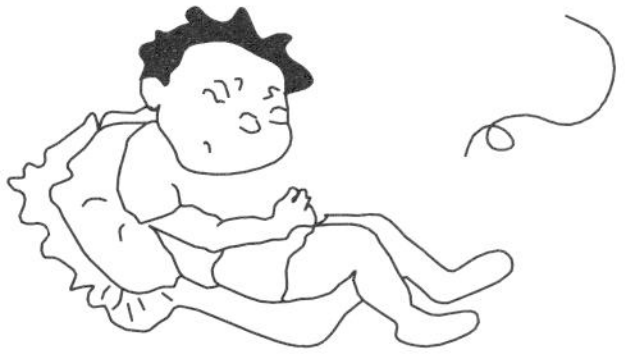

期可出现相对缓脉。

（2）皮疹：于发病后 2 ～ 5 日出现，初见掌心、脚底或躯干及腹部，渐次延及颈和四肢，部分患者见于面部，可为斑丘疹、麻疹样皮疹、猩红热样皮疹、红斑疹，稍有刺痒，也有在发热最后 1 日或在热退后，于脚、腿背后、踝部、手腕背面、腋窝等处出现细小瘀斑，1 ～ 3 日内消退，短暂遗留棕色斑，一般与体温同时消退。

（3）出血：于发病后 5 ～ 8 日，约半数病例可出现不同部位、不同程度的出血，如鼻出血、皮肤瘀点、胃肠道出血、咯血、血尿及阴道出血等。

（4）其他：全身淋巴结可有轻度肿大，伴轻触痛。可有肝大，脾大少见。个别病例有黄疸。病后患者常感虚弱无力，完全恢复常需数周。

（二）常见病因

登革热是登革病毒经蚊媒传播引起的。患者和隐性感染者为主要传染源，蚊虫是主要传播媒介，人群对登革热病毒普遍易感。

（三）预防和护理

预防

● 管理好传染源：包括感染登革热患者和隐性感染者，需及早到医院就诊，早期发现早期隔离。

● 切断传播途径：避免去丛林、公园等地方，家居卫生环境应避免蚊虫的滋生。家内定期做好灭蚊措施，在易积水地方喷洒杀蚊剂。

● 保护易感人群：易感人群应劳逸结合，锻炼身体，补充营养，增强体质，外出时涂抹驱蚊剂。

护理

● 密切观察病情，记录患者的生命体征、尿量、神志等。

● 观察用药输液的速度，患者如有不适等，须及时告知医生调整治疗方案。

● 清淡饮食，在发病期间，以流质或半流质为主，但是如果患者渗出比较厉害，全身水肿，需要补充电解质。如果患者大量电解质和血浆外渗，尽量用食疗能来解决，食疗解决不了，就静脉输液、口服补液治疗，但不主张喝碳酸饮料。

七、甲型H1N1流感

（一）常见症状

甲型H1N1流感的症状与其他流感症状类似，如高热、咳嗽、乏力、厌食等。

（二）常见病因

甲型H1N1流感的病因是甲型H1N1流感病毒，H和N是流感病毒表面的识别分子，H指血凝素，N指神经氨酸酶，也就是特殊抗原。根据H不同和N不同，把流感病毒分为不同种类，除了H1N1流感病毒，还可以有H5N1、H2N2、H7N9等很多种流感病毒。甲型H1N1流感病毒不仅仅可以感染人类，还可以感染动物，比如猪，同时还可以感染鸟类。

（三）预防和护理

预防

● 勤洗手，养成良好的个人卫生习惯。

● 睡眠充足，多喝水，保持身体健康。

● 应保持室内通风，少去人多、不通风的场所。

● 做饭时生熟要分开，猪肉烹饪至71℃以上，以完全杀死甲型H1N1流感病毒。

● 避免接触生猪或前往有猪的场所。

护理

● 保护自己远离甲型H1N1流感。对于那些表现出身体不适、出现发热和咳嗽症状的人，要避免与其密切接触；勤洗手，要使用香皂彻底洗净双手；保持良好的健康习惯，包括睡眠充足、吃有营养的食物、多锻炼身体。

● 如感不适，出现高热、咳嗽或喉咙痛，应待在家中，不要去人员密集的地方；多休息，多喝水；咳嗽或打喷嚏时，用一次性纸巾遮掩住嘴和鼻子，用完后的纸巾应处理妥当；勤洗手，每次洗手都应用肥皂彻底清洗，尤其咳嗽或打喷嚏后更应如此；将自己的症状告诉家人和朋友，并尽量避免与他人接触。

● 如何护理甲型H1N1流感患者。将患者与家中其他人隔离开来，至少保持1米距离；照料患者时应用口罩等遮盖物遮掩住嘴和鼻子，遮盖物使用后应丢弃或清洁；与患者接触后应用肥皂彻底洗净双手，患者居住的空间应保持空气流通。

● 就诊。去医疗机构之前，应该首先与医护人员进行联系，报告自己的症状，解释为何会认为自己感染了甲型H1N1流感。

八、细菌性痢疾

（一）常见症状

（1）典型症状：发热、腹痛、腹泻、里急后重及黏液脓血便等。

（2）常见症状：菌痢常年散发，夏秋多见，是我国的常见病和多发病。儿童和青壮年是高发人群。传染源包括患者和带菌者。患者以轻症非典型菌痢患者与慢性隐匿型菌痢患者为重要传染源。志贺菌经消化道感染人体后，引起结肠黏膜的炎症和溃疡，并释放毒素入血。临床表现主要有发热、腹痛、腹泻、里急后重及黏液脓血便，同时伴有全身毒血症症状，严重者可引发感染性休克和（或）中毒性脑病。

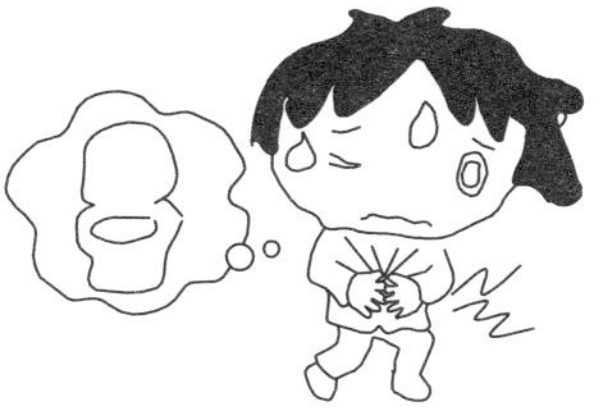

（二）常见病因

细菌性痢疾是由痢疾杆菌引起的。痢疾杆菌随患者或带菌者的粪便排出，通过污染手、食品、水源或生活接触，或苍蝇、蟑螂等间接方式传播，最终均经口入消化道使易感者受感染。人群对痢疾杆菌普遍易感，以儿童患病多见。

（三）预防和护理

预防

- 预防细菌性痢疾要从传染病预防的3个途径进行，首先应该管理传染源，及时发现患者，进行隔离和彻底的治疗，主要进行抗感染治疗，首选喹诺酮类抗生素，或者是三代头孢类抗生素，直到大便培养转为阴性。
- 对于感染者来说，短期内不要从事餐饮方面的行业。另外，要切断传播途径，养成良好的卫生习惯，饭前便后及时洗手，可以口服活菌疫苗，保护易感人群。

护理

- 多喝水，腹泻患者由于大量排便，导致身体严重缺水和电解质紊乱，故必须补充大量的水分。含有氯化钠、氯化钾和和葡萄糖等成分的补液盐是理想的选择。

● 喹诺酮类是目前成人菌痢首选用药。常用诺氟沙星，亦可选用环丙沙星、氧氟沙星。但影响骨骺发育，故孕妇、儿童及哺乳期妇女慎用。另外，复方磺胺甲噁唑耐药增强，但多数患者仍有较好的疗效。

● 对细菌性痢疾患儿采取肠道隔离至临床症状消失后1周或连续3次便培养阴性为止，应避免生冷、多渣、油腻或刺激性食物。

九、甲肝

（一）常见症状

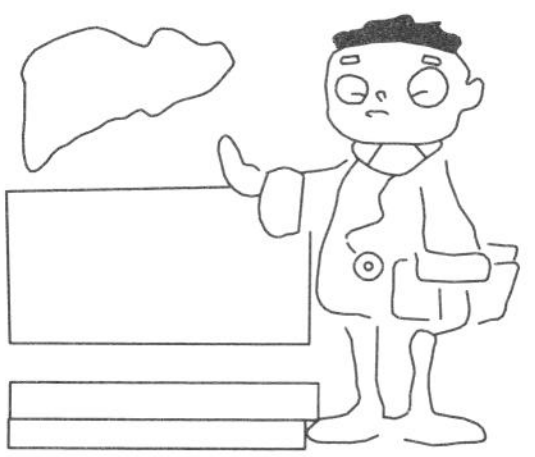

（1）典型症状：疲乏无力、厌食、小便色深、发热及巩膜黄等。

（2）常见症状：甲型肝炎病初，患者会出现疲乏无力、不思饮食，小便颜色加深，有时伴有发热等症状，严重时巩膜、皮肤发黄。临床分为显性感染和无临床症状的隐性感染两种类型。成人感染后多表现为显性感染，而儿童或老人感染后易表现为隐性感染。

（二）常见病因

甲型病毒性肝炎由甲型肝炎病毒引起，急性起病者占多数，隐性感染者次之；以小儿和青少年为主，为自限性疾病，无慢性化趋势。

（1）传染源。甲型肝炎患者和无症状感染者为传染源。

（2）传播途径。甲型病毒性肝炎主要经被粪便污染的食物、水和日常生活接触传播，偶可经血传播。

（3）易感性与免疫力。人群普遍易感，感染后1个月为发病高峰，2个月即进入恢复期，恢复后获得终身免疫。

（三）预防和护理

预防

● 提高个人卫生水平，广泛开展病从口入的卫生宣教。各单位应创造条件，提供流动水，供洗手及洗餐具，自备餐具，养成饭前便后洗手的良好习惯。

● 饮食行业应认真执行食品卫生法，尤其要做好食具消毒，食堂、餐厅应实行分餐制或公筷制。

● 要加强生食水产品的卫生监督。加强对产地水域的卫生防护，防止粪便和生活污水的污染。

● 要加强水源保护，严防饮用水被粪便污染。

● 中小学要供应开水，学生自带水杯。

● 取缔不符卫生条件的、无证的饮食摊贩。

● 做好环境卫生及粪便无害化处理。

● 对甲肝患者的食品、便器、衣服、床单、注射针头及其排泄物均应消毒处理。

护理

● 保证正常的睡眠时间，中医学认为肝脏活动在凌晨 1 ~ 3 点比较活跃，不要熬夜，以免打破生物钟影响肝脏功能，建议患者晚上 11 点前入睡。

● 不要有过多的精神负担，肝病患者大怒、大喜、大悲及高度压力，对病情都是不利的，剧烈的情绪变动会抑制免疫力，免疫力降低原来的平衡打破，会出现病毒活动对肝脏破坏，情绪要保持相对稳定。

● 要学会放松，比如交流、唱歌、旅游及跑步，通过这些措施减压对身体有一定的帮助。

小贴士

幼托机构要建立切实可行的卫生制度，严格执行对食具及便器的消毒制度。儿童实行“一人一巾一杯”制。对全托单位还应注意尿布消毒。使用的玩具各班组应严格分开并进行相应的消毒处理。

十、麻疹

（一）常见症状

（1）典型症状：发热、上呼吸道炎症、麻疹黏膜斑及皮疹等。

（2）常见症状：接触过麻疹患儿的孩子 2 ~ 3 周后开始出现高热，同时伴有眼睛流泪、流鼻涕甚至咳嗽等貌似感冒的症状。3 ~ 4 天后在口腔两侧与第二臼齿相对的颊黏膜上出现针尖大小的白色斑疹，即麻疹特有的口腔黏膜斑。之后全身出现皮疹，初为淡红色斑丘疹，后增多融合呈暗红色，皮疹间能见到正常皮肤。皮疹从耳后颈部开始，渐头面部、全身，最后到手足心，出疹时体温达最高峰，3 ~ 4 天出齐，疹退后体温逐渐下降，皮疹慢慢消退。

（二）常见病因

麻疹是由麻疹病毒引起的急性呼吸道传染病。麻疹患者为主要传染源，从潜伏期末至出疹后 5 天内都具有传染性。本病主要经呼吸道传播，在咳嗽、打喷嚏、说话时，以飞沫形式传染易感者。麻疹的传染性较强，未患过麻疹而又未接种疫苗者易感。

（三）预防和护理

预防

● 接种疫苗。预防麻疹最好的方法是注射疫苗。与麻疹患者密切接触者，可进行应急接种预防麻疹。麻疹疫苗是一种减毒活疫苗，麻疹疫苗接种后所产生的疫苗力不能持续终身。因此，接种麻疹疫苗 4 年后还应加强接种一次。

● 被动免疫。年幼体弱及患病者如接触麻疹患者，5 天内进行被动免疫可免于发病，5 ~ 9 天内进行则仅能减轻病情。一般可选择注射丙种球蛋白或胎盘球蛋白。

● 控制传染源。加强对患者的管理，坚持早发现、早诊断、早隔离及早治疗。发现患者后应严格隔离至皮疹出齐后 5 天，如有并发症时应延长至 10 天。与患者密切接触者应医学观察 3 周。

● 注意室内空气流通，开窗通风。

● 加强体育锻炼，增强体质。

● 尽量减少人员的流动和聚会活动，避免去空气流通差的公共场所。

护理

● 呼吸道隔离。病室内应保持空气新鲜，避免对流风，室温不可过高，18 ~ 20℃，相对湿度 55% ~ 60%，光线不宜过强，白天可拉上窗帘，注意避免光线直接照射眼睛。

● 卧床休息，特别是发热期，患者感疲乏无力，直至疹退咳止。

● 饮食一般无忌口，高热时给予营养丰富、易消化流食及半流食，疹退后要供给高蛋白、高维生素食物，尤其是富含维生素 A 的食品，如动物的肝脏和胡萝卜，防止角膜混浊、软化、穿孔。多饮水，可少量多次饮用白开水，以利毒素的排泄。

● 密切观察病情变化，包括生命体征、神志和皮疹的变化，早期发现并发症如肺炎、喉炎及脑炎等，如出疹不透要及时报告医生，加服“五粒回春丹”透疹。

● 高热护理，出疹期高热应以小剂量药物降温或温湿敷，使体温维持在 38℃左右，禁用冰枕、冷敷及乙醇擦浴。

小贴士

注意口腔卫生，加强鼻、眼的护理，避免继发感染，婴儿多喂白开水，较大的患儿用清水漱口。及时清除鼻腔分泌物及鼻痂，保持呼吸通畅。经常用生理盐水清洗眼部的分泌物，保持清洁。日间可用0.25% 氯霉素眼药水滴眼，夜间入睡时可涂红霉素眼药膏，防止眼睛继发感染。

第四节　口腔、颌面科常见疾病

一、龋齿

（一）常见症状

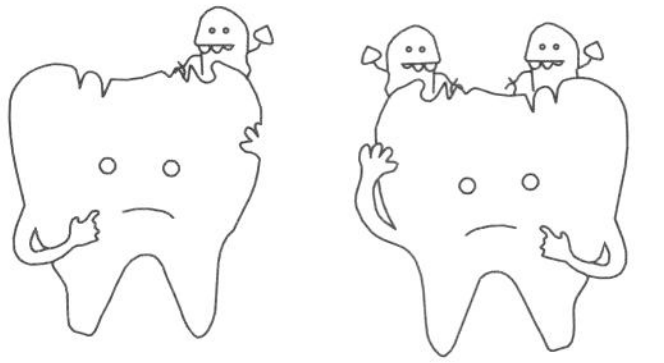

（1）浅龋：亦称釉质龋，龋坏局限于釉质。初期于平滑面表现为脱矿所致的白垩色斑块，以后因着色而呈黄褐色，窝沟处则呈浸墨状弥散，一般无明显龋洞，仅探诊时有粗糙感，后期可出现局限于釉质的浅洞，无自觉症状，探诊也无反应。

（2）中龋：龋坏已达牙本质浅层，临床检查有明显龋洞，可有探痛，对外界刺激（如冷、热、酸等）可出现疼痛反应，当刺激源去除后疼痛立即消失，无自发性痛。

（3）深龋：龋坏已达牙本质深层，一般表现为大而深的龋洞，或入口小而深层有较为广泛的破坏，对外界刺激反应较中龋为重，但刺激源去除后，仍可立即止痛，无自发性痛。

（二）常见病因

（1）细菌：细菌的存在是龋病发生的主要条件。主要的致龋菌是能产酸的菌属，其中以变形链球菌为主，其次为某些乳杆菌和放线菌。在牙菌斑存在的保护下，细菌作用于牙体组织，导致龋齿发生。

（2）口腔卫生情况：口腔卫生良好、牙面光滑的小儿，不容易沉积菌斑，其龋患率一般较低。

（3）宿主：牙齿是龋病过程中的靶器官，牙齿的形态、矿化程度和组织结构与龋病发生有直接关系。

（4）时间：龋病的发生有一个较长的过程，从初期龋到临床形成龋洞一般需 1.5 ~ 2 年，因此即使致龋细菌、适宜的环境和易感宿主同时存在，龋病也不会立即发生，只有上述 3 个因素同时存在相当长的时间，才可能产生龋坏。

（三）预防和护理

预防

- 养成良好的刷牙习惯，幼儿由家长帮助使用指套牙刷进行清洁，儿童应按时刷牙，睡前忌食零食，从小养成好习惯。
- 按巴氏刷牙法每日早中晚 3 遍刷牙，每次 3 分钟；同时每 3 个月更换牙刷、定期更换牙膏。
- 合理使用牙线等清洁工具。
- 定期使用漱口水。
- 使用电动牙刷、声波牙刷。

护理

- 在护理儿童龋齿上，刷牙是很重要的，即使是婴幼儿也应当进行口腔的清理工作。教导孩子使用正确的姿势刷牙，是儿童龋齿护理的一项很重要的工作。
- 进食后漱口，食物的残渣是引发细菌的一个重要原因，如果我们能够在饭后及时漱口，减少口腔中残存的食物残渣，就会减少细菌的滋生，从而改善口腔问题，每次进食后，用白开水漱口，清洁一下口腔，带走部分食物残渣，是龋齿护理的一个很重要的步骤。

● 唾液对于龋齿的形成有很大的关系，唾液是牙齿的外界环境，对牙齿有缓冲以及洗涤和抑菌的作用，稀释且足量的唾液能够很好地洗涤牙齿表面状况，减少细菌以及食物的残存。

● 改善一些不良的饮食习惯，就能很好地避免龋齿的发展，也会防止其他的牙齿感染龋齿。

二、牙髓炎

（一）常见症状

1. 急性牙髓炎

（1）在不受任何外界刺激的情况下突然发生剧烈疼痛，疼痛有持续和缓解的过程，因此具有阵发性发作或阵发性加重的特点。

（2）夜间痛，患者常常因为牙痛难以入睡。

（3）温度刺激会加剧疼痛，在进食冷热食品时可激发疼痛或者疼痛更为加剧，往往不敢用凉水刷牙。

（4）在牙髓炎晚期，还表现为“热痛冷缓解”的特点，热刺激会产生剧痛，这时患者常常通过含漱冷水来暂时止痛。

2. 慢性牙髓炎

（1）慢性闭锁性牙髓炎。无明显的自发痛或有偶发的钝痛。但是，几乎所有患者都有长期的冷、热刺激痛病史。

（2）慢性溃疡性牙髓炎。多无明显的自发痛，但患者常诉有当食物嵌入患牙洞内即出现剧烈的疼痛；另一典型症状是当冷、热刺激激惹患牙时，会产生剧痛。

（3）慢性增生性牙髓炎。一般无自发痛，有时可有患者诉说进食时患牙疼痛或有进食出血现象。因此，长期不敢用患侧咀嚼食物。

（二）常见病因

1. 感染因素

进入牙髓的细菌来源于口腔，从深龋洞传入者最多见。此外，牙周炎患者有深达根尖的牙周袋时，感染可通过根尖孔侵犯牙髓，引起逆行性牙髓炎。一些非龋性牙体硬组织损伤也能成为感染途径，如外伤引起的牙折、楔状缺损、畸形中央尖、畸形舌侧沟、牙隐裂、颌面严重磨损、牙根纵裂。

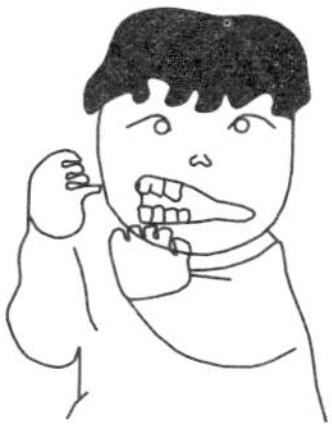

2. 化学刺激

对近髓的深龋洞使用刺激性较强的消毒剂或充填材料选择不当，都会造成对牙髓的刺激，发生牙髓炎。

3. 物理刺激

较强的温度刺激会引起牙髓反应。此外，电刺激、压力、创伤等也会造成牙髓的损伤。

（三）预防和护理

预防

● 口腔卫生：坚持早晚或进食后刷牙，饭后漱口，及时清除留在口腔的食物残渣和细菌，选用含氟牙膏对预防龋病有一定作用。儿童饮食要多样化，适当吃些硬性和韧性的食物，可以促进其颌骨和牙齿的生长发育。不要让儿童含着糖块睡觉，因为糖在嘴里变酸易腐蚀牙而导致龋病。

● 食物嵌塞牙齿的治疗：对于位置不正的智齿和食物嵌塞的牙齿及时治疗，不合适的义齿和牙套及时处理。

● 定期进行口腔检查。

护理

● 急性牙髓炎，要注意口腔卫生，一定要早晚刷牙，甚至中午吃完东西之后也要漱口，或者用漱口水清理口腔，比如氯己定（洗必泰）漱口水是运用最广泛的，也是医生认为比较安全、有效的漱口水。

● 急性牙髓炎不能吃太冷、太热的食物，有可能会加重或诱发疼痛反应。最好吃柔软、温度适中的食物，这样才不容易加重疼痛。

三、口腔扁平苔藓

（一）常见症状

（1）口腔黏膜病损。典型病损特征为小丘疹连成的白色或灰白色细条纹，互相交织呈网状、树枝状、斑块状或环状等多种形态。病损常对称发生，颊部最多见，也可见于舌、龈、唇、腭及口底等部位。

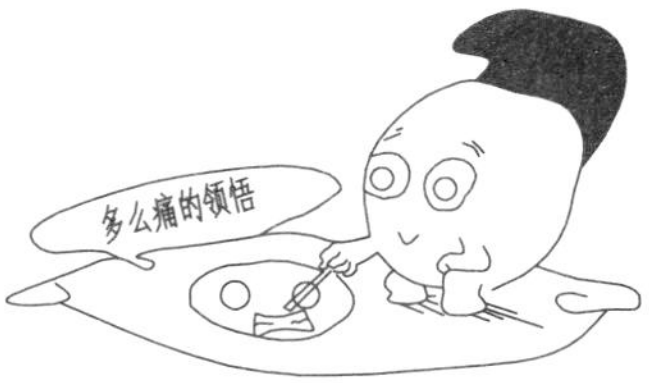

（2）口腔黏膜可同时出现多样病损，并可相互重叠和转变。病损消退后，可留有色素沉着。患者自觉黏膜粗糙，有木涩感及烧灼感，口干，受辛、辣、热、酸、咸食物刺激时，病损处敏感、灼痛。

（二）常见病因

病因不明，或与免疫、精神因素、内分泌、感染、微循环障碍、遗传及系统性疾病等多因素有关。

（三）预防和护理

预防

● 保持口腔的清洁，进餐前后漱口。

● 对没有自觉症状的患者，要进行身心放松的护理，生活要乐观向上，劳逸结合，加强体育锻炼，并定期观察。

● 去除局部刺激物，不饮酒、不吸烟、不食辛辣刺激性食物。

● 劳逸结合，适当运动，增强机体抵抗力。

● 保证良好的睡眠。

护理

● 加强口腔卫生，选用柔软毛刷刷牙，进行口腔清洁。对糜烂型合并白念珠菌感染者要积极进行治疗，控制真菌感染，使糜烂早期愈合。

● 对糜烂久治不愈者，要追踪观察，必要时取病理来标本兼治针对性应对。积极向患者宣传此病的癌变率很低，消除紧张和恐惧心理。

● 加强患者的心理护理，进行针对性的疏导，消除其不良情绪。遵医嘱用药、复查。

四、腮腺肿瘤

（一）常见症状

腮腺肿瘤均表现为腮腺区肿块。良性肿瘤除肿块外，无特殊表现。腮腺恶性肿瘤生长迅速，肿块形态不规则，质硬，不活动，边界不清，肿块出现疼痛甚至皮肤破溃，侵犯周围肌肉血管、神经可有面部麻木、疼痛，张口受限，还可以出现听力减退、吞咽困难。

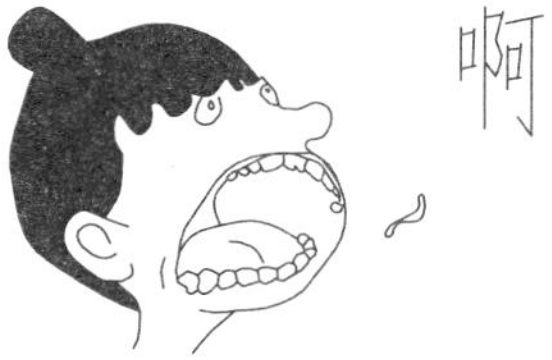

（二）常见病因

可能与放射线、病毒感染等有关。

（三）预防和护理

预防

● 加强体育锻炼，增强体质，多在阳光下运动，多出汗可将体内酸性物质随汗液排出体外。用良好的心态应对压力，劳逸结合，不要过度疲劳。

● 不要过多食用咸辣的食物，不吃过热、过冷、过期及变质的食物；年老体弱或有某种疾病遗传基因者，酌情吃一些含碱量高的食品，保持良好的精神状态，养成良好的生活习惯，戒烟限酒。

护理

● 手术后需要 8 ~ 10 天的恢复期，术后应尽量避免讲话。

● 饮食应注意均衡营养，以清淡、易消化食物为主，避免辛辣、过酸等食物。

五、舌下腺囊肿

（一）常见症状

（1）口底一侧黏膜下淡蓝色肿物，囊壁薄，质地柔软。较大舌下腺囊肿可穿入下颌舌骨肌进入颌下区，也可波及对侧口底。

（2）囊肿可因创伤而破溃，流出黏稠蛋清样液体，囊肿暂时消失，数日后创口愈合囊肿长大如前。

（3）囊肿继发感染时，可出现口底部肿胀疼痛，影响进食。

（二）常见病因

腺体导管远端堵塞或腺体破损。

（三）预防和护理

预防

● 在平时的生活中要注意口腔卫生，饭前和饭后漱口，不吃一些不干净的食物，在饮食或者是口腔手术操作中，避免舌或牙龈受到不良损伤或刺激。

● 在日常饮食中要注意饮食调节，多吃一些柔软的食物，避免过多地食用一些辛辣、炙烤之品，同时也需要注意节制烟酒，忌食发霉食品，减少对舌头的刺激。

● 一些加工制造业也需要注意改善生产工艺，避免有害物质外溢，同时加强个人防护。

● 在生活当中开展肿瘤普查，争取及时发现，早期诊治。

护理

● 舌下腺囊肿术后 2 ~ 4 小时，患者应多吃些凉牛奶、冰激凌、果汁等食物，这些食物有利于减轻水肿和疼痛，这对于术后身体的恢复也具有一定帮助。

● 术后 4 小时到第 2 天，应多吃半流质饮食和软食。比如，米粥、煮烂的面条、蔬菜泥汤等，避免吃韭菜、芹菜、硬米饭等粗糙食物，应选择细嫩的，烹调成烂、软、细碎形式的食物，这种饮食方式要坚持到术后 1 周。

● 术后的 1 ~ 2 天内，饮食的营养供给不可少，术后第 3 天开始多吃些富含高营养、高蛋白的食物。

● 在术后每天至少应饮一杯水果汁或是奶露，帮助身体补充丰富的维生素。还可多吃柑橘、苹果及西红柿等，最好榨汁饮用。

第五节　烧伤、整形科常见疾病

一、烫伤

（一）常见症状

由于低热烫伤常发生在人体下肢。一般情况下，皮肤与低温热源短时间接触，仅造成真皮浅层的水疱型烫伤，但如果低温热源持续作用，就会逐渐发展为真皮深层及皮下各层组织烫伤。低温烫伤和高温引起的烫伤不同，创面疼痛感不十分明显，仅在皮肤上出现红肿、水疱、脱皮或者发白的现象，面积也不大，烫伤皮肤表面看上去烫伤不太严重。

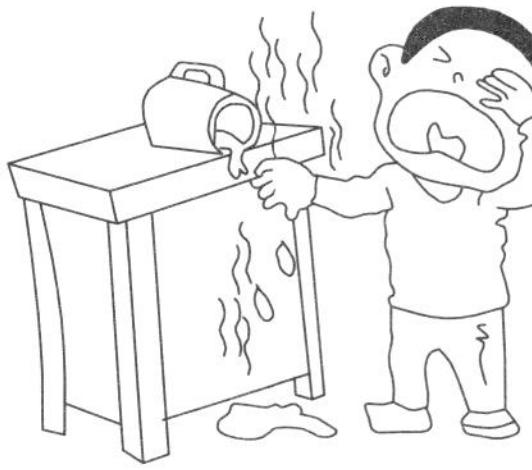

（二）常见病因

烫伤通常是由无火焰的高温液体（沸水、热油及钢水）、高温固体（烧热的金属等）或高温蒸汽等所致。儿童发生烫伤的概率相对较高，常因热水袋、洗澡盆内的热水或碰翻盛热液的容器而烫伤。我国北方农村有锅台与炕相连的习惯，儿童不小心可从炕上跌到热水锅里发生大面积烫伤。

（三）预防和护理

预防

● 应保持地板干燥，以免拿热东西时滑倒。端茶倒水时应招呼一声，以免烫伤他人。桌布不宜太长，防止拉扯桌布时带翻桌上的烫热食物而被烫伤。

● 用微波炉或烤箱加热食物后，要先断电，然后戴上隔热手套，从中取出食物。

● 家里的热水瓶要放在安全处不要放在地上，容易被踢倒。

● 洗澡时，要养成先试水温的习惯，防止被热水烫伤。

护理

● 烫伤处在愈合初期，很容易发生感染、破溃，因此要特别注意皮肤的清洁卫生工作。

● 由于瘢痕表皮结构和功能不完善，表皮较易受到损害，因此应避免过度摩擦和过度活动。

● 如果烫伤处出现水疱，应及时将水疱引流，避免感染形成溃疡。

● 烫伤后应及时带孩子去看医生，在专业医生的指导下，采取综合措施控制瘢痕增生。

● 对于功能部位的瘢痕挛缩，家长应正确把握手术整形的时机，防止残疾。

二、体表肿瘤

（一）常见症状

（1）体表的恶性肿瘤肿块比较硬、结实，韧性比较强，不像良性肿块是柔软的。

（2）表现也比较明确的，位置固定，用手指不大容易拨得动，活动度很差。

（3）生长变化比较迅速，可能半年或一年就明显地变大，局部还有压迫感和疼痛感。

（二）常见病因

肿瘤发病因素很多，机制尚未完全了解。肿瘤是环境与宿主内外因素交互作用的结果。多种因素诱发及局部刺激，激活了癌基因，使衰退或已休眠的基底细胞过度增生，面部丰富的血运，为癌症的发生、发展提供了足够的能量，可能是老年人面部好发的主要原因。

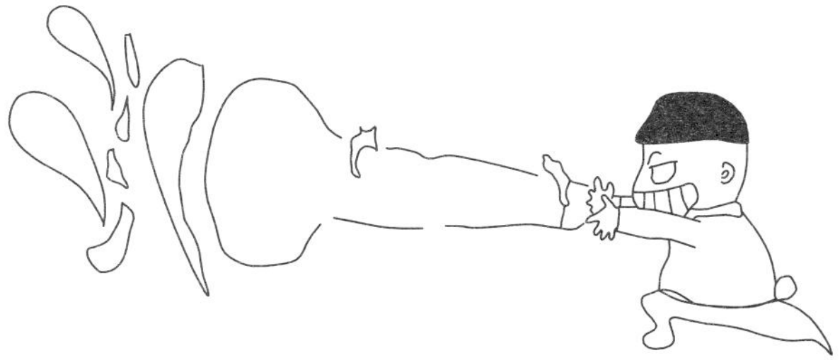

（三）预防和护理

预防

- 树立健康第一的正确观念，积极预防。
- 养成良好的生活习惯，不要吸烟酗酒。
- 以良好的心态应对压力，劳逸结合，不要过度疲劳。

护理

- 伤口敷料覆盖 2 日后可敞开，切口保持干燥。
- 按医嘱拆线，不要提前以免切口裂开，拆线后 2 日可正常清洗。
- 体表肿物切除一般建议同时行病理学检查，拆线后携病理学报告于手术医师处复诊。
- 术后伤口避免阳光照射，以免色素沉着。
- 术后不要食用人参、鹿茸等滋补品，多食高蛋白食物。不要抽烟喝酒，多休息，少做剧烈运动。

● 术后半年内应避免食用辛辣刺激食物及海鲜，以免瘢痕增生。术后半年内可能出现手术瘢痕增生现象属正常范围，日后会逐渐消退平整。术后减张器使用和去瘢痕药物使用请遵照医嘱执行。

三、眼睑下垂

（一）常见症状

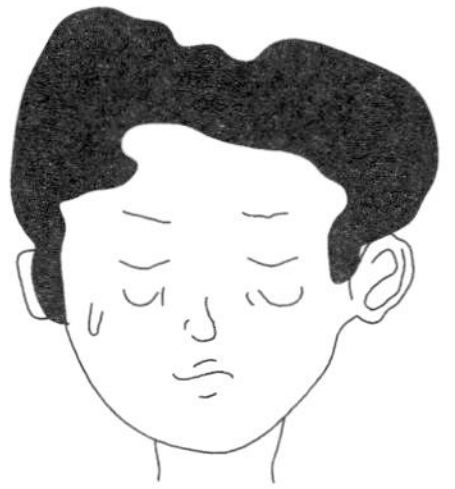

轻度上睑下垂，主要是眼睛睁不开，甚至有些人上睑遮住瞳孔的一半，严重者甚至能遮住瞳孔的2/3，这种情况都比较常见。主要问题是提上睑肌的力量不足，这种患者往往会抬眉毛，即耸眉。其眉毛时不时靠耸眉抬高上眼皮，同时可看到其额部皱纹较多，这种情况较常见。

（二）常见病因

（1）先天性因素：上睑提肌发育不全或支配其神经出现异常，以致上睑下垂；少数是因上睑提肌的内角、外角过于紧张所致。另外，先天性的上睑粘连，也会导致上睑不能上抬。

（2）后天性因素：包括外伤性上睑下垂、神经源性上睑下垂、肌肉源性上睑下垂、老年性上睑下垂等。

（三）预防和护理

预防

● 上眼睑提肌的锻炼，防止上眼皮松弛。睁开眼，让眉毛尽量向上提升，停留5秒钟。然后眉毛不动，让上眼皮向下成眯缝眼，再停留5秒钟后恢复自然状态。每次做3遍。

● 两边嘴角提肌锻炼。上年纪的人嘴角往往呈“八”字形下垂，这是脸部表情不自然的原因。嘴唇轻闭，上下唇朝口中卷，先后将嘴角左右斜向，各往上提升 5 秒钟。嘴唇成“U”字形，嘴角尽量向两边拉开 5 秒钟。每次做 5 遍。

● 颧骨肌的锻炼。口纵向微开，嘴角尽量向上提升，直到牙齿和颊部黏膜形成空间，停留 5 秒钟。每次做 3 遍。坚持颧骨肌锻炼，能有效防止颊部肌肉僵硬、衰退形成的凹洼。

护理

● 在接受整形手术后，必须要让手术部位保持清洁的状态，否则就可能会增加感染的概率。

● 同时对于日常的饮食也需要特别的重视，尽量不要摄入含有刺激性的食物，否则会导致整形的效果有相应的影响，还会引起感染的出现。

● 在接受整形手术的 7 天之内，尽量不要让自己的手术部位碰到水，否则会影响手术恢复的时间。

● 在接受手术之后，需要严格按照医生的嘱咐，否则易导致过敏产生，受到相应的影响。

四、痣

（一）常见症状

一般为直径＜ 6mm 的斑疹、丘疹、结节，呈疣状或乳头状，多为圆形，常对称分布，界限清楚，边缘规则，色泽均匀。数目多少不等，单个、数个甚至数十个，有些损害处可有一根至数根短而粗的黑毛。由于痣细胞的色素含量不同，临床上可呈棕色、褐色、蓝黑色、黑色或正常肤色、淡黄色、暗红色。日晒可增加暴露部位色素痣的数量。

（二）常见病因

痣可由多种原因造成，一般认为痣的发生与遗传因素和以紫外线为主的环境因素有关。痣为人类最常见的良性皮肤肿瘤，是表皮、真皮内黑素细胞增多引起的皮肤表现。根据痣细胞在皮肤内的位置不同，可将其分为交界痣、混合痣和皮内痣。

（三）预防和护理

预防

● 要减少身体上痣的形成，就要避免某个部位长期受到衣服的摩擦和刺激。因此，平时尽量少穿太过紧身的衣服，应该穿舒适而透气性好的衣服。

● 此外，内分泌失调也会长痣。因此，要积极预防和治疗内分泌疾病。

● 平时应多吃一些富含维生素的水果蔬菜，尤其是柠檬、橘子等含维生素 C 较多的水果，可有效减少痣的形成。

护理

● 色素痣切除术后注意保持伤口清洁，忌沾水，防感染，沾水感染后瘢痕会更加明显，甚至遗留增生性瘢痕。

● 忌牛羊肉、海鲜等刺激性食物，忌烟酒。

● 注意防晒。

● 避免刺激、搔抓以及抠痂皮。

● 如有瘢痕体质，后期做抗瘢痕治疗。

第六节　儿科常见疾病

一、儿童哮喘

（一）常见症状

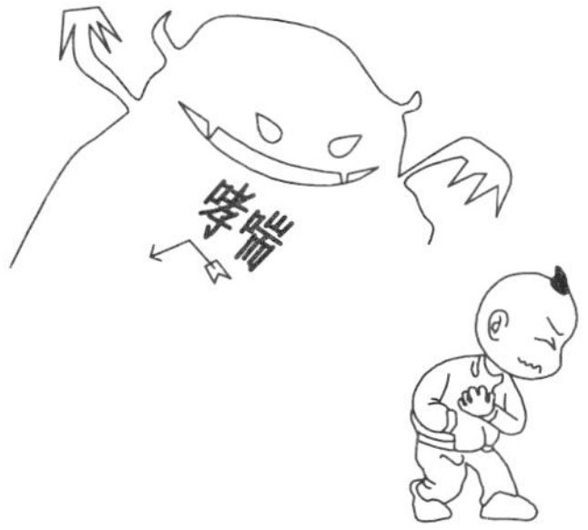

起病或急或缓，婴幼儿哮喘发病前往往有 1 ～ 2 天的上呼吸道过敏的症状，包括鼻痒、喷嚏、流清涕及揉鼻子等表现并逐渐出现咳嗽、喘息。年长儿起病往往较突然，常以阵咳开始，继而出现喘息、呼吸困难等。

（二）常见病因

遗传过敏体质即特应性体质与本病有很大关系。多数患儿患有婴儿湿疹、过敏性鼻炎或和有食物（药物）过敏史。特应性体质可通过多基因以复杂方式进行遗传。约 20% 的患儿有家族史。此病是遗传与环境共同作用引起的。

（三）预防和护理

预防

- 一级预防是指从根本上避免儿童患有此病，但至今还没有具体的方法。
- 二级预防是指患儿的病情在轻微的状态下就得到了控制，这就需要在临床上早期发现、早期诊断和早期治疗。
- 三级预防是指患儿疾病发作后，通过用药的治疗，以及哮喘长期控制方案，避免疾病再次复发，同时预防患儿治疗过程中产生不良反应。

护理

● 预防复发。通过中医药物的扶正固本的治疗，健脾、补肾、止咳、定喘、理气、祛痰。

● 控制哮喘的急性发作，当患儿出现胸闷、咳嗽、喘息等哮喘急性发作的症状的时候，家长应先让孩子保持镇静，给儿童吸入迅速缓解气道痉挛的药物。

● 切除诱因。哮喘是一种多病因的疾病，查出病因并加以防护，在哮喘治疗中极为重要。对感冒引起的患儿要积极治疗和预防呼吸道的感染，避免受凉。

● 寒冷的天气出门要寒冷的天气出门要做好保暖措施并戴好口罩。患儿家中应避免使用油漆、杀虫剂、香味过浓的洗漱用品。

二、儿童肺炎

（一）常见症状

发热、咳嗽、喘息是小儿肺炎最常见的症状，随着病情加重，还会出现拒食、嗜睡、烦躁、呼吸困难等症状。持续发热伴咳嗽超过3～5天，应警惕肺炎的可能。一般起病急骤，发病前常有上呼吸道感染数日，体温可达38～40℃，大多数为弛张热或不规则热。其他表现可有拒食、呕吐及呛奶。

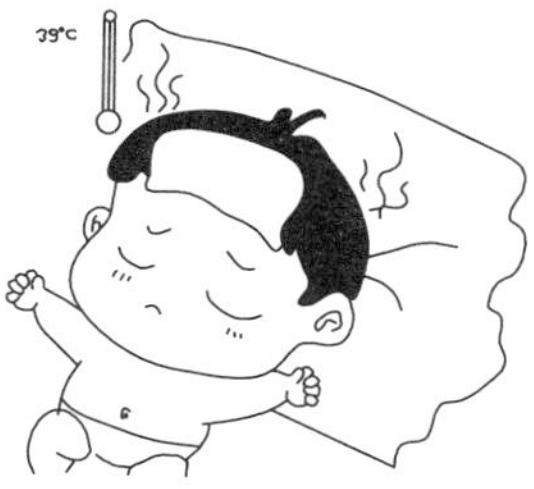

（二）常见病因

本病主要病因为病原体感染。当小儿免疫力较低时，病原体更容易入侵肺部，发生肺炎。

（三）预防和护理

预防

● 增强体质，减少被动吸烟，勤洗手，保持小儿手部卫生，注意适当开窗通风，尽量避免去人口密集或通风条件差的场合，避免与呼吸道感染者密切接触。

● 接种疫苗可有效降低小儿肺炎患病率。目前，预防小儿肺炎的疫苗有肺炎链球菌疫苗、流感病毒疫苗、流感嗜血杆菌疫苗等。

护理

● 婴儿时期，应注意营养，尽量母乳喂养，及时增加辅食，培养良好的饮食习惯，多晒太阳。

● 多洗手，保持小儿手部卫生。

● 室内要开窗通风，经常在户外活动，使机体对环境温度变化的适应能力增强。

三、儿童腹泻

（一）常见症状

小儿腹泻，是多病原、多因素引起的以腹泻为主的一组疾病。主要特点为大便次数增多和性状改变，可伴有发热、呕吐、腹痛等症状及不同程度的水、电解质、酸碱平衡紊乱。病原可由病毒（主要为人类轮状病毒及其他肠道病毒）、细菌（致病性大肠杆菌、产毒性大肠杆菌、出血性大肠杆菌、侵袭性大肠杆菌以及鼠伤寒沙门菌、空肠弯曲菌、耶氏菌、金葡菌等）、寄生虫、真菌等引起。肠道外感染、滥用抗生素所致的肠道菌群紊乱、过敏、喂养不当及气候因素也可致病，是 2 岁以下婴幼儿的常见病。

（二）常见病因

1. 感染因素

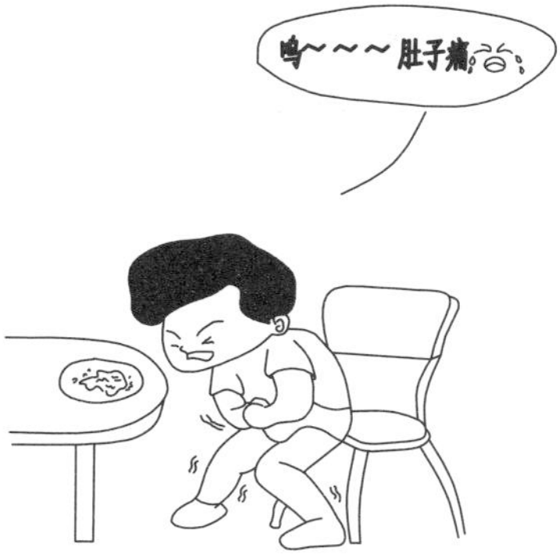

（1）肠道内感染：病毒感染寒冷季节的小儿腹泻80%由病毒感染引起。病毒性肠炎主要病原为轮状病毒，其次有诺如病毒、星状病毒、柯萨奇病毒、埃可病毒及冠状病毒等。

（2）细菌感染：①致腹泻大肠杆菌，包括致病性大肠杆菌、产毒性大肠杆菌、侵袭性大肠杆菌、出血性大肠杆菌及黏附-聚集性大肠杆菌。②弯曲菌，与肠炎有关的弯曲菌属有空肠型、结肠型和胎儿型3种，95% ~ 99%弯曲菌肠炎是由胎儿弯曲菌及空肠弯曲菌引起的。③其他，包括耶尔森菌、沙门菌（主要为鼠伤寒和其他非伤寒、副伤寒沙门菌）、嗜水气单胞菌、难辨梭状芽孢杆菌、金黄色葡萄球菌、绿脓杆菌及变形杆菌等。

（3）真菌：致腹泻的真菌有念珠菌、曲菌及毛真菌等。婴儿以白色念珠菌多见。

（4）寄生虫：常见为蓝氏贾第鞭毛虫、阿米巴原虫和隐孢子虫等。

（5）肠道外感染：有时引起消化功能紊乱，亦可产生腹泻症状，即症状性腹泻。年龄越小越多见。腹泻不严重，大便性状改变轻微，为稀糊便，含少许黏液，无大量水分及脓血，大便次数略增多，常见于上呼吸道感染、支气管肺炎及中耳炎等，随着基础病的好转，腹泻症状渐消失。

2. 非感染因素

（1）饮食护理不当：多见于人工喂养儿。喂养不定时，或过早喂给大量淀粉或脂肪类食品，以及断奶后突然改变食物品种，均能引起轻、中度腹泻（消化不良）。大便为稀薄或蛋花汤样，无脓血和酸臭味，如不及时控制，易并发肠道感染。

（2）过敏性腹泻：如对牛奶或大豆制品过敏而引起的腹泻。

（3）原发性或继发性双糖酶（主要是乳糖酶）缺乏或活性降低，肠道对糖的吸收不良引起腹泻。

（4）气候因素。气候突然变化、腹部受凉使肠蠕动增加；天气过热，消化液分泌减少，或由于口渴饮奶过多等，都可以诱发消化功能紊乱，导致腹泻。

（三）预防和护理

预防

- 合理喂养，培养良好的卫生习惯。
- 疾病流行季节应注意消毒隔离，注意气候变化。
- 防止滥用抗生素。

护理

- 感染性腹泻应注意隔离，防止交叉感染。
- 观察入量及出量（大便、小便及呕吐）情况，并及时准确地记录。
- 掌握静脉补液的速度。
- 注意臀部护理，防治尿布疹和臀部感染。
- 按时喂水及口服补液盐。

四、儿童高热惊厥

（一）常见症状

（1）发高热，而且体温急遽上升，至少在38℃以上，常见在

39 ~ 40℃。

（2）一般在开始发热后 24 小时内出现抽搐现象，但亦有在抽搐后才被发现有发热。

（3）抽搐常在高烧急剧上升时出现，但也可在退热时出现。

（4）抽搐时通常有以下表现：①突然失去知觉。②没反应。③目光呆滞或眼睛往上吊（反白）。④嘴唇变黑（蓝紫色）。⑤牙关紧闭。⑥手脚会抽动、僵直或是突然全身松软无力。

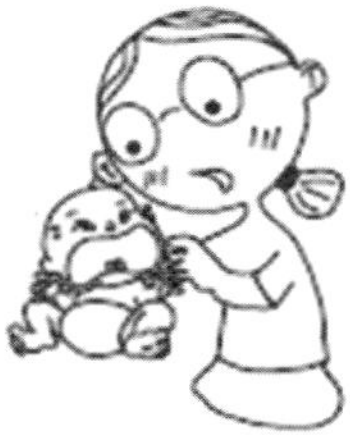

（5）痉挛时间可从数十秒到数 10 分钟，通常少于 10 分钟。

（二）常见病因

1. 感染性惊厥（热性惊厥）

（1）颅内疾病。病毒感染如病毒性脑炎、乙型脑炎。细菌感染如化脓性脑膜炎、结核性脑膜炎，脑脓肿及静脉窦血栓形成。真菌感染如新型隐球菌脑膜炎等。寄生虫感染如脑囊虫病、脑型疟疾、脑型血吸虫病、脑型肺吸虫病及弓形虫病。

（2）颅外疾病。高热惊厥、中毒性脑病（重症肺炎、百日咳、中毒性痢疾、败血症为原发病）及破伤风等。

2. 非感染性惊厥（无热惊厥）

（1）颅内疾病。颅脑损伤如产伤、脑外伤、新生儿窒息、颅内出血。脑发育异常如先天性脑积水、脑血管畸形、头大（小）畸形、脑性瘫痪及神经皮肤综合征。颅内占位性疾病如脑肿瘤、脑囊肿。癫痫综合征如大发作、婴儿痉挛症。脑退行性病变如脱髓鞘性脑病、脑黄斑变性。

（2）颅外疾病。代谢性疾病如低血钙、低血糖、低血镁、低血钠、高血钠及维生素 B_1（或维生素 B_6）缺乏症等。遗传代谢性病如糖原累积病、半乳糖血症、苯丙酮尿症、肝豆状核变性及黏多糖病。全身性疾病如高血压脑病、尿毒症、心律失常、严重贫血、食物或药物及农药中毒等。

（三）预防和护理

预防

● 在孩子发热时，要极力控制体温，尽量不要超过 38℃。可以使用一些物理方法降温，比如冷敷、酒精擦身等方法都很有效。如果不奏效的话再服退热药，一旦体温超过 38℃，应及时就医。

● 孩子发热时要多喝白开水，在饮食上要尽量清淡，避免辛辣食物。

● 高热惊厥在抵抗力较低的孩子中比较多发，所以家长要注意孩子的身体锻炼。增强身体素质能够有效减少孩子发烧。

护理

● 保持呼吸道通畅。应使患儿平卧，将头偏向一侧，以免分泌物或呕吐物将患儿口鼻堵住或误吸入肺，万不可在惊厥发作时给孩子灌药，否则有发生吸入性肺炎的危险。

● 保持安静，不要大声叫喊，尽量少搬动患儿，减少不必要的刺激。

● 对已经出牙的小儿应在上下牙齿间放入牙垫，也可用压舌板、匙柄、筷子等外缠绷带或干净的布条代替，以防抽搐时将舌咬破。

● 解开孩子的领口、裤带，用温水、酒精擦浴头颈部、两侧腋下和大腿根部，也可用凉水毛巾较大面积地敷在额头部降温，但切忌胸腹部冷湿敷。待小儿停止抽搐，呼吸通畅后再送往医院。如果孩子抽搐 5 分钟以上不能缓解，或短时间内反复发作，预示病情较为严重，必须立即送医院。

第七节　妇科常见疾病

一、子宫内膜异位症

（一）常见症状

（1）常见痛经、慢性盆腔痛、月经异常、不孕以及性交疼痛。

（2）其他：子宫内膜异位至膀胱者，出现周期性尿频、尿痛及血尿。腹壁瘢痕及脐部的子宫内膜异位症则出现周期性局部肿块及疼痛。肠道子宫内膜异位症患者可出现腹痛、腹泻或便秘，甚至有周期性少量便血。异位内膜侵犯和压迫输尿管时，可出现一侧腰痛和血尿，但极罕见。

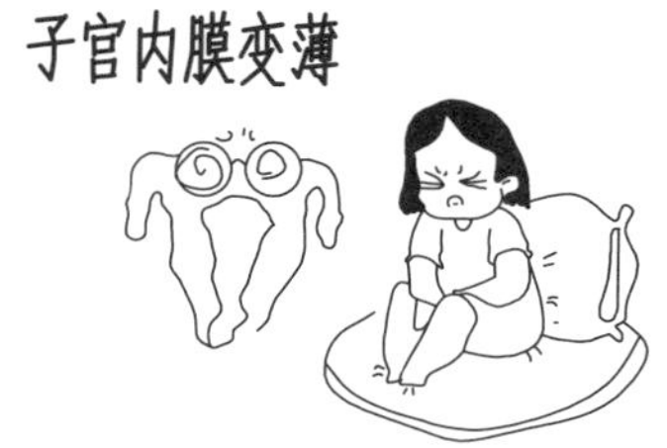

（二）常见病因

（1）种植学说：月经期，小部分经血或因其他原因夹杂着脱落的子宫内膜碎片，由输卵管道流入腹腔，种植在盆腔脏器的表层形成子宫内膜异位病灶。

（2）化生内膜：卵巢表面上皮、腹膜、直肠阴道膈、脐部等组织在性腺激素、炎症、机械因素的刺激下转化，化生为子宫内膜。

（3）良性转移：这是一种较为罕见的发病原因。肺部、脑膜、心包、四肢及其他远端的子宫内膜异位症，是通过血液循环或淋巴系统将子宫内膜碎屑转移停留在某脏器或组织上而发病。

（4）医源性的内膜移植：人为造成子宫内膜移植到某些部位，多见于剖宫产术，早期中期妊娠行刮宫术，分娩时行会阴侧切术，人工流产术等过程中。

（5）免疫防御功能缺陷：体内免疫功能如有缺陷，随经血逆流至腹腔的子宫内膜会发展成为子宫内膜异位症。

（6）遗传因素：子宫内膜异位症具有一定的遗传倾向和家族聚集性，有家族病史的人患此病居多。

（三）预防和护理

预防

● 女性在适宜的年龄怀孕生产，或采取药物避孕都可以使子宫内膜异位症的发生得到延缓。对于已经结婚处在怀孕年龄的女性，或者是已经结婚在月经时有痛经现象的女性，应该及时地怀孕，如果是已经有了儿女的患者，可以通过长期服用避孕药来抑制排卵，从而使子宫内膜出现萎缩以及月经量减少。

● 当女性想做宫颈冷冻、锥切和整形术时，千万不要在经前做，因为它会使子宫内膜种植在手术的创伤面出现危险。

● 防止经血倒流。女性来月经的时间里，不要做盆腔检查，如果必须要检查的话，那么在操作时一定要轻柔，避免挤压子宫。

● 子宫内膜异位症在一定条件下会导致女性不孕，以及子宫内膜异位症的常见性质。

护理

● 经期避免吃冷、酸、辣等刺激性食物，避免从事重体力的劳动。

● 保持会阴部清洁，每天用温开水清洗会阴 1 ~ 2 次，切记不要用肥皂或者是香皂进行清洗，穿宽松的内裤。

● 听音乐或者看书、参加文艺活动来转移注意力。

● 腹部酸痛严重时应该进行腹部按摩来增加舒适感。

● 月经期间，应该少用盆浴，可以多喝一些热饮来缓解疼痛，比如温牛奶。

● 子宫内膜异位症患者疼痛时，应该在医生的指导下口服药物进行治疗。

二、子宫肌瘤

（一）常见症状

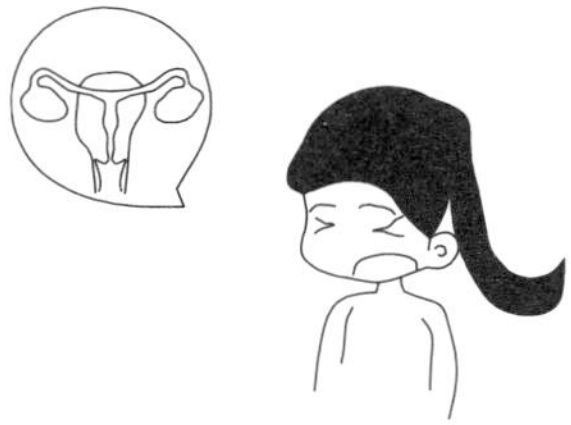

（1）子宫出血：为子宫肌瘤最主要的症状，其中以周期性出血为多，可表现为月经量增多、经期延长或周期缩短。亦可表现为不具有月经周期性的不规则阴道流血。

（2）腹部包块及压迫症状：当肌瘤使子宫增大超过3个月妊娠子宫大小或为位于宫底部的较大浆膜下肌瘤时，常能在腹部扪到包块。子宫前壁肌瘤贴近膀胱者可产生尿频、尿急；巨大宫颈肌瘤压迫膀胱可引起排尿不畅甚至尿潴留等。

（3）疼痛：一般情况下，子宫肌瘤不引起疼痛，但不少患者可诉有下腹坠胀感、腰背酸痛。

（4）白带增多：子宫腔增大，子宫内膜腺体增多，加之盆腔充血，可使白带增加。

（5）不孕与流产：有些子宫肌瘤患者伴不孕或易发生流产，对受孕及妊娠的影响可能与肌瘤的生长部位、大小及数目有关。

（6）贫血：长期月经过多或不规则阴道流血可引起失血性贫血，较严重的贫血多见于黏膜下肌瘤患者。

（二）常见病因

（1）与性激素相关。肌瘤好发于生育年龄，在妊娠、外源性高雌激素作用下，肌瘤生长较快；抑制或降低雌激素水平的治疗可使肌瘤缩小；绝经后肌瘤停止生长、萎缩或消退，提示其发生可能与女性性激素相关。

（2）与遗传学相关。细胞遗传学研究显示25%～50%的子宫肌瘤存在细胞遗传学的异常，包括从点突变到染色体丢失和增多的多种染色体畸变，首先是单克隆起源的体细胞突变，并对突变肌细胞提供一种选择性生长优势；其次是多种与肌瘤有关的染色体重排。

（3）与细胞因子相关。一些生长因子在子宫肌瘤的生长过程中可能起着重要作用，如胰岛素样生长因子（IGF）Ⅰ和Ⅱ、表皮生长因子（EGF）、血小板衍生生长因子（PDGF）A和B、血管生成因子（VEGF）等。

（三）预防和护理

预防

- 饮食方面以清淡为主，要多吃五谷杂粮、新鲜的蔬菜及水果，多吃一些鸡蛋、胡萝卜、鱼肉等富含蛋白质、维生素的食物。如果出现月经不正常现象的话，则要多吃一些富含铁质的食物，防止出现缺铁性贫血。
- 注意避免或减少人工流产的次数，避孕方法可以首选避孕套。
- 保持外阴的清洁、干燥，内裤应穿纯棉、宽松一些的。
- 定期复查。
- 肌瘤的发生与长期的雌激素水平过高导致内分泌失调相关。

护理

- 心理护理。鼓励安慰患者，增强治疗信心。为患者提供表达内心感受的机会，讲解有关疾病的知识，减轻患者的焦虑情绪。

● 介绍子宫肌瘤的有关知识，提高患者的自我保护意识。

● 告知患者按时随访的重要性。

● 出院后应加强营养，适当活动，月经期间应多休息，避免疲劳。

三、卵巢癌

（一）常见症状

早期即出现腹部包块、腹胀，常可因肿瘤内出血或坏死感染而出现发热，或因肿瘤扭转、肿瘤破裂等而出现急腹症表现。

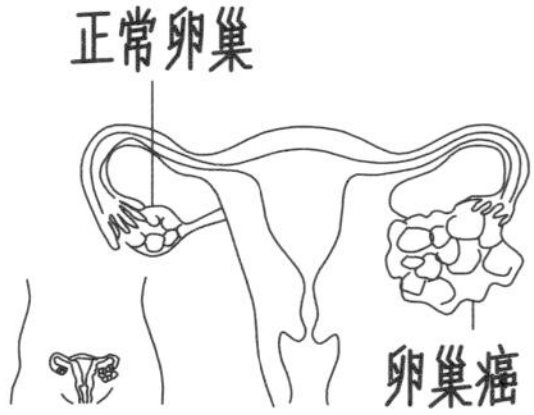

（二）常见病因

（1）遗传因素，尤其是家族中有卵巢癌、乳腺癌、胰腺癌、前列腺癌及结直肠癌等患者时，亲属卵巢癌的发病风险可能增高。

（2）内分泌因素，如初潮早、无生育史等。

（三）预防和护理

预防

● 定期体检，例如血 CA–125、经阴道超声检查等。

● 口服避孕药。

● 正确处理盆腔包块。

● 预防性卵巢输卵管切除：对于无生育需求的 BRCA 基因胚系突变携带者，经咨询妇科肿瘤医生后可考虑行预防性手术。

护理

● 心理护理：鼓励患者和家属尽可能参与护理活动，家属参与照顾和支持患者，增进家庭成员间互动作用。

- 药物护理：手术后根据情况及时为患者补充雌激素，以减轻更年期症状。放化疗期间，密切注意药物的过敏反应及药物对各脏器的损害。
- 进食高蛋白、高维生素、易消化的食物，少食多餐，鼓励患者进食，进食不足或全身营养状况极差的患者，可用静脉补充营养。
- 腹水量多、不能平卧者，可采取半坐或坐位。
- 明显呼吸困难者，应立即给氧。
- 长期卧床者，应帮助翻身，注意皮肤护理，预防褥疮。

小贴士

卵巢癌预防

（1）加强预防保健意识，提倡多摄入高蛋白、富含维生素的食物，减少高胆固醇饮食。

（2）30岁以上妇女，每年进行1次妇科检查；高危人群每半年接受1次检查。

（3）指导患者坚持随访，术后1年内，每月复查1次；术后第2年，每3个月复查1次；术后第3年，每6个月复查1次；术后第4年起，每年复查1次。

四、宫颈癌

（一）常见症状

（1）阴道流血。

（2）阴道排液。

（3）晚期症状。根据癌灶累及范围出现不同的继发性症状。如尿频、尿急、便秘、下肢肿痛等；癌肿压迫或累及输尿管时，可引

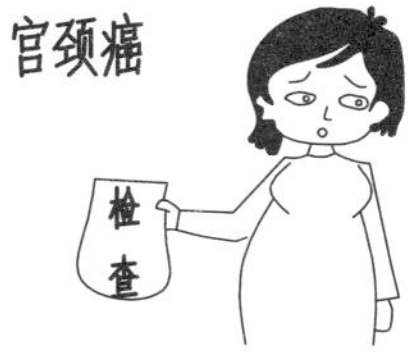

起输尿管梗阻、肾盂积水及尿毒症；晚期可有贫血、恶病质等全身衰竭症状。

（二）常见病因

（1）病毒感染。高危型乳头状瘤病毒（HPV）持续感染是宫颈癌的主要危险因素。90% 以上的宫颈癌伴有高危型 HPV 感染。

（2）性行为及分娩次数。多个性伴侣、初次性生活小于 16 岁、初产年龄小、多孕多产等与宫颈癌发生密切相关。

（3）其他生物学因素。沙眼衣原体、单纯疱疹病毒Ⅱ型、滴虫等病原体的感染在高危 HPV 感染导致宫颈癌的发病过程中有协同作用。

（4）其他行为因素。吸烟作为 HPV 感染的协同因素可以增加子宫颈癌的患病风险。另外，营养不良、卫生条件差也可影响疾病的发生。

（三）预防和护理

预防

- 普及防癌知识，开展性卫生教育。
- 重视高危因素及高危人群，有异常症状者及时就医。
- 早期发现及诊治宫颈上皮内瘤变，阻断宫颈浸润癌发生。
- 健全及发挥妇女防癌保健作用，开展宫颈癌筛查，做到早发现、早诊断及早治疗。

护理

1. 一般护理

- 鼓励患者摄入高蛋白、高热量、高维生素、足够矿物质及易消化的饮食，以保证机体营养需要。

● 为患者提供安静、清洁的休养环境，保证患者睡眠和休息。

● 协助患者保持外阴清洁，每日冲洗会阴1～2次，勤换会阴垫及内衣裤。

2. 心理护理

● 评估患者目前的身心状态及接受诊疗方案的心理反应。认真倾听患者，缓解其心理压力。

小贴士

宫颈癌预防与康复管理

（1）加强妇女的保健意识，使其了解宫颈癌是可以早期发现和治疗的，宣传宫颈癌发病高危因素，积极治疗宫颈炎及时诊治宫颈上皮内瘤变。有性生活的妇女常规接受宫颈刮片细胞学检查，每1～2年普查1次，有异常者应进一步处理。已婚妇女，尤其是绝经前后有月经异常或有接触性出血者，应及时就医。

（2）患者出院时应嘱其手术后3～6个月避免体力劳动，3个月内禁止性生活。

（3）出院后患者应定期随访，一般在出院后第1个月行第1次随访；以后2年内每3个月1次；3～5年每6个月复查一次；第6年开始，每年复查1次。如出现症状应及时就诊。

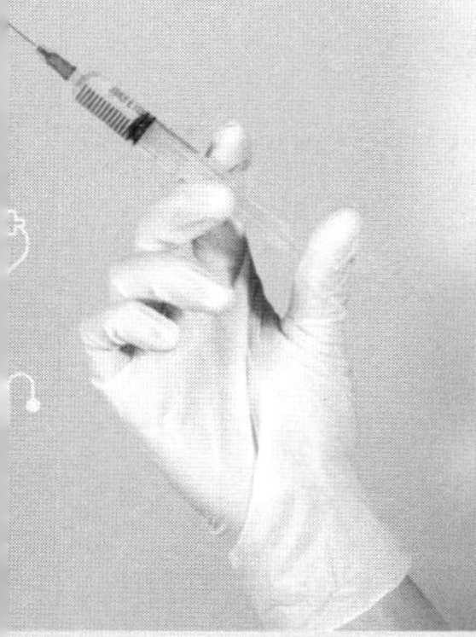

第二篇

临床常用自评量表

常见疾病预防护理知多少

第四章 临床常用十大自评量表

功能评估是疾病治疗的依据和基础。本章遵循现代医学预防护理的特点，体现“生物－心理－社会”现代医学模式，着重选择了临床常用的十大自评量表，包括焦虑、抑郁自评量表，便秘症状自评量表等，其目的是提高人们对疾病的自我认知水平，调整心态及生活方式，更好地促进健康。

第一节 焦虑自评量表

SAS：Self-Rating Anxiety Scale.

请仔细阅读每条，然后根据最近一个星期的实际感觉，选择最适合您的答案。

SAS 各条目	对应症状	没有或很少时间	少部分时间	相当多时间	绝大部分或全部时间
1. 我觉得平常容易紧张或着急	焦虑	A	B	C	D
2. 我无缘无故地感到害怕	害怕	A	B	C	D
3. 我容易心里烦乱或觉得恐慌	惊恐	A	B	C	D
4. 我觉得我可能将要发疯	发疯感	A	B	C	D

（续表）

SAS 各条目	对应症状	没有或很少时间	少部分时间	相当多时间	绝大部分或全部时间
*5. 我觉得一切都很好，也不会发生什么不幸	不幸预感	A	B	C	D
6. 我手脚发抖	手足颤抖	A	B	C	D
7. 我因为头痛，颈痛和背痛而苦恼	躯体疼痛	A	B	C	D
8. 我觉得容易衰弱和疲乏	乏力	A	B	C	D
*9. 我觉得可以心平气和，并且容易安静坐着	静坐不能	A	B	C	D
10. 我觉得心跳的很快	心悸	A	B	C	D
11. 我因为一阵阵头晕而苦恼	头昏	A	B	C	D
12. 我有晕倒发作，或觉得要晕倒似的	晕厥感	A	B	C	D
*13. 我吸气呼气都感到很容易	呼吸困难	A	B	C	D
14. 我的手脚麻木和刺痛	手足刺痛	A	B	C	D
15. 我因为胃和消化不良而苦恼	胃痛、消化不良	A	B	C	D
16. 我常常要小便	尿意频繁	A	B	C	D
*17. 我的手脚常常是干燥温暖的	多汗	A	B	C	D
18. 我脸红发热	面部潮红	A	B	C	D
*19. 我容易入睡并且一夜睡得很好	睡眠障碍	A	B	C	D
20. 我做噩梦	噩梦	A	B	C	D

说明：

（1）统计：求 20 个项目总分

（2）第 5、9、13、17、19 五个目标有“*”为反向评分，即为 4，3，2，1 分
（3）根据我国常模结果，SAS 将得到的总分乘以 1.25 得到标准分

标准分	结果
＞ 50	存在焦虑
50 ～ 59	轻度焦虑
60 ～ 68	中度焦虑
≥ 69	重度焦虑

第二节　抑郁自评量表

SDS：Self-Rating Depression Scale.

请仔细阅读每条，然后根据最近一个星期的实际感觉，选择最适合您的答案。

SDS 各条目	对应症状	没有或很少时间	少部分时间	相当多时间	绝大部分或全部时间
1. 我觉得闷闷不乐，情绪低沉	忧郁	A	B	C	D
*2. 我觉得一天之中早晨最好	晨重晚轻	A	B	C	D
3. 我一阵阵哭出来或觉得想哭	易哭	A	B	C	D
4. 我晚上睡眠不好	睡眠障碍	A	B	C	D
*5. 我吃得跟平常一样多	食欲减退	A	B	C	D
*6. 我与异性密切接触时和以往一样感到愉快	性兴趣减退	A	B	C	D
7. 我发觉我的体重在下降	体重减轻	A	B	C	D
8. 我有便秘的苦恼	便秘	A	B	C	D
9. 我心跳比平时快	心悸	A	B	C	D
10. 我无缘无故地感到疲乏	易倦	A	B	C	D

（续表）

SDS 各条目	对应症状	没有或很少时间	少部分时间	相当多时间	绝大部分或全部时间
*11. 我的头脑跟平常一样清楚	思考困难	A	B	C	D
*12. 我觉得经常做的事情并没有困难	能力减退	A	B	C	D
13. 我觉得不安而平静不下来	不安	A	B	C	D
*14. 我对将来抱有希望	绝望	A	B	C	D
15. 我比平常容易生气激动	易激惹	A	B	C	D
*16. 我觉得做出决定是容易的	决断困难	A	B	C	D
*17. 我觉得自己是个有用的人，有人需要我	无用感	A	B	C	D
*18. 我的生活过得很有意思	生活空虚感	A	B	C	D
19. 我认为如果我死了别人会生活得好些	无价值感	A	B	C	D
20. 我平常感兴趣的事我仍然照样感兴趣	兴趣丧失	A	B	C	D

说明：

（1）统计：求 20 个项目总分

（2）第 2、5、6、11、12、14、16、17、18 九个目标有“*”为反向评分，即为 4，3，2，1 分

（3）根据我国常模结果，SDS 将得到的总分乘以 1.25 得到标准分

标准分	结果
＞ 53	存在抑郁
53 ～ 62	轻度抑郁
63 ～ 71	中度抑郁
≥ 72	重度抑郁

第三节　便秘症状自评量表

便秘症状自评量表[1]（Patient Assessment of Constipation Symptoms, PAC-SYM），是由法国 Mapi Research Trust 机构开发的评价便秘患者症状及严重程度的量表。

症状		严重程度				
		无	轻微	中等程度	严重	非常严重
		0分	1分	2分	3分	4分
粪便形状	粪质坚硬					
	粪量少					
直肠症状	排便次数减少					
	排便费力					
	排便疼痛					
	排便不尽感					
	有便意而难以排出					
	直肠出血或撕裂					
	直肠烧灼感					
腹部症状	胃痛					
	腹部痉挛疼痛					
	腹部胀满					
评分	患者自评，回顾时间 2 周					

备注：各维度得分为该维度所有条目的平均分，总分为所有条目的平均分，得分越高，便秘症状越严重

第四节　一般健康问卷

GHQ：General Health Questionnaire.

我们将了解您最近几周内的身体健康状况。在以下问题中最适当的一栏划上对号。请回答所有的问题。这里的问题是针对从 2 ～ 3 周前到现在的状况。

项目	1分	2分	3分	4分
1. 在做什么事情的时候，能集中精神吗？	能集中	和平时一样	不能集中	完全不能集中
2. 有由于过分担心而失眠的情况吗？	没有过	和平时一样	有过	总这样
3. 觉得自己是有用的人吗？	有用	和平时一样	没有用	完全没有用
4. 觉得自己有决断力吗？	有	和平时一样	没有	完全没有
5. 总是处于紧张状态吗？	不紧张	和平时一样	紧张	非常紧张
6. 觉得自己不能解决问题吗？	能	和平时一样	不能	完全不能
7. 能享受日常活动吗？	能	和平时一样	不能	完全不能
8. 能够面对你所面临的问题吗？	能	和平时一样	不能	完全不能
9. 感到痛苦、忧虑吗？	不觉得	和平时一样	觉得	总是觉得
10. 失去自信了吗？	没有	和平时一样	失去	完全失去
11. 觉得自己是没有价值的人吗？	没有觉得	和平时一样	觉得	总是觉得
12. 觉得所有的事情都顺利吗？	顺利	和平时一样	不顺利	完全不顺利

备注：该问卷共包括 12 个项目，采用 4 级记分，得分范围在 12 ～ 48 分之间，分数越高，表示心理健康水平越低，总分超过 27 为心理状况不佳

第五节 简明健康调查量表

健康调查简表（the MOS item from health survey, SF-36），是在1988年Stewartse研制的医疗结局研究量表（medical outcomes study-short form）的基础上，由美国波士顿健康研究所研制的简明健康调查问卷，被广泛应用于普通人群的生存质量测定、临床试验效果评价以及卫生政策评估等领域。

1. 总体来讲，您的健康状况是：

①非常好　②很好　③好　④一般　⑤差

（得分依次为5，4.4，3.4，2，1分）

2. 跟1年以前比您觉得自己的健康状况是：

①比1年前好多了　②比1年前好一些　③跟1年前差不多　④比1年前差一些　⑤比1年前差多了

（得分依次为1，2，3，4，5分）

健康和日常活动

3. 以下这些问题都和日常活动有关。请您想一想，您的健康状况是否限制了这些活动？如果有限制，程度如何？（分别计1,2,3分）

（1）重体力活动。如跑步举重、参加剧烈运动等：

①限制很大　②有些限制　③毫无限制

（2）适度的活动。如移动一张桌子、扫地、打太极拳、做简单体操等：

①限制很大　②有些限制　③毫无限制

（3）手提日用品。如买菜、购物等：

①限制很大　②有些限制　③毫无限制

（4）上几层楼梯：

①限制很大　②有些限制　③毫无限制

（5）上一层楼梯：

① 限制很大 ② 有些限制 ③ 毫无限制

（6）弯腰、屈膝、下蹲：

① 限制很大 ② 有些限制 ③ 毫无限制

（7）步行 1500 米以上的路程：

① 限制很大 ② 有些限制 ③ 毫无限制

（8）步行 1000 米的路程：

① 限制很大 ② 有些限制 ③ 毫无限制

（9）步行 100 米的路程：

① 限制很大 ② 有些限制 ③ 毫无限制

（10）自己洗澡、穿衣：

① 限制很大 ② 有些限制 ③ 毫无限制

4. 在过去 4 个星期里，您的工作和日常活动有无因为身体健康的原因而出现以下这些问题？（分别计 1，2 分）

（1）减少了工作或其他活动时间：

① 是 ② 不是

（2）本来想要做的事情只能完成一部分：

① 是 ② 不是

（3）想要干的工作或活动种类受到限制：

① 是 ② 不是

（4）完成工作或其他活动困难增多（比如需要额外的努力）：

① 是 ② 不是

5. 在过去 4 个星期里，您的工作和日常活动有无因为情绪的原因（如压抑或忧虑）而出现以下这些问题？（得分依次为 1，2 分）

（1）减少了工作或活动时间：

① 是 ② 不是

（2）本来想要做的事情只能完成一部分：

① 是　　　　② 不是

（3）干事情不如平时仔细：

① 是　　　　② 不是

6. 在过去 4 个星期里，您的健康或情绪不好在多大程度上影响了您与家人、朋友、邻居或集体的正常社会交往？

（得分依次 5，4，3，2，1）

① 完全没有影响　　② 有一点影响　　③ 中等影响

④ 影响很大　　⑤ 影响非常大

7. 在过去 4 个星期里，您有身体疼痛吗？

（计分 6，5.4，4.2，3.1，2.2，1.0）

① 根本没有疼痛　　② 有很轻微疼痛　　③ 有轻微疼痛　　④ 有中等疼痛　　⑤ 有严重疼痛　　⑥ 很严重疼痛

8. 在过去 4 个星期里，您的身体疼痛影响了您的工作和家务吗？（计分 6，4.75，3.5，2.25，1.0；如果为 7 有 8 无，则为 5，4，3，2，1）

① 完全没有影响　　② 有一点影响　　③ 中等影响

④ 影响很大　　⑤ 影响非常大您的感觉

9. 以下这些问题是关于过去 1 个月里您自己的感觉，对每一条问题所说的事情，您的情况是什么样的？

（1）您觉得生活充实：

① 所有的时间　　② 大部分时间　　③ 比较多时间

④ 一部分时间　　⑤ 小部分时间　　⑥ 没有这种感觉

（得分依次为 6，5，4，3，2，1 分）

（2）您是一个敏感的人：

① 所有的时间　　② 大部分时间　　③ 比较多时间

④ 一部分时间　　⑤ 小部分时间　　⑥ 没有这种感觉

（计分依次为 1，2，3，4，5，6）

（3）您的情绪非常不好，什么事都不能使您高兴起来：

① 所有的时间　② 大部分时间　③ 比较多时间

④ 一部分时间　⑤ 小部分时间　⑥ 没有这种感觉

（计分依次为 1，2，3，4，5，6）

（4）您的心里很平静：

① 所有的时间　② 大部分时间　③ 比较多时间

④ 一部分时间　⑤ 小部分时间　⑥ 没有这种感觉

（得分依次为 6，5，4，3，2，1 分）

（5）您做事精力充沛：

① 所有的时间　② 大部分时间　③ 比较多时间

④ 一部分时间　⑤ 小部分时间　⑥ 没有这种感觉

（得分依次为 6，5，4，3，2，1 分）

（6）您的情绪低落：

① 所有的时间　② 大部分时间　③ 比较多时间

④ 一部分时间　⑤ 小部分时间　⑥ 没有这种感觉

（计分依次为 1，2，3，4，5，6）

（7）您觉得筋疲力尽：

① 所有的时间　② 大部分时间　③ 比较多时间

④ 一部分时间　⑤ 小部分时间　⑥ 没有这种感觉

（计分依次为 1，2，3，4，5，6）

（8）您是个快乐的人：

① 所有的时间　② 大部分时间　③ 比较多时间

④ 一部分时间　⑤ 小部分时间　⑥ 没有这种感觉

（得分依次为 6，5，4，3，2，1 分）

（9）您感觉厌烦：

① 所有的时间　② 大部分时间　③ 比较多时间

④一部分时间　　⑤小部分时间　　⑥没有这种感觉

（计分依次为 1，2，3，4，5，6）

10. 不健康影响了您的社会活动（如走亲访友）：

① 所有的时间　　② 大部分时间　　③ 比较多时间

④ 一部分时间　　⑤ 小部分时间　　⑥ 没有这种感觉

（计分依次为 1，2，3，4，5，6 分）

总体健康情况

11. 请看下列每一条问题，哪一种答案最符合您的情况？

（1）我好像比别人容易生病：

① 绝对正确　　② 大部分正确　　③ 不能肯定

④ 大部分错误　　⑤ 绝对错误

（计分依次为 1，2，3，4，5）

（2）我跟周围人一样健康：

① 绝对正确　　② 大部分正确　　③ 不能肯定

④ 大部分错误　　⑤绝 对错误

（得分依次为 5，4，3，2，1 分）

（3）我认为我的健康状况在变坏：

① 绝对正确　　② 大部分正确　　③ 不能肯定

④ 大部分错误　　⑤ 绝对错误

（计分依次为 1，2，3，4，5）

（4）我的健康状况非常好：

① 绝对正确　　② 大部分正确　　③ 不能肯定

④ 大部分错误　　⑤ 绝对错误

（得分依次为 5，4，3，2，1 分）

说明： SF-36 作为简明健康调查问卷，它从生理机能、生理职能、躯体疼痛、一般健康状况、精力、社会功能、情感职能以及精神健康等 8 个方面全面概括了被调查者的生存质量。

生理机能：测量健康状况是否妨碍了正常的生理活动。包括条目 3，条目 4。

生理职能：测量由于生理健康问题所造成的职能限制。包括条目 4。

躯体疼痛：测量疼痛程度以及疼痛对日常活动的影响。包括条目 7 和条目 8。

一般健康状况：测量个体对自身健康状况及其发展趋势的评价。包括条目 1 和条目 10。

精力：测量个体对自身精力和疲劳程度的主观感受。包括 9.1，9.5，9.7，9.9。

社会功能：测量生理和心理问题对社会活动的数量和质量所造成的影响，用于评价健康对社会活动的效应。包括条目 6 和条目 9.10。

情感职能：测量由于情感问题所造成的职能限制。包括条目 5。

精神健康：测量四类精神健康项目，包括激励、压抑、行为或情感失控、心理主观感受。包括条目 9.2，9.3，9.4，9.6，9.8。

除了以上 8 个方面外，还包含另一项健康指标：健康变化，用于评价过去一年内健康状况的总体变化情况。包括条目 2。

计分方法

基本步骤：第一步，量表条目编码；
第二步，量表条目计分；
第三步，量表健康状况各个方面计分及得分换算。得分换算的基本公式为：
换算得分 =[（实际得分 — 该方面可能的最低得分）/（该方面的可能的最高得分 — 最低得分）] ×100%

第六节　匹兹堡睡眠质量指数

PSQI：Pittsburgh sleep quality index.

填表提示：以下的问题仅与您过去一个月的睡眠习惯有关。你应该对过去一个月中多数白天和晚上的睡眠情况作精确的回答，要回答所有的问题。

1. 过去一个月你通常上床睡觉的时间是？上床睡觉的时间是______________________________

2. 过去一个月你每晚通常要多长时间（分钟）才能入睡？多少分钟______________________________

3. 过去一个月每天早上通常什么时候起床？起床时间______________________________

4. 过去一个月你每晚实际睡眠的时间有多少？每晚实际睡眠的时间______________________________

◆从以下每一个问题中选一个最符合你的情况作答，打“√”

5. 过去一个月你是否因为以下问题而经常睡眠不好：

（A）不能在30分钟内入睡：

过去一个月没有	（　）
每周平均不足一个晚上	（　）
每周平均一或两个晚上	（　）
每周平均三个或更多晚上	（　）

（B）在晚上睡眠中醒来或早醒：

过去一个月没有	（　）
每周平均不足一个晚上	（　）
每周平均一或两个晚上	（　）
每周平均三个或更多晚上	（　）

（C）晚上有无起床上洗手间：

过去一个月没有　（　）

每周平均不足一个晚上　（　）

每周平均一或两个晚上　（　）

每周平均三个或更多晚上　（　）

（D）不舒服的呼吸：

过去一个月没有　（　）

每周平均不足一个晚上　（　）

每周平均一或两个晚上　（　）

每周平均三个或更多晚上　（　）

（E）大声咳嗽或打鼾声：

过去一个月没有　（　）

每周平均不足一个晚上　（　）

每周平均一或两个晚上　（　）

每周平均三个或更多晚上　（　）

（F）感到寒冷：

过去一个月没有　（　）

每周平均不足一个晚上　（　）

每周平均一或两个晚上　（　）

每周平均三个或更多晚上　（　）

（G）感到太热：

过去一个月没有　（　）

每周平均不足一个晚上　（　）

每周平均一或两个晚上　（　）

每周平均三个或更多晚上　（　）

（H）做不好的梦：

过去一个月没有　（　）

每周平均不足一个晚上 ( )

每周平均一或两个晚上 ( )

每周平均三个或更多晚上 ( )

（I）出现疼痛：

过去一个月没有 ( )

每周平均不足一个晚上 ( )

每周平均一或两个晚上 ( )

每周平均三个或更多晚上 ( )

（J）其他原因，请描述：________________

过去一个月没有 ( )

每周平均不足一个晚上 ( )

每周平均一或两个晚上 ( )

每周平均三个或更多晚上 ( )

6. 你对过去一个月总睡眠质量评分：

非常好 ( ) 尚好 ( )

不好 ( ) 非常差 ( )

7. 过去一个月，你是否经常要服药（包括从以医生处方或者在外面药店购买）才能入睡？

过去一个月没有 ( )

每周平均不足一个晚上 ( )

每周平均一或两个晚上 ( )

每周平均三个或更多晚上 ( )

8. 过去一个月你在开车、吃饭或参加社会活动时难以保持清醒状态？

过去一个月没有 ( )

每周平均不足一个晚上 ( )

每周平均一或两个晚上 ( )

每周平均三个或更多晚上 （ ）

9. 过去一个月，你在积极完成时事情上是否有困难？

没有困难（ ） 有一点困难（ ）

比较困难（ ） 非常困难 （ ）

10. 你是与人同睡一床（睡觉同伴，包括配偶）或有室友？

没有与人同睡一床或有室友 （ ）

同伴或室友在另外房间 （ ）

同伴在同一房间但不睡同床 （ ）

同伴在同一床上 （ ）

◆如果你是与人同睡一床或有室友，请询问他（她）你过去一个月是否出现以下情况：

（A）你在睡觉时，有无打鼾声：

过去一个月没有 （ ）

每周平均不足一个晚上 （ ）

每周平均一或两个晚上 （ ）

每周平均三个或更多晚上 （ ）

（B）在你睡觉时，呼吸之间有没有长时间停顿：

过去一个月没有 （ ）

每周平均不足一个晚上 （ ）

每周平均一或两个晚上 （ ）

每周平均三个或更多晚上 （ ）

（C）在你睡觉时，你的腿是否有抽动或者有痉挛：

过去一个月没有 （ ）

每周平均不足一个晚上 （ ）

每周平均一或两个晚上 （ ）

每周平均三个或更多晚上 （ ）

（D）在你睡觉时是否出现不能辨认方向或混乱状态：

过去一个月没有　　　　　（　）

每周平均不足一个晚上　（　）

每周平均一或两个晚上　（　）

每周平均三个或更多晚上（　）

（E）在你睡觉时是否有其他睡不安宁的情况，请描述____

____

过去一个月没有　　　　　（　）

每周平均不足一个晚上　（　）

每周平均一或两个晚上　（　）

每周平均三个或更多晚上（　）

匹兹堡睡眠质量指数使用和统计方法

PSQI 用于评定被试最近 1 个月的睡眠质量。由 19 个自评和 5 个他评条目构成，其中第 19 个自评条目和 5 个他评条目不参与计分，在此仅介绍参与计分的 18 个自评条目（详见附问卷）。18 个条目组成 7 个成分，每个成分按 0 ～ 3 等级计分，累积各成分得分为 PSQI 总分，总分范围为 0 ～ 21，得分越高，表示睡眠质量越差。被试者完成试问需要 5 ～ 10 分钟。

各成分含意及计分方法如下：

（一）睡眠质量

根据条目 6 的应答计分较好计 1 分，较差计 2 分，很差计 3 分。

（二）入睡时间

1. 条目 2 的计分为≤ 15 分计 0 分，16 ～ 30 分计 1 分，31 ～ 60 计 2 分，≥ 60 分计 3 分。

2. 条目 5a 的计分为无计 0 分，＜ 1 周 / 次计 1 分，1 ～ 2 周 /

次计 2 分，≥ 3 周 / 次计 3 分。

3. 累加条目 2 和 5a 的计分，若累加分为 0 计 0 分，1 ~ 2 计 1 分，3 ~ 4 计 2 分，5 ~ 6 计 3 分。

（三）睡眠时间

根据条目 4 的应答计分，＞7 小时计 0 分,6 ~ 7 计 1 分,5 ~ 6 计 2 分，＜5 小时计 3 分。

（四）睡眠效率

1. 床上时间 = 条目 3（起床时间）− 条目 1（上床时间）。

2. 睡眠效率 = 条目 4（睡眠时间）/ 床上时间 ×100%。

3. 成分 D 计分位，睡眠效率 > 85% 计 0 分，75 ~ 84% 计 1 分，65 ~ 74% 计 2 分，＜65% 计 3 分。

（五）睡眠障碍

根据条目 5b 至 5j 的计分为无计 0 分，＜1 周 / 次计 1 分，1 ~ 2 周 / 次计 2 分，≥ 3 周 / 次计 3 分。累加条目 5b 至 5j 的计分，若累加分为 0 则成分 E 计 0 分,1 ~ 9 计 1 分,10 ~ 18 计 2 分，19 ~ 27 计 3 分。

（六）催眠药物

根据条目 7 的应答计分，无计 0 分，＜1 周 / 次计 1 分，1 ~ 2 周 / 次计 2 分，≥ 3 周 / 次计 3 分。

（七）日间功能障碍

1. 根据条目 7 的应答计分，无计 0 分，＜1 周 / 次计 1 分，1 ~ 2 周 / 次计 2 分，≥ 3 周 / 次计 3 分。

2. 根据条目 7 的应答计分，没有计 0 分，偶尔有计 1 分，有时有计 2 分，经常有计 3 分。

3. 累加条目 8 和 9 的得分，若累加分为 0 则成分 G 计 0 分，1 ~ 2 计 1 分，3 ~ 4 计 2 分，5 ~ 6 计 3 分。

PSQI 总分 = 成分 A + 成分 B + 成分 C + 成分 D + 成分 E + 成分

F + 成分 G

评价等级：

0 ~ 5 分，睡眠质量很好；6 ~ 10 分，睡眠质量还行；11 ~ 15 分，睡眠质量一般 16 ~ 21 分，睡眠质量很差。

第七节　社会支持评定量表

SSRS：Social Support Rating Scale.

指导语：下面的问题用于反映您在社会中所获得的支持，请按各个问题的具体要求，根据您的实际情况写。谢谢您的合作。

1. 您有多少关系密切，可以得到支持和帮助的朋友？（只选一项）________

（1）一个也没有（2）1 ~ 2 个（3）3 ~ 5 个（4）6 个或 6 个以上

2. 近一年来您：（只选一项）________

（1）远离他人，且独居一室

（2）住处经常变动，多数时间和陌生人住在一起

（3）和同学、同事或朋友住在一起

（4）和家人住在一起

3. 您与邻居：（只选一项）________

（1）相互之间从不关心，只是点头之交。

（2）遇到困难可能稍微关心。

（3）有些邻居很关心您。

（4）大多数邻居都很关心您。

4. 您与同事：（只选一项）________

（1）相互之间从不关心，只是点头之交。

（2）遇到困难可能稍微关心。

（3）有些同事很关心您。

（4）大多数同事都很关心您。

5. 从家庭成员得到的支持和照顾（在合适的框内划“√”）

	无	极少	一般	全力支持
A. 夫妻（恋人）				
B. 父母				
C. 儿女				
D. 兄弟姐妹				
E. 其他成员（如嫂子）				

6. 过去，在您遇到急难情况时，曾经得到的经济支持和解决实际问题的帮助的来源有：________

（1）无任何来源

（2）下列来源：（可选多项）________

A. 配偶；B. 其他家人；C. 亲戚；D. 朋友；E. 同事；F. 工作单位；G. 党团工会等官方或半官方组织；H. 宗教、社会团体等非官方组织；其他（请列出）________

7. 过去，在您遇到急难情况时，曾经得到的安慰和关心的来源有：________

（1）无任何来源

（2）下列来源：（可选多项）________

A. 配偶；B. 其他家人；C. 亲戚；D. 朋友；E. 同事；F. 工作单位；G. 党团工会等官方或半官方组织；H. 宗教、社会团体等非官方组织；I. 其他（请列出）________

8. 您遇到烦恼时的倾诉方式：（只选一项）________

（1）从不向任何人诉述。

（2）只向关系极为密切的 1 ~ 2 个人诉述。

（3）如果朋友主动询问您会说出来。

（4）主动诉说自己的烦恼，以获得支持和理解。

9. 您遇到烦恼时的求助方式：（只选一项）________

（1）只靠自己，不接受别人帮助。

（2）很少请求别人帮助。

（3）有时请求别人帮助。

（4）有困难时经常向家人、亲友、组织求援。

10. 对于团体（如党团组织、宗教组织、工会、学生会等）组织活动：（只选一项）________

（1）从不参加

（2）偶尔参加

（3）经常参加

（4）主动参加并积极活动

说明： 量表来源于肖水源 1986 年编制，该量表共有 10 个条目，包括客观支持（3 条）、主观支持（4 条）和对社会支持的利用度（3 条）三个维度。用于测量个体的社会支持度。

计分： 总分为 10 个条目评分之和。客观支持分：2、6、7 条评分之和。主观支持分：1、3、4、5 条评分之和。对支持的利用度第 8、9、10 条评分之和。

正常情况： 总分≥20 分，分数越高，社会支持越好。第 1 ~ 4，8 ~ 18 条，每条只选一项，选择 1，2，3，4 分别计 1，2，3，4 分。第 5 条分 A,B,C,D 四项计总分，每项从无到全力支持分别计 1 ~ 4 分。第 6、7 条回答无任何来源为 0 分，回答下列来源有几个来源计几分。

第八节 卒中预测量表

ABCD2 评分量表

ABCD2 评分量表为 TIA 早期卒中风险预测工具，预测 7 日内卒中发生风险，总分 0~7 分。

危险因素	评分（分）
A. 年龄≥ 60 岁	1
B. 血压≥ 140/90mmHg	1
C. 临床表现	
单侧肢体无力	2
有言语障碍而无肢体无力	1
D. 症状持续时间	
≥ 60 分钟	2
10 ~ 59 分钟	1
E. 糖尿病：口服降糖药或应用胰岛素治疗	1

备注：0 ~ 3 分为低危人群，4 ~ 5 分为中危人群，6 ~ 7 分为高危人群

SPI–I 量表

SPI–I 量表为卒中发生预测工具，预测 3 个月内卒中发生风险。

危险因素	评分（分）
年龄＞ 65 岁	3
糖尿病	3
严重高血压（收缩压＞ 180mmHg 和 / 或舒张压＞ 100mmHg）	2
脑卒中事件（不含短暂性脑缺血发作）	2
冠心病	1

备注：0 ~ 2 分为低危组，3 ~ 6 分为中危组，7 ~ 11 分为高危组

Essen Stroke Risk Score（ESRS）量表

ESRS 量表为 Essen 卒中复发风险评分量表，预测 1 年内卒中发生风险。

危险因素	评分
年龄＜ 65 岁	1
年龄 65 ～ 75 岁	1
年龄＞ 75 岁	2
高血压	2
糖尿病	1
既往心梗史	1
其他心脏病（排除心梗和房颤）	1
外周动脉疾病	1
吸烟	1
既往短暂性脑缺血发作或缺血性卒中史	1

备注：0 ～ 2 分为低危组，3 ～ 6 分为高危组，7 ～ 9 分为极高危组

卒中预测工具－Ⅱ（Stroke Prognostic Instrument Ⅱ，SPI－Ⅱ）

SPI－Ⅱ为卒中发生预测工具，预测 2 年内卒中发生风险。

危险因素	评分
年龄≥ 70 岁	2
重度高血压（收缩压≥ 180mmHg 和 / 或舒张压≥ 100mmHg）	1
糖尿病	3
冠心病	1
充血性心力衰竭	3
既往卒中（非短暂性脑缺血发作）	3

备注：0 ～ 3 分为低危组，4 ～ 7 分为中危组，8 ～ 13 分为高危组

第九节 中医体质量表

请根据近一年的体验和感觉，回答以下问题	没有	很少	有时	经常	总是
（1）您手脚发凉吗?	1	2	3	4	5
（2）您胃脘部、背部或腰膝部怕冷吗?	1	2	3	4	5
（3）您感到怕冷，衣服比别人穿得多吗?	1	2	3	4	5
（4）您冬天更怕冷，夏天不喜欢吹电扇、空调吗?	1	2	3	4	5
（5）您比别人容易感冒吗?	1	2	3	4	5
（6）您吃（喝）凉的东西会感到不舒服或者怕吃（喝）凉的东西吗?	1	2	3	4	5
（7）你受凉或吃（喝）凉的东西后，容易腹泻（拉肚子）吗?	1	2	3	4	5
阳虚质判断结果：□是 □倾向是 □否					

请根据近一年的体验和感觉，回答以下问题	没有	很少	有时	经常	总是
（1）您感到手脚心发热吗?	1	2	3	4	5
（2）您感觉身体、脸上发热吗?	1	2	3	4	5
（3）您皮肤或口唇干吗?	1	2	3	4	5
（4）您口唇的颜色比一般人红吗?	1	2	3	4	5
（5）您容易便秘或大便干燥吗?	1	2	3	4	5
（6）您面部潮红或偏红吗?	1	2	3	4	5
（7）您感到眼睛干涩吗?	1	2	3	4	5
（8）您活动量稍大就容易出虚汗吗?	1	2	3	4	5
阴虚质 判断结果：□是 □倾向是 □否					

请根据近一年的体验和感觉，回答以下问题	没有	很少	有时	经常	总是
（1）你容易疲乏吗?	1	2	3	4	5
（2）您容易气短（呼吸短促，接不上气）吗?	1	2	3	4	5

（续表）

请根据近一年的体验和感觉，回答以下问题	没有	很少	有时	经常	总是
（3）您容易心慌吗？	1	2	3	4	5
（4）您容易头晕或站起时晕眩吗？	1	2	3	4	5
（5）您比别人容易患感冒吗？	1	2	3	4	5
（6）您喜欢安静、懒得说话吗？	1	2	3	4	5
（7）您说话声音无力吗？	1	2	3	4	5
（8）您活动量稍大就容易出虚汗吗？	1	2	3	4	5
气虚质　判断结果：□是　□倾向是　□否					

请根据近一年的体验和感觉，回答以下问题	没有	很少	有时	经常	总是
（1）您感到胸闷或腹部胀满吗？	1	2	3	4	5
（2）您感到身体不轻松或不爽快吗？	1	2	3	4	5
（3）您腹部肥满松软吗？	1	2	3	4	5
（4）您有额部油脂分泌多的现象吗？	1	2	3	4	5
（5）您上眼睑比别人肿（仍轻微隆起的现象）吗？	1	2	3	4	5
（6）您嘴里有黏黏的感觉吗？	1	2	3	4	5
（7）您平时痰多，特别是咽喉部总感到有痰堵着吗？	1	2	3	4	5
（8）您舌苔厚腻或有舌苔厚厚的感觉吗？	1	2	3	4	5
痰湿质　判断结果：□是　□倾向是　□否					

请根据近一年的体验和感觉，回答以下问题	没有	很少	有时	经常	总是
（1）您精力充沛吗？	1	2	3	4	5
（2）您容易疲乏吗？ *	1	2	3	4	5
（3）您说话声音无力吗？ *	1	2	3	4	5
（4）您感到闷闷不乐吗？ *	1	2	3	4	5
（5）您比一般人耐受不了寒冷（冬天的寒冷，夏天的冷空调）吗？ *	1	2	3	4	5

（续表）

请根据近一年的体验和感觉，回答以下问题	没有	很少	有时	经常	总是
（6）您能适应外界自然和社会环境的变化吗？	1	2	3	4	5
（7）您容易失眠吗？ *	1	2	3	4	5
（8）您容易忘事（健忘）吗？ *	1	2	3	4	5
平和质　判断结果：□是　□倾向是　□否					

请根据近一年的体验和感觉，回答以下问题	没有	很少	有时	经常	总是
（1）您的皮肤在不知不觉中会出现青紫瘀斑（皮下出血）吗？	1	2	3	4	5
（2）您两颧部有细微红丝吗？	1	2	3	4	5
（3）您身体上有哪里疼痛吗？	1	2	3	4	5
（4）您面色晦暗或容易出现褐斑吗？	1	2	3	4	5
（5）您容易有黑眼圈吗？	1	2	3	4	5
（6）您容易忘事（健忘）吗	1	2	3	4	5
（7）您口唇颜色偏黯吗？	1	2	3	4	5
血瘀质　判断结果：□是　□倾向是　□否					

请根据近一年的体验和感觉，回答以下问题	没有	很少	有时	经常	总是
（1）您没有感冒时也会打喷嚏吗？	1	2	3	4	5
（2）您没有感冒时也会鼻塞、流鼻涕吗？	1	2	3	4	5
（3）您有因季节变化、温度变化或异味等原因而咳喘的现象吗？	1	2	3	4	5
（4）您容易过敏（对药物、食物、气味、花粉、气候变化时）吗？	1	2	3	4	5
（5）您的皮肤容易起荨麻疹（风团、风疹块、风疙瘩）吗？	1	2	3	4	5
（6）您的因过敏出现过紫癜（紫红色瘀点、瘀斑）吗？	1	2	3	4	5
（7）您的皮肤一抓就红，并出现抓痕吗？	1	2	3	4	5
特禀质　判断结果：□是　□倾向是　□否					

请根据近一年的体验和感觉，回答以下问题	没有	很少	有时	经常	总是
（1）您感到闷闷不乐吗？	1	2	3	4	5
（2）您容易精神紧张、焦虑不安吗？	1	2	3	4	5
（3）您多愁善感、感情脆弱吗？	1	2	3	4	5
（4）您容易感到害怕或受到惊吓吗？	1	2	3	4	5
（5）您胁肋部或乳房腹痛吗？	1	2	3	4	5
（6）您无缘无故叹气吗？	1	2	3	4	5
（7）您咽喉部有异物感，且吐之不出、咽之不下吗？	1	2	3	4	5
气郁质　判断结果：□是　□倾向是　□否					

请根据近一年的体验和感觉，回答以下问题	没有	很少	有时	经常	总是
（1）您面部或鼻部有油腻感或者油亮发光吗？	1	2	3	4	5
（2）你容易生痤疮或疮疖吗？	1	2	3	4	5
（3）您感到口苦或嘴里有异味吗？	1	2	3	4	5
（4）您大便黏滞不爽、有解不尽的感觉吗？	1	2	3	4	5
（5）您小便时尿道有发热感、尿色浓（深）吗？	1	2	3	4	5
（6）您带下色黄（白带颜色发黄）吗？（限女性）	1	2	3	4	5
（7）您的阴囊部位潮湿吗？（限男性）	1	2	3	4	5
湿热质　判断结果：□是　□倾向是　□否					

说明：

平和质和偏颇体质的判定标准表

体质类型	条　件	判定结果
平和质	转化分≥60分	是
	其他8种体质转化分均<30分	
	转化分≥60分	基本是

（续表）

体质类型	条　　件	判定结果
	其他 8 种体质转化分均＜ 40 分	
	不满足上述条件者	否
偏颇体质	转化分≥ 40 分	是
	转化分 30~39 分	倾向是
	转化分＜ 30 分	否

备注：原始分 = 各个条目的分数相加；

转化分 =［（原始分 − 条目数）/（条目数 ×4）］×100

第十节　糖尿病自我管理行为量表

糖尿病自我管理行为量表反映过去 7 天内的糖尿病自我护理活动。用于评价患者饮食、运动、血糖监测、足部护理、用药和吸烟。除吸烟项外，其余 6 项分数表示在过去 7 天中您坚持该行为的天数，选择从 0 天到 7 天（对应 0 ~ 7 分）。在过去的 7 天里对您的以下行为打分（请在相应方框内打√）。得分越高，说明自我管理越好。

项　目	0 天	1 天	2 天	3 天	4 天	5 天	6 天	7 天
1. 您是否遵循某个健康饮食计划（例如，适量饮食、少吃高脂或高糖食品）？	0	1	2	3	4	5	6	7
2. 您是都参加至少 30 分钟的体育活动?	0	1	2	3	4	5	6	7
3. 您是否检查您的血糖水平?	0	1	2	3	4	5	6	7
4. 您是否按照医护人员建议的次数来检查您的血糖水平?	0	1	2	3	4	5	6	7
5. 您是否检查您的足部状况?	0	1	2	3	4	5	6	7
如您正在使用降糖药物治疗糖尿病，请回答下一题:（如您未使用任何药物，可省去不回答）								
6. 您是否按照医护人员的建议服用 / 注射所有糖尿病药物?	0	1	2	3	4	5	6	7
7. 在过去 7 天内，您是否吸过烟?	是（　）				否（　）			

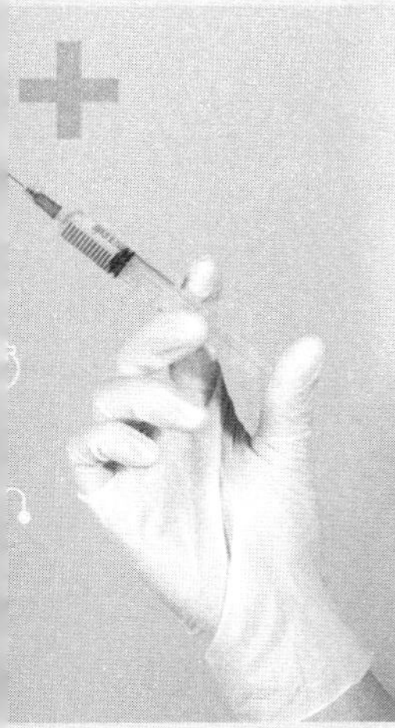

第三篇

常用疾病功能康复处方

常见疾病预防护理知多少

第五章　临床常用十大疾病功能康复处方

本章主要阐述临床常用的十大康复促进处方，包括卧床患者床上功能康复操、脑卒中偏瘫恢复期的医疗体操、肩周炎患者的医疗体操等 10 个常用功能康复处方，目的是满足人们对疾病功能康复促进及居家护理操作技能支持等方面的需求。

第一节　强直性脊柱炎患者自我锻炼体操

强直性脊柱炎患者的自我锻炼非常重要，目前国内外研究表明，长期坚持合理的康复锻炼在避免关节僵硬强直方面具有明确效果。要达到理想的锻炼效果，关键在于长期坚持，下面给大家介绍一些简单有效，便于掌握的锻炼方法。

一、床上伸展运动

仰卧位，双臂上伸过头，向手指，脚趾两个方向伸展，伸展满意后，放松；伸展双腿，足跟下伸，足背向膝方向屈，至满意后然后放松。可反复做 5 次（见图 5-1-1）。

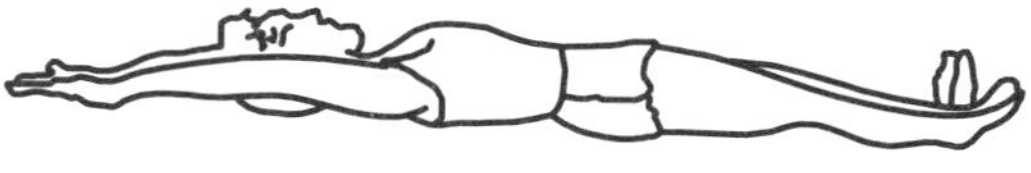

图5-1-1

二、膝胸运动

仰卧位，双足着床板，屈膝；抬起一膝慢慢向胸部方向屈曲，双手抱膝拉向胸前，到满意为止，回原双足位置，另膝作上述运动。双膝各重复 2 ~ 3 次，放松；做双手抱双膝运动 2 ~ 3 次，至僵硬消失为止（见图 5-1-2）

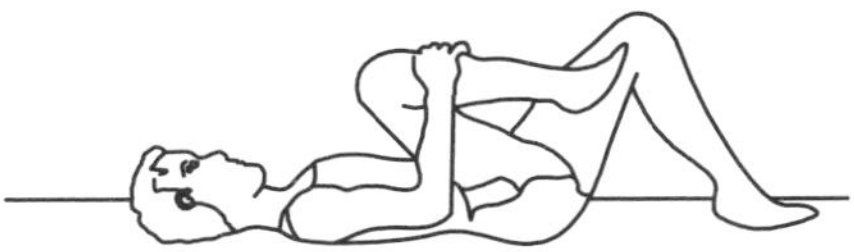

图5-1-2

三、猫背运动

趴跪如猫状，低头尽量放松，同时拱背如弓形，直至拉伸满意为止（见图 5-1-3A）；回复原位后，塌背仰头抬臀，尽量拉伸至满意为止（见图 5-1-3B）。如此重复 5 次。

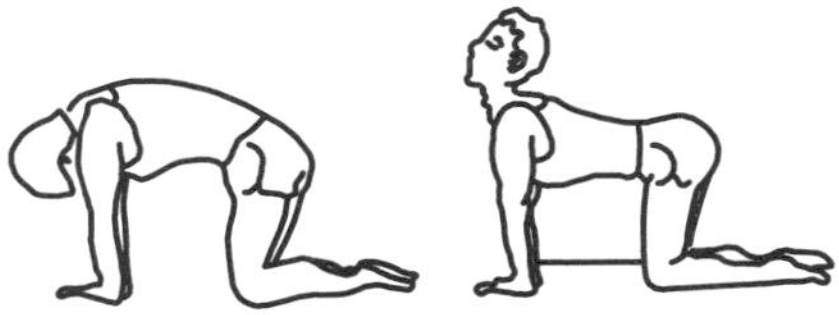

图5-1-3（A、B）

四、腹部运动

目的在于伸张腹部肌肉，改善肌力并保躯干平直姿势。仰卧位，屈膝，双足着地，双臂置身旁；头及双肩一起慢慢抬高，以至双手触膝；坚持 5 秒钟，回复至原位，动作重复 5 次（见图 5-1-4）

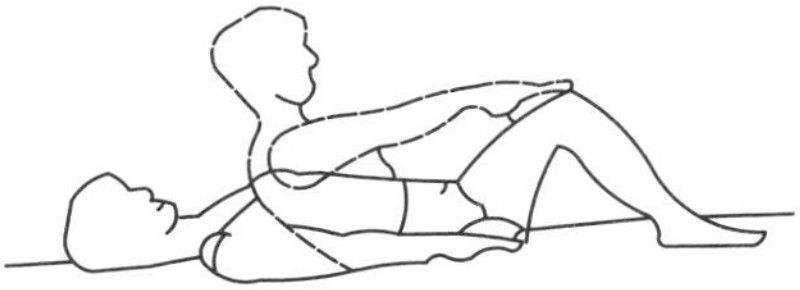

图5-1-4

五、转体运动及转颈运动

取坐位，屈臂平举，双手交叉，转体向右，目视右肘；坚持5秒钟后复原。反之转体向左，目视左肘。每侧重复5次（见图5-1-5）。坐位双足着地，头向左转或向右转。并注视同侧肩部，再复原，每侧重复5次。同样也可采取颈前屈，下颌尽量向胸靠，复原；仰头尽量向后，复原，每个方向重复5次（见图5-1-6）

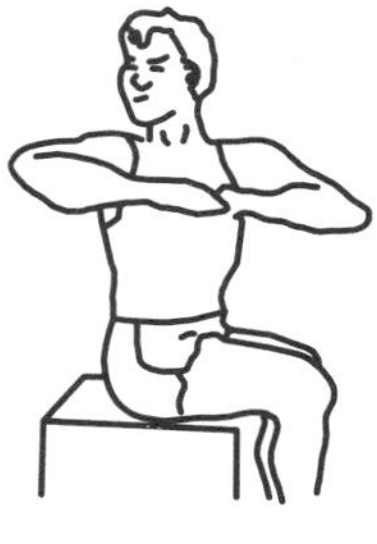

图5-1-5

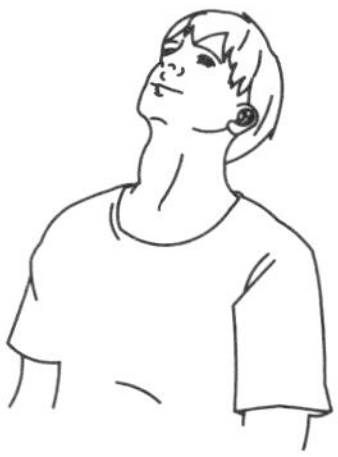

图5-1-6

六、扩胸运动

双足与肩等宽，面对墙角而站，双手平肩支撑两面墙上，行深呼吸（见图5-1-7）展头及上背，坚持5秒钟（见图5-1-8）恢复原位，重复5次。

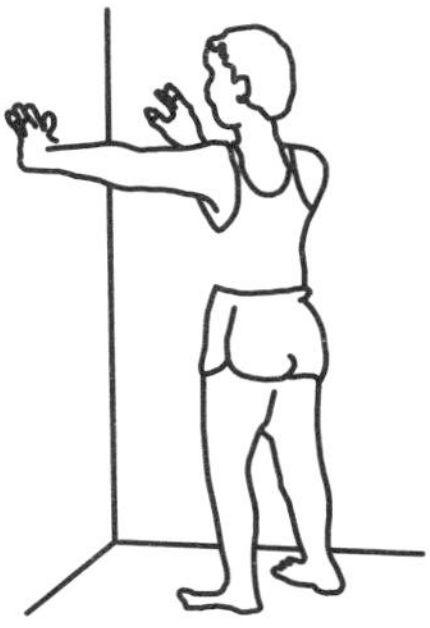

图5-1-7

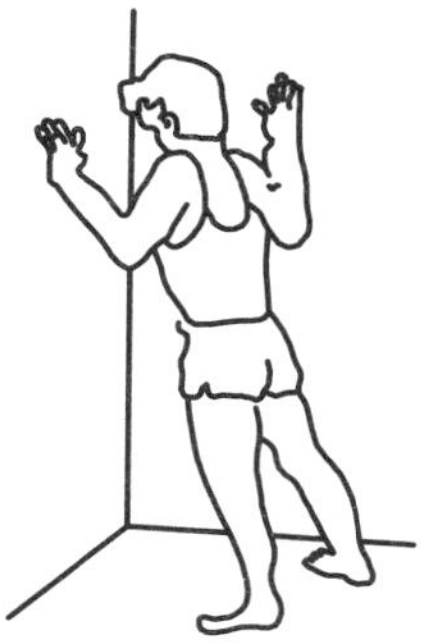

图5-1-8

第二节　腕管综合征患者自我锻炼体操

指伸屈肌腱滑动练习：分为以下 5 个不同姿势：图 5-2-1 掌指伸直位；图 5-2-2 钩指位；图 5-2-3 握拳位；图 5-2-4 平顶指；图 5-2-5 直拳（以上引用 E.Akalin 等描述的练习）。

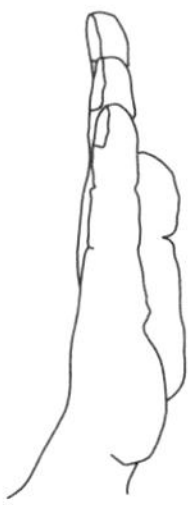

图5-2-1　掌指伸直位

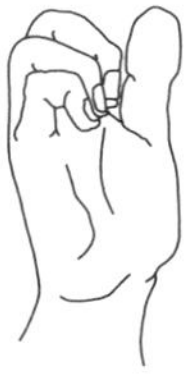

图5-2-2　钩指位

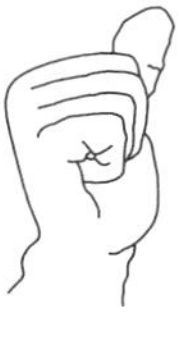

图5-2-3　握拳位

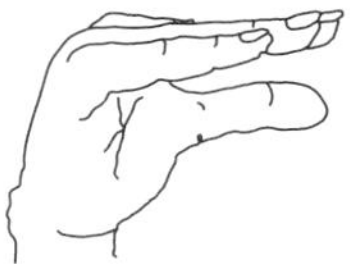

图5-2-4　平顶指

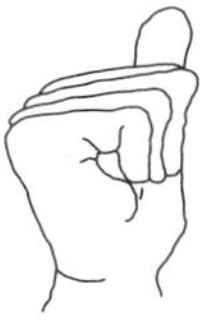

图5-2-5　直拳

第三节　肩周炎患者的医疗体操

上肢下垂摆动练习

（1）立位，上肢稍向前倾，患肩自然下垂。做前后摆臂及内外环绕摆臂练习。增大肩关节运动范围，摆动幅度可逐渐加大（见图 5-3-1）。

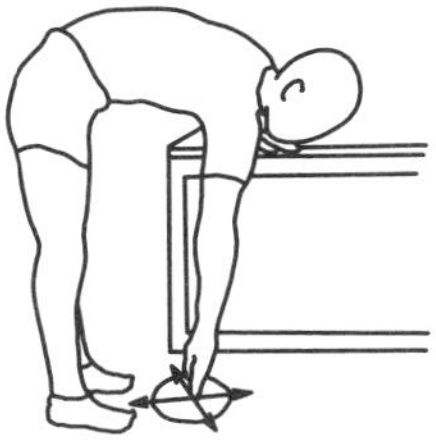

图5-3-1

（2）立位，两手持体操棒，做两臂伸直同时上举练习（见图 5-3-2）。

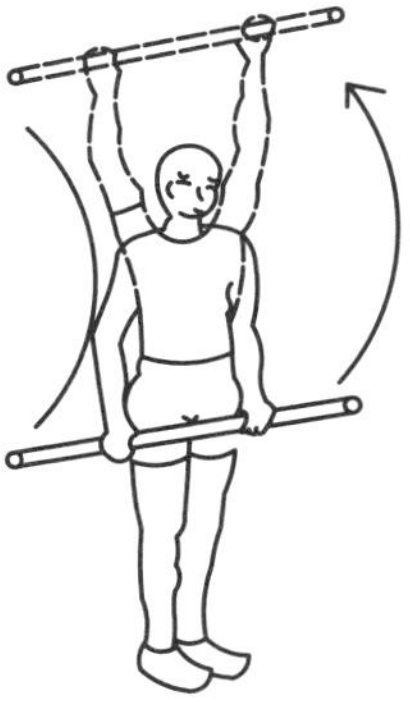

图5-3-2

（3）立位，肩梯练习。以患手爬梯，逐级爬上，增大肩关节前屈幅度，必要时可用健手托住患肘作扶持（见图 5–3–3）。

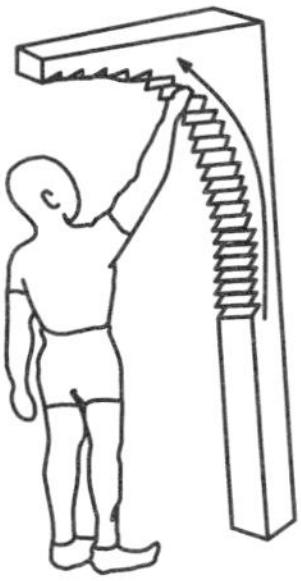

图5–3–3

（4）立体，两手扶肋木（或桌子），蹲坐，牵伸肩关节，增大其活动范围（见图 5–3–4）。

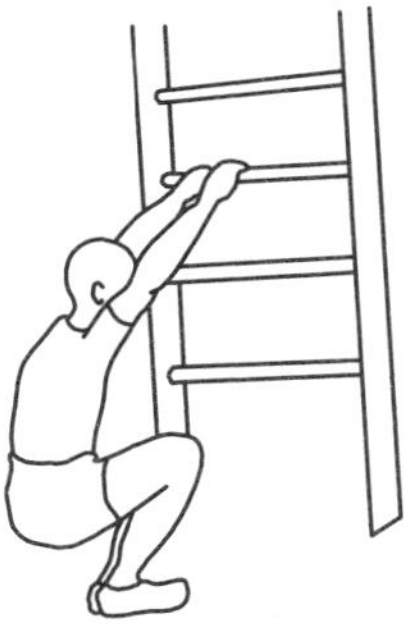

图5–3–4

第四节　防治慢性颈痛医疗体操

该训练适用于：紧张性颈痛；颈椎一般退行性病变；颈椎椎间盘突出；疼痛性或痉挛性斜颈（轻度）；颈椎病神经根型。

进行以上运动时，要注意动作缓慢，切忌快速屈伸或转动头颈；幅度开始易小，以后逐渐增大至颈肌可有轻度牵张感，但运功范围仅限于产生微痛，不允许产生明显疼痛或剧痛（见图 5-4-1~5-4-6）。

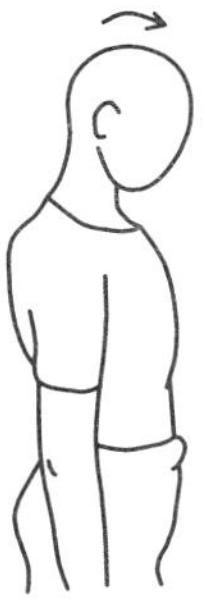

图5-4-1　头前屈

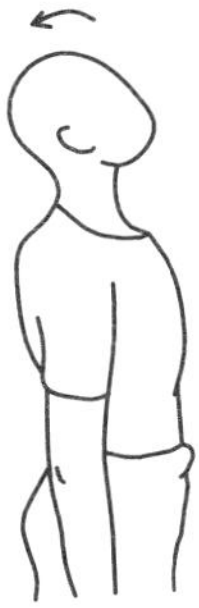

图5-4-2　头后伸

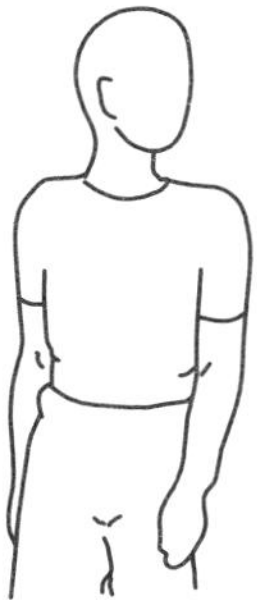

图5-4-3　头左转

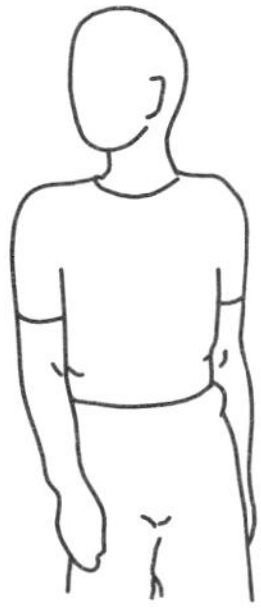

图5-4-4　头右转

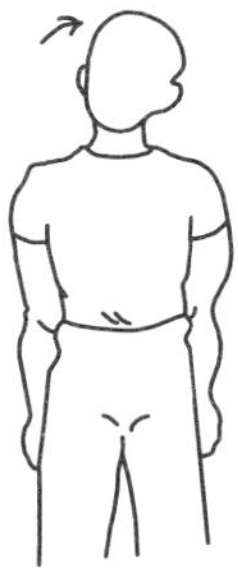

图5-4-5　头左侧屈

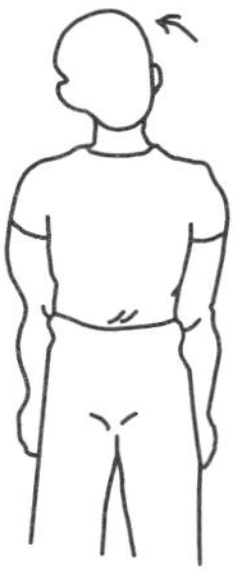

图5-4-6　头右侧屈

第五节　防治慢性下背痛（腰痛）医疗体操

（1）增强背肌的练习（见图 5-5-1~5-5-3）。

（2）增强腹肌的练习（见图 5-5-4、5-5-5）。

（3）改善脊柱灵活性的练习（见图 5-5-6、5-5-7）。

（4）减轻腰椎前弯、骨盆前倾和牵伸腰骶部肌肉的练习（见图5-5-8～5-5-10）。

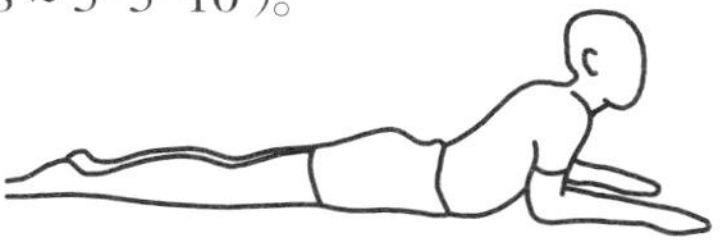

图5-5-1

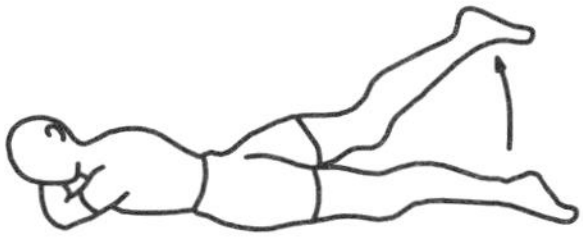

图5-5-2

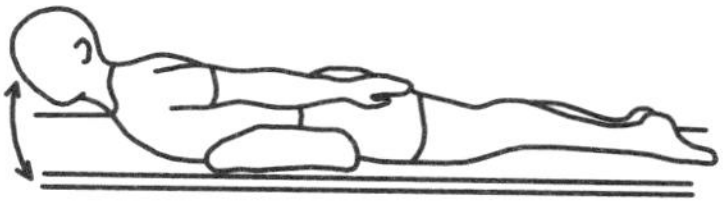

图5-5-3

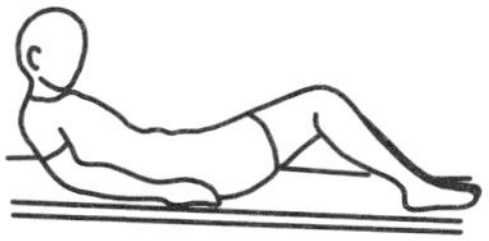

图5-5-4

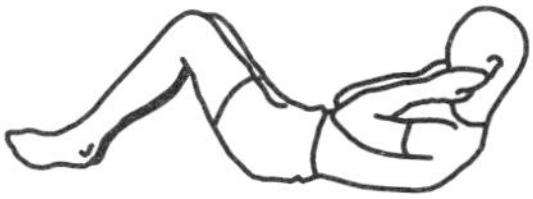

图5-5-5

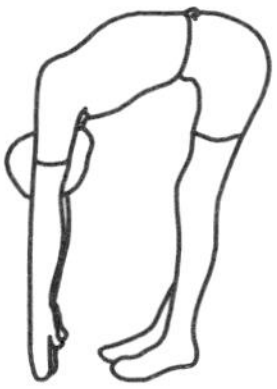

图5-5-6

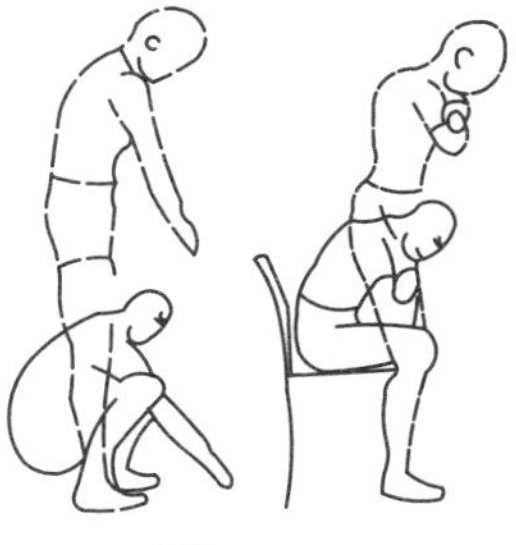

图5-5-7

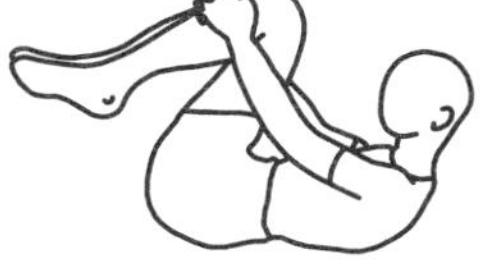

图5-5-8

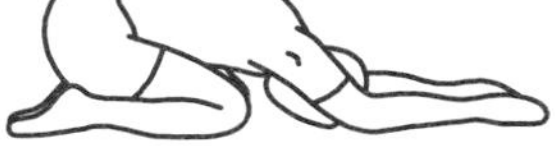

图5-5-9

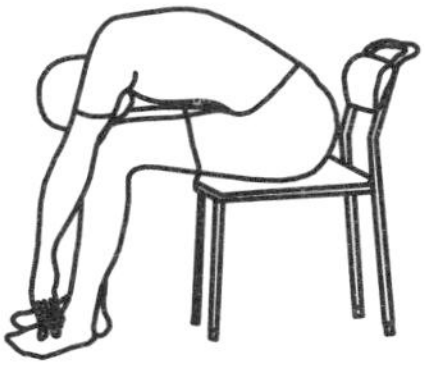

图5-5-10

第六节 放松功

放松功是用于治疗一般慢性病，比较简单易行。

姿势：取仰卧位，头端正，肩背部以巾褥垫住，两臂舒展放在身旁，两腿自然伸直，两眼轻闭，自然闭合，上下牙齿轻轻接触，舌尖自然抵住上腭。

呼吸：自然呼吸，鼻吸鼻呼，基本上是按平日呼吸的节律和深度，只要求呼吸调整的细（呼吸出入听不到声音）、匀（快慢深浅都调整的很均匀）、稳（不局促）。

入境方法：用默念字句法，吸气时默想“静”字，呼气时默想“松”字，一边默想“松”字，一边有意识的放松身体某一部分，每次呼吸放松一个部分，依次放松头、颈、臂、手、胸、腹、背、腰、臀、腿，最后放松足部；全身肌肉放松后，再默想血管、神经、内脏都放松（见图 5-6-1）。

练功次数和时间均依病情、体力而定，一般而言，在家休养或在医院住院，每天可练功 3 ～ 4 次，每次 30 分钟。放松功疗程没有一定标准，一般需较长期练习（2 ～ 3 个月以上）才能见效。

放松歌歌诀

仰卧在床上
体态要舒松
呼吸需自然
默想静与松
吸时想静字
呼气却想松
松字心中念
肌肉同时松

先松头颈臂
再松腹与胸
随后松腰背
脚足最后松
复查三遍后
全身都放松
五脏与六腑
亦觉弛与松

呼吸均细定
意守小腹中
此时心入静
似睡非睡中
历时片刻后
起来再活动
此法勤勤练
日久可见功

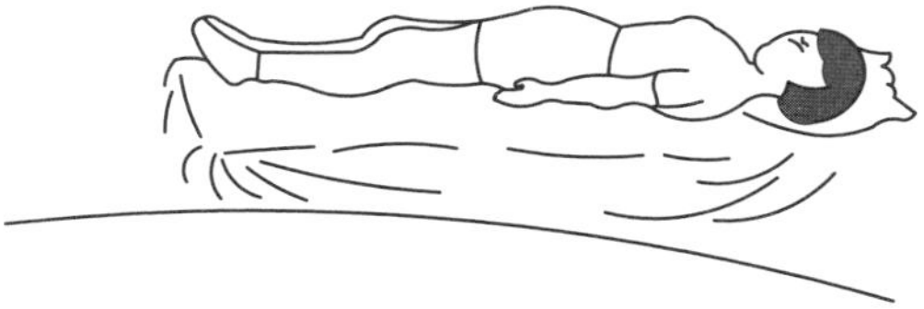

图5-6-1

第七节 腹式呼吸锻炼

提高呼气末支气管内压力，防止小气道塌陷，有利于肺泡内气体排出，加强胸、膈呼吸肌的肌力，改善呼吸功能。

注意事项：

①呼吸要深长而缓慢，用鼻子吸气，用嘴或鼻呼气。②呼气时间要长，每次吸气 2 秒左右，呼气维持 4 ～ 6 秒，呼气时将口形缩小呈吹口哨状；逐渐增加呼气的力度以能够吹动面前 30 厘米处竖起的白纸为宜。腹式呼吸方法。③每天训练 3 ～ 4 次，每次重复 8 ～ 10 次。④腹式呼吸会增加能量消耗，因此只能在疾病恢复期或出院前进行训练。

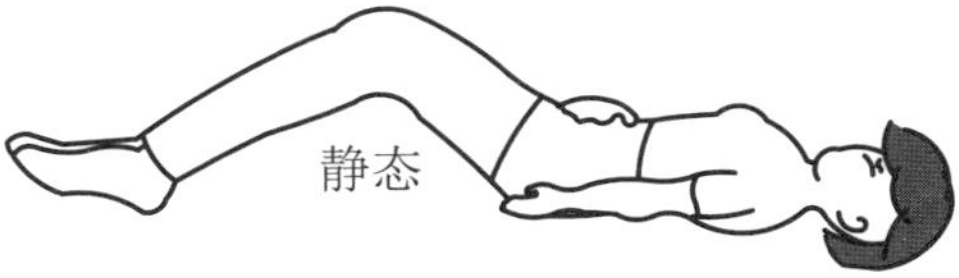

图5-7-1

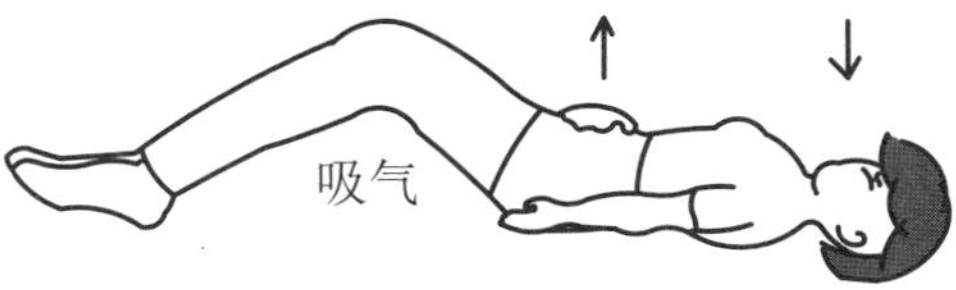

图5-7-2

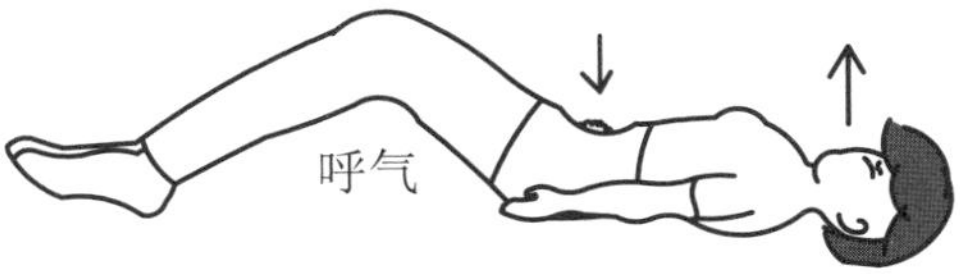

图5-7-3

第八节 脑卒中偏瘫恢复期的医疗体操

（1）椅坐位，屈腿，两足踏在地上。两足足趾伸屈练习（重点为患侧足趾背伸练习）8 ~ 10 次（见图 5–8–1）。

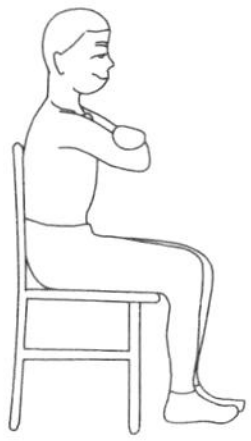

图5–8–1

（2）椅坐位，屈腿。轮流伸展膝关节（重点为患侧伸膝练习）8 ~ 10 次（见图 5–8–2）。

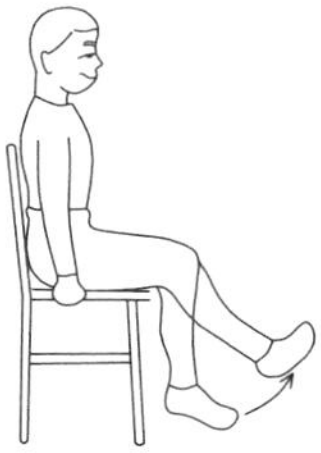

图5–8–2

（3）椅坐位，屈腿，两手扶椅柄或扶桌子。从坐位立起，立稳（见图 5–8–3）。

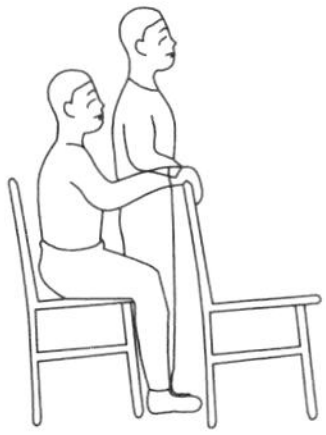

图5–8–3

（4）扶持立位（两手或一手扶持撑物，两脚分开）。身体缓缓向左右摆动，使身体重心轮流落在左右两腿上 8 ~ 10 次（见图 5-8-4）。

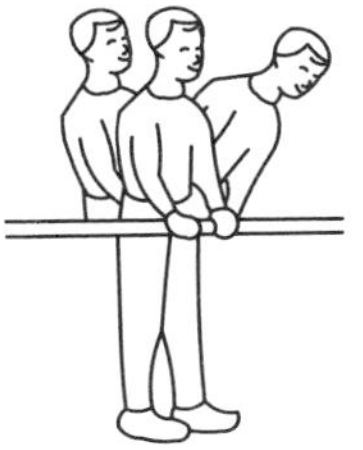

图5-8-4

（5）立位，扶持步行（扶学行架，或扶平行杆，或由别人扶持步行），或利用部分减重装置作支持性步行，逐渐增加时间，5 ~ 10 分钟（见图 5-8-5）。

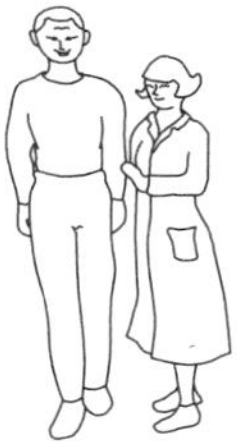

图5-8-5

（6）立位，扶拐杖步行（扶三足拐或四足拐、扶手仗），逐渐增加时间，5 ~ 10 分钟（见图 5-8-6）。

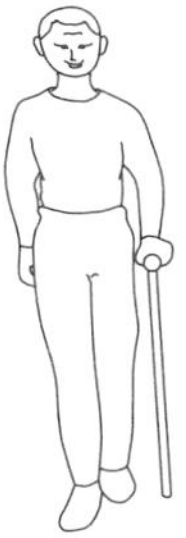

图5-8-6

第九节　阿尔茨海默症患者健脑转指操

阿尔茨海默症患者经常练习这套转指操，有助于集中注意力，开发弱势脑，平衡左右脑，改善心智，增加身体的协调性，具体锻炼方法如下。

（1）两手手心相对指尖相触，搭成棚状。

（2）两个大拇指向前轮转20圈再向后轮转20圈，回到原位；两个食指向前轮转20圈，再向后轮转20圈回到原位（见图5-9-1）。

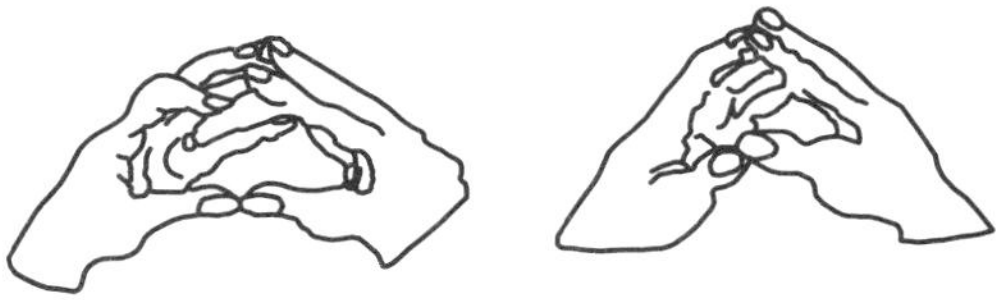

图5-9-1

（3）拇指、示指（食指）、中指、环指（无名指）、小指依次在掌心按摩画圈（见图5-9-2）。

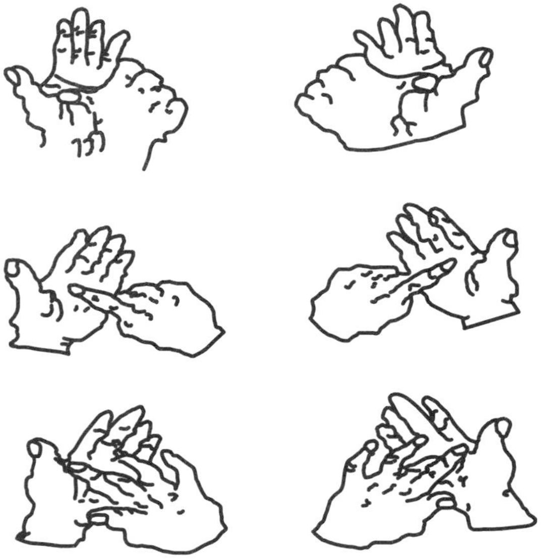

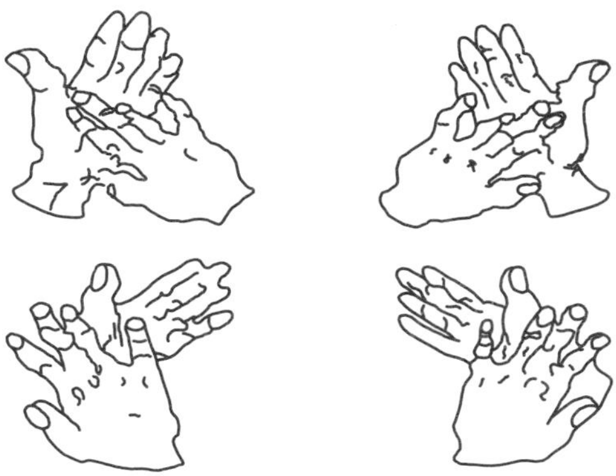

图5-9-2

第十节　床上体疗操

（一）有氧运动（缩唇腹式呼吸）

患者平卧位，双手置于腹部，缓慢腹式深呼吸，经鼻吸气时使膈肌最大程度下降，腹部膨出；呼气时缩唇将气慢慢呼出，同时收腹，使膈肌上抬，胸腔压力增加，便于气体呼出。重复 8 ~ 10 次。其目的增加肺活量，防止肺部感染（见图 5-10-1）。

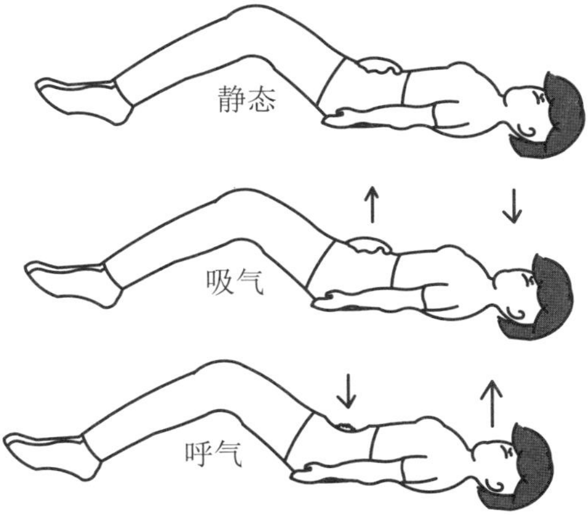

图5-10-1

（二）握拳屈肘运动

患者仰卧位，两臂置于躯体两侧，两手握一弹性适中的物体（如橡皮球），握拳屈肘，使拳尽量靠近肩部，坚持 5 秒然后放松，双手放回身体两侧。重复 8 ~ 10 次。目的增强上肢各肌肉的伸缩功能，防止肌肉萎缩及关节强直（见图 5–10–2）。

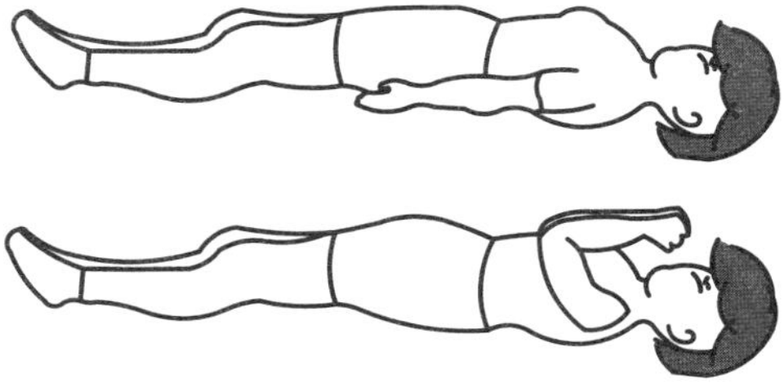

图5–10–2

（三）拥抱运动

（1）两臂在胸前屈肘，两肩用力内收，使两臂在胸前交叉，维持此姿势 5 秒，重复 8 ~ 10 次。目的增强肩背肌的肌力。

（2）两臂屈肘放在身体两侧，两肘关节及前臂尽量向胸前靠拢，然后再尽量向身体两侧扩展，重复 8 ~ 10 次。目的增强肩背肌和胸肌的肌力（见图 5–10–3）。

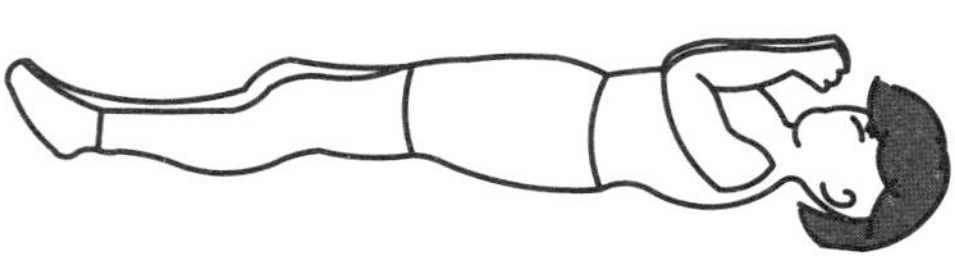

图5–10–3

（四）促排便运动

患者仰卧位，右手五指并拢，放在脐部，用手掌心用力沿脐周做环行顺时针腹部按摩，重复 8 ~ 10 次。目的促进肠蠕动，促进排便（见图 5–10–4）。

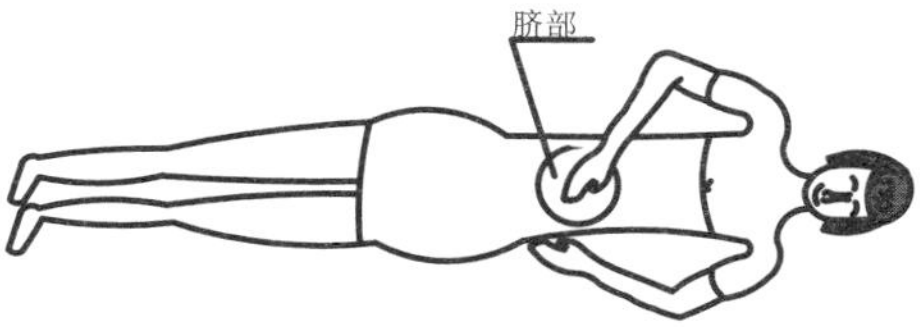

图5-10-4

（五）缩臀提肛运动

患者屈腿仰卧位，双膝并拢，收缩臀部肌肉，使之向中线并拢，并提缩肛门（此时臀部可稍离床），同时两膝互相紧压以助力，坚持 5 秒，然后放松，重复 8 ~ 10 次。目的增强臀部肌肉及肛门括约肌的力量，有助于大便排出（见图 5-10-5）。

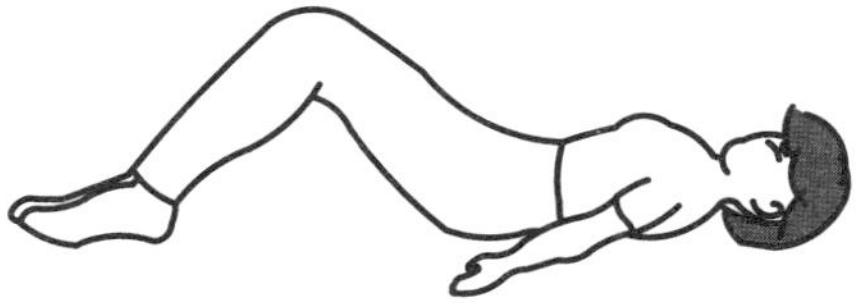

图5-10-5

（六）直腿抬高运动

患者仰卧位，一侧下肢在直膝、足部伸直或背曲下举起抬高 45° ~ 60°，膝部保持伸直，坚持 5 秒然后放下，连续抬高 8 ~ 10 次，然后换另一侧肢体。目的锻炼下肢肌肉及髂腰肌，防止神经根粘连、下肢静脉血栓形成（见图 5-10-6）。

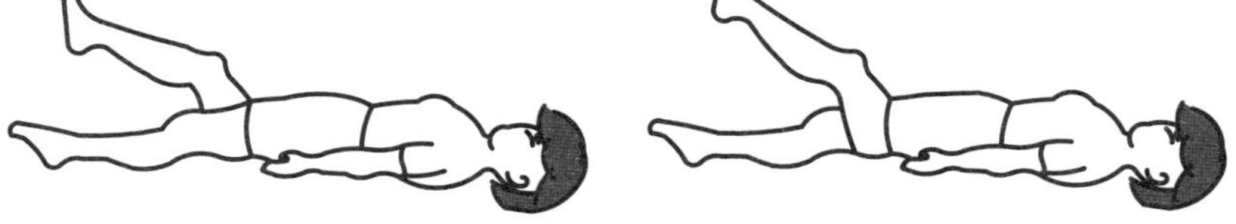

图5-10-6

（七）双足前后运动

患者仰卧位，双下肢屈膝，双足底着床，双足前后运动，足跟尽量靠近臀部，双足交替运动，重复 8 ～ 10 次。目的活动下肢各关节，防止关节肌肉萎缩或强直（见图 5–10–7）。

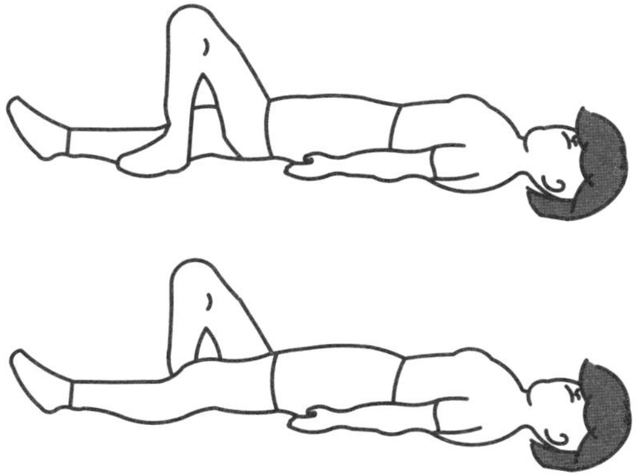

图5–10–7

（八）足部运动

患者仰卧位，双手自然放在身体两侧，两腿伸直放在床上，双足同时左右前后旋转，下肢肌肉收紧，重复 8 ～ 10 次。目的肌肉收缩，促进血液循环，防止下肢静脉血栓形成及足下垂（见图 5–10–8）。

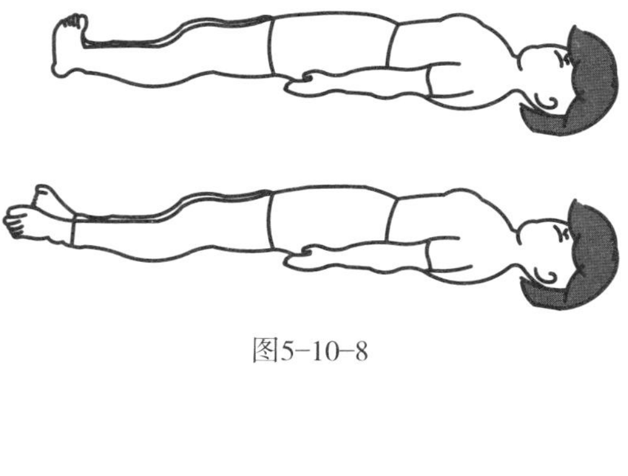

图5–10–8

参考文献

［1］陈文彬，潘祥林. 诊断学［M］. 6版. 北京：人民卫生出版社，2004.

［2］李勇，俞宝明. 外科护理［M］. 3版. 北京：人民卫生出版社，2014.

［3］杨青敏.老年慢性病居家护理指南［M］. 上海：上海交通大学出版社，2017.

［4］李小寒.尚少梅.基础护理学［M］. 4版.北京：人民卫生出版社，2006.

［5］郑修霞.妇产科护理学［M］. 4版. 北京：人民卫生出版社，2006.

［6］尤黎明.吴瑛.内科护理学［M］. 4版. 北京：人民卫生出版社，2006.

［7］宋玉磊，林征，林琳，等. 便秘患者症状自评量表的信度与效度研究［J］. 护理学杂志，2012，27（7）：73-75.

［8］卓大宏. 康复治疗处方手册［M］. 北京：人民卫生出版社，2007.